纪连海谈黄帝内经

素问篇

纪连海 著

石油工业出版社

图书在版编目（CIP）数据

纪连海谈黄帝内经：素问篇 / 纪连海著. —北京：石油工业出版社，2019.1
ISBN 978-7-5183-2925-0

Ⅰ.①纪… Ⅱ.①纪… Ⅲ.①《素问》–通俗读物 Ⅳ.①R221-49

中国版本图书馆CIP数据核字（2018）第220259号

纪连海谈黄帝内经：素问篇
纪连海　著

出版发行：石油工业出版社
　　　　　（北京安定门外安华里2区1号　100011）
网　　址：www.petropub.com
编　辑　部：（010）64523607　图书营销中心：（010）64523633
经　　销：全国新华书店
印　　刷：北京晨旭印刷厂

2019年1月第1版　2019年1月第1次印刷
700×1000毫米　开本：1/16　印张：26
字数：342千字

定　价：45.00元
（如发现印装质量问题，我社图书营销中心负责调换）
版权所有，翻印必究

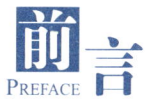

中国历史上下五千年，悠久而漫长，在历史的长河中，中华民族用劳动和智慧创造了光辉灿烂的文明，积淀了独具魅力的文化。

文化是一个民族的标志，更是一个民族的灵魂。

中华文化是中华民族无数古圣先贤、风流人物、仁人志士对自然、人生、社会的思索、探求与总结，是我国各族人民的智慧源泉与精神支柱，是中华民族的尊严与标志，更是中华民族屹立于世界民族之林的形象，它既是中华民族智慧的凝结，更是道德规范、价值取向、行为准则的集中再现。

中华民族之所以历经磨难而不衰，非常重要的一点，就是中华文化营造出的强大的民族向心力。中华传统文化是中华文明成果根本的创造力，是民族历史上道德传承、各种文化思想、精神观念形态的总和。以现在的学科分类，则囊括了中国古代的哲学、宗教、政治、科技、历史、地理、文学、教育、经济、军事、文化、艺术、民俗诸多方面。概括来说，传统文化包括经史子集、十家九流，它以先秦经典及诸子之学为根基，涵盖两汉经学、魏晋玄学、隋唐佛学、宋明理学和同时期的汉赋、六朝骈文、唐宋诗词、元曲与明清小说并历代史学等一套特有而完整的文化、学术体系。观其构成，足见其之广博与深厚。

千百年来，中华文化融入我们每一个炎黄子孙的血液，铸成了中华民族的高尚品格，书写了辉煌灿烂的历史，成为人类文明的不可或缺

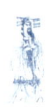

的组成部分。"己所不欲,勿施于人"的行为规范、"乐以天下,忧以天下"的政治抱负、"苟利国家,不求富贵"的报国情怀、"富贵不能淫,贫贱不能移,威武不能屈"的浩然正气、"志士仁人,无求生以害仁,有杀身以成仁"的献身精神、"知人者智,自知者明"的通达心态等,都传承着中华民族的精神基因,这是我们最深厚的文化软实力。

凝魂聚气,强基固本,习近平总书记就传承和弘扬中华优秀传统文化做出一系列重要指示。他指出:"我们决不可抛弃中华民族的优秀文化传统,恰恰相反,我们要很好地传承和弘扬,因为这是我们民族的'根'和'魂',丢了这个'根'和'魂',就没有根基了。""一个国家、一个民族的强盛,总是以文化兴盛为支撑的,中华民族伟大复兴需要以中华文化发展繁荣为条件。"

在2017年10月18日召开的中国共产党第十九次全国代表大会上,习近平总书记提出要深入挖掘中华优秀传统文化蕴含的思想观念、人文精神、道德规范,结合时代要求继承创新,让中华文化展现出永久魅力和时代风采。习近平总书记的讲话,为我们继承和弘扬传统文化指明了方向。

一个没有自己文化的国家,可能会成为一个大国甚至富国,但绝对不会成为一个强国。也许它会强盛一时,但绝不能永远屹立于世界强国之林。而一个国家若想健康持续发展,则必然有其凝聚民众的国民精神,且这种国民精神也必然是在其自身漫长的历史发展中由本国人民创造、形成的。中华民族的伟大复兴,中华巨龙的跃起腾飞,离不开传统文化的持久浸润与滋养。

传统文化对于个人的成长更为重要。众多的专家学者认为,一个人的精神启蒙,往往始于不可替代的传统经典。试想,当优秀传统文化的经典了然于心，熟能成诵，孔子、孟子、老子、庄子等伟大的先贤就与你的生命相伴了。有圣贤藏于心，笃于行，德必向善，学必精进，功自然成。潜心于传统文化，我们就会发现其蕴含的无法穷尽的智慧，并从中领略到恒久的治世之道与管理之智，体悟到超脱的人生哲学与立身之术。

中国人民在历经站起来、富起来的历史进步后，将迈入建设中国特色社会主义现代化强国"强起来"的新时代。历史悠久、光辉灿烂的中华传统文化，是一座人类文明的巨大宝库。系统地了解、认识中华文化精华，更好地继承中华民族优秀文化传统，激发民族自豪感，增强民族凝聚力，大力弘扬爱国主义精神，是我们应当担负起来的神圣的历史责任。

为了让更多读者从传统文化中受益，我们特别邀请了中央电视台"百家讲坛"著名主讲纪连海主编了这套"名家谈国学经典"丛书。

"名家谈国学经典"系列将分辑出版，这次出版的是第一辑，分别是《纪连海谈论语》《纪连海谈道德经》《纪连海谈黄帝内经》《纪连海谈孙子兵法》《纪连海谈二十六计》《纪连海谈孟子》《纪连海谈庄子》。这些经典著作高度浓缩了中华五千年文明的精华，包含了中华民族生存的大思想、大智慧。

丛书富有知识性、哲理性和可读性，尽量把艰难晦涩的传统文化予以通俗化、现实化的演绎，以古今中外的精彩案例解析深刻的文化内涵，让传统文化焕发出历久弥新的时代风采。丛书秉承了纪连海一贯的幽默活泼、接地气的语言风格，使读者在轻松愉悦和饶有趣味的阅读中，收获满满的人生感悟。

丛书瑕疵难免，错漏之处敬请读者批评指正。

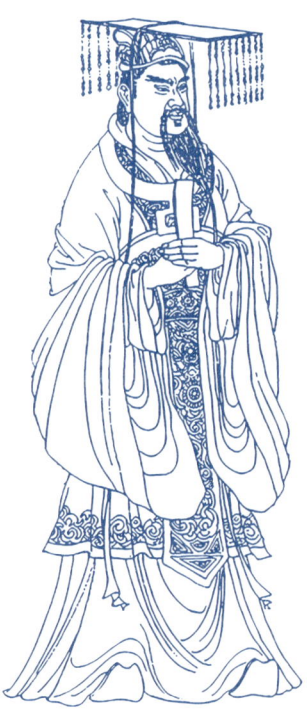

目录

上古天真论 1

四气调神大论 93

生气通天论 144

金匮真言论 173

阴阳应象大论 249

灵兰秘典论 291

异法方宜论 362

移精变气论 394

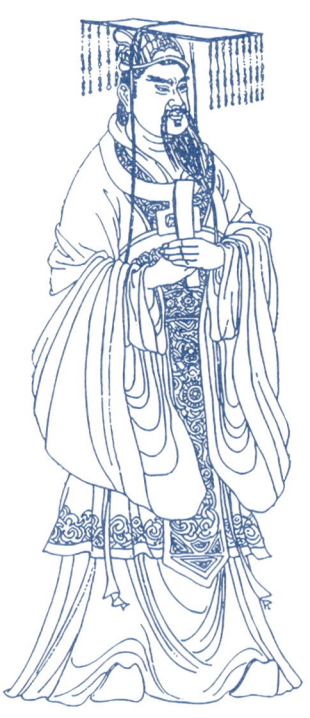

上古天真论

原文

昔在黄帝①，生而神灵②，弱而能言，幼而徇齐③，长而敦敏④，成⑤而登天。

注释

①黄帝：传说中的古代帝王。学者认为黄帝为中华民族始祖，古代许多文献，常冠以"黄帝"字样，以示学有根本。《淮南子·修务训》说："世俗之人，多尊古而贱今，故为道者必托之于神农、黄帝而后能入说。"

②神灵：聪明而智慧。

③徇齐：此指思维敏捷，理解事物迅速。徇，通"睿"，迅疾。齐，敏捷。《荀子·修身》："齐给便利，即节之以动止。"

④敦敏：敦厚，勤勉。

⑤成：长大成人。

纪老师说

这段话的大意是说：

这本书的开篇就是《上古天真论》。

《上古天真论》说什么？

"天",又是什么意思?

我们的民间故事,织女下凡嫁给牛郎,王母娘娘气坏了,把织女捉上天庭,牛郎在后边挑着箩筐赶,箩筐里前头坐着儿子,后头坐着女儿。他一头急火,越赶越近,王母娘娘拔下头上的簪子,在天上一划,平平整整的天空中出现一道横亘的银河,把这对夫妻分隔两岸。你看这条河,像不像一个"一"字?刚开始没有文字的时候,一切都是浑圆的,混沌的,平的,没有边界,没有上下,没有人我,没有差别的。

远古的时候,西方的天山上住着一个神,名叫"帝江"。帝江身体的形状像个黄色气囊,有六只脚和四只翅膀,红色的脸孔像一团火,与众不同的是他没有耳、目、口、鼻,因此,又叫他"混沌"。别看混沌没有五官七窍,但是,他却懂得音乐歌舞。

混沌有两个好朋友,一个是南海的天神,名叫儵,一个是北海的天神名叫忽。儵和忽经常到混沌那里去玩,混沌每次都殷勤而周到地招待他们。

儵和忽一直想报答混沌,一天,他俩在一起商量说:"大家都有五官七窍,而混沌一窍都没有,未免太不方便了,我们不如去替他凿出几窍来。"

于是儵和忽就带了斧头、凿子之类的工具,去给混沌开窍。他们一天凿一窍,七天替混沌凿了七窍。但是可怜的混沌,经好朋友这么一凿,却莫名其妙地死去了。

这个混沌,象征的就是蒙昧时代天地混元为一,人的心智也是蒙昧难明的状态。那个时候,没有上下、黑白、天地、人我之分,不像我们现在,活在二元对立的世界,说这个是善的,那个是恶的,你的地位高,我的地位低。那时候没有这种差别。什么时候开始有差别了呢?

从"一"字开始。

中国文字的第一个字就是"一"。它就是那道簪子,一下子给分隔开了意识界,于是从此一生二,二生三,三生万物,世界一下子有了对立、差别,开始五彩缤纷,有善就有恶,有好就有坏,有高就有矮,有美就有丑。一切都从这个"一"字开始。一画分天地,于是,这个"天"就出现了。

这个天字,有时候指上天的天,有时候指宗教里的天,有时就是哲学意味的天,有时又是我们抬头看到的那个——天文地理学意义上的天。在这里,指的是天地初分的那个天。你也可以说它是天文地理学意义上的那个实实在在的天,也可以说这是指的哲学意义上的那个天,总之,一画分开天地。

那个时候,人们还没有学会狡诈、伪装,明明想笑却要装哭,明明想哭却又强颜欢笑,他是想哭就号啕大哭,想笑就拍手大叫,哈哈大笑,是那样全然没有伪饰的时代。这个时代,在西方基督教里,就是上帝给安排了个伊甸园,安排了亚当和夏娃住在里边。刚开始他们不知道悲伤高兴什么的,混混沌沌的,彼此连衣裳也不穿,你看我也不尴尬,我看你也不尴尬。然后,蛇引诱着夏娃吃了苹果,夏娃就看见自己赤身裸体,就觉得羞臊,不敢见亚当。这只苹果起的就是中国的这个"一"的作用,一下子把一个完全无差别的世界搞成了有对立、有差别的世界。但是刚有对立和差别的时候,亚当和夏娃哪怕被逐出了伊甸园,通过汗流浃背地劳作来养活自己,他们的心性也是单纯的、天真的。就像我们上古之人,刚开始有了分别心,但是心性仍旧是单纯的、天真的。

所以《黄帝内经》开篇就是"上古天真论",意思就是上古的人,一切都像天一样的真实不虚。

在这个时代,一个伟大的人出生了,它就是黄帝。

"昔在黄帝,生而神灵,弱而能言,幼而徇齐,长而敦敏,成而登天。"

有人说这个太夸张了,黄帝怎么能够"生而神灵"呢?但是,印度的传说里,释迦牟尼佛也是刚生下来,站起来走七步,一手指天,一手指地,开口说话:"天上天下,唯我独尊。"所以,我们还是要尊重古代传说,没有必要非以我们之必无,而证古人之必无。这四个字的意思无非是说黄帝是一个有大智慧的人,所以生下来就通神。

"弱而能言",这里的"言"是有逻辑、讲真理的意思,不是单纯指的说话。

不要小看小孩子,小孩子张口就爱问根本性的问题:"我从哪儿来?""我是谁?"大人反而越活越容易说废话:"吃了吗?"废话,我没吃你让我去你家吃吗?"睡了吗?"废话,我睡了还怎么跟你说话?正儿八经地思考"我是谁?""我从哪儿来?""生命是怎么回事?"这样的成年人很少很少。

其实,无论东方文明还是西方文明,无论东方宗教还是西方宗教,都是在想办法要解决这些根本性的问题,想要发现根本性的真理。包括科幻小说、科幻电影,也都冲着这个方向和目标在努力。在黄帝还很小的时候就"能言",他"言"的肯定不是废话,他是在怀揣着饱满的热情在问问题。所以才会有后面他和他的老师岐伯的一问一答。

还有一个说法,说是我们古代把二十岁称为"弱冠",男子到了二十岁,就开始梳起头发,戴上帽子,但是,岁数还小,体格也弱,虽然戴上标志着长大成人的帽子,但是,仍叫"弱冠"。所以,这里指的是黄帝到二十岁就能说话了——这是什么话?二十岁还不"能言"?所以这里的"能言",不是说他到二十岁才能说话,那就不值得夸耀了,是说他到二十岁,就能说出别人活一辈子也未必说得出来的道理。

"幼而徇齐",意思是说他还很幼小的时候,做人就非常的守规矩,齐齐整整的,不乱跑乱跳,像个小大人。到他长大,"长而敦敏",又厚道又聪明。

这么一个了不起的人,降生人世,必定是要有一番作为,也必定会有一个了不起的结果,所以他最终的结果是"成而登天"。这个又有两个解释:一是说因为他小时候就了不起,所以他长大成人后,就登上天子之位。二是说他活了一百多岁,成了神仙,骑龙飞升,登天。

这样一来,这么一本看似普通的医书,就蒙上了一层神奇的光圈。

原文

乃问于天师①曰:余闻上古之人,春秋②皆度百岁,而动作不衰;今时之人,年半百而动作皆衰者。时世异耶?人将失之耶?

岐伯对曰:上古之人,其知道③者,法于阴阳④,和于术数⑤,食饮有节,起居有常,不妄作劳,故能形与神俱⑥,而尽终其天年⑦,度百岁乃去。今时之人不然也,以酒为浆,以妄为常,醉以入房,以欲竭其精,以耗散其真⑧,不知持满,不时御神⑨,务快其心,逆于生乐,起居无节,故半百而衰也。

注释

①天师:黄帝对岐伯的尊称。

②春秋:指人的年龄。

③知道:懂得养生的道理。

④法:取法,效法。阴阳:天地变化的规律。

⑤术数:古代称各种技术为术数,包括类似于今天的科学技术及各种技艺等方面的内容。因为在"术"中有"数"的规定,故称"术数"。如在弹琴的技艺中就要掌握一定的数量关系。这里指调养精气的养生方法。

⑥形与神俱:形体与精神活动一致。形神是中国哲学及中国医学

的重要范畴。古人认为人是形与神的统一体，形体来源于地的阴气，精神来源于天的阳气，二者结合化生为人，二者的分离就是人的死亡。因此，养生的要义就是要保证形与神的统一。

⑦天年：人的自然寿命。

⑧"以欲竭其精"两句：《黄帝内经》继承了道家精气论自然观，认为包括人在内的万物由精气所化生，养生之道重在保养真精。《老子·二十一章》云："道之为物，惟恍惟惚。……其中有精，其精甚真。"精，精气。真，真气。

⑨"御神"：控制精神过度思虑，以免过度消耗精气。

纪老师说

这段话看起来好像是一些我们听惯了的论调，甚至是老生常谈，所以单是这样从字面上理解，我们很容易对这部书产生轻视之心。所以，需要把它细细地剖析，甚至一个字一个字地详解，这样才能够深入了解它到底是怎样的一部书，为什么有资格成为经典。

现在是非常重视中国文化的时代，那么中国文化的起源何在？如果把中国传统文化比作大树，它的核，那粒坚硬的、小小的种子，是黄老之道。黄，就是黄帝，老，就是老子。之后才发散为诸子百家。

提到黄帝，必然会想到《黄帝内经》。一直以来，我们都觉得它只是一部上古传统的医书，而且，据考据，它的著述年代又不可考究，所以很多时候被人轻视，觉得它无足轻重，不过是后人假托附会，以求扬名。

但是，如果细细分析起来，这部书不止是一部了不起的医书，更是了不起的经典圣书。它医的不止是人，而是医世、医国、医心。鲁迅先生对中医失望，是因为觉得中医只救人、不救心，所以他要弃医从文，以笔为药，开出疗救社会和世道人心的方子。事实上，这部上古流传下来的医书就不仅止于救人性命，而且还要救人心性，还要救社会、救世道。

"上古之人，其知道者，法于阴阳，和于术数，食饮有节，起居有常，不妄作劳，故能形与神俱，而尽终其天年，度百岁乃去。"

岐伯所说的"知道"，是"知道的'道'"。"道"看不见摸不着，又说不清道不明，不是一只杯子摆在面前，你可以细细观察它是什么形状，什么质地，画着什么花纹。你没办法给它下一个物质性的定义，需要你要用你自己的心去悟。

黄帝之所以问岐伯这个问题，是很有道理的，大家都知道彭祖，彭祖活了八百岁。再把黄帝这一时代的人往前推，他们眼中的上古时期的人，都能活一百岁，很了不起的事呀。这又是为什么呢？这个问题到我们现在仍旧是非常适用的。人人都想求长生，但是为什么却很多人都英年早逝呢？是时代变化的问题，还是人本身出了问题？

岐伯的回答是很有深度的。他说上古之人，那些知道"道"的人，能够"法于阴阳，和于术数"。

所谓的"法于阴阳"，阴阳又是个什么东西？

《红楼梦》里，史湘云来贾府做客，带着丫头翠缕走在大观园里，主仆二人说闲话，说着说着就说到"阴阳"上面去了。史湘云说："天地间都赋阴阳二气所生，或正或邪，或奇或怪，千变万化，都是阴阳顺逆。多少一生出来，人罕见的就奇，究竟理还是一样。"翠缕道："这么说起来，从古至今，开天辟地，都是阴阳了？"湘云笑道："糊涂东西，越说越放屁。什么'都是些阴阳'，难道还有个阴阳不成！

'阴''阳'两个字还只是一字,阳尽了就成阴,阴尽了就成阳,不是阴尽了又有个阳生出来,阳尽了又有个阴生出来。"

翠缕糊涂死了,说这阴阳没影没形的,请史湘云给她打比方,史湘云说:"阴阳可有什么样儿,不过是个气,器物赋了成形。比如天是阳,地就是阴,水是阴,火就是阳,日是阳,月就是阴。"翠缕听了,笑道:"是了,是了,我今儿可明白了。怪道人都管着日头叫'太阳'呢,算命的管着月亮叫什么'太阴星',就是这个理了。"湘云笑道:"阿弥陀佛!刚刚的明白了。"

翠缕又问:"这些大东西有阴阳也罢了,难道那些蚊子、虼蚤、蠓虫儿、花儿、草儿、瓦片儿、砖头儿也有阴阳不成?"湘云道:"怎么有没阴阳的呢?比如那一个树叶儿还分阴阳呢,那边向上朝阳的便是阳,这边背阴覆下的便是阴。"

翠缕听了,点头笑道:"原来这样,我可明白了。只是咱们这手里的扇子,怎么是阳,怎么是阴呢?"湘云道:"这边正面就是阳,那边反面就为阴。"

翠缕又点头笑了,还要拿几件东西问,因想不起个什么来,猛低头就看见湘云宫绦上系的金麒麟,便提起来问道:"姑娘,这个难道也有阴阳?"湘云道:"走兽飞禽,雄为阳,雌为阴,牝为阴,牡为阳。怎么没有呢!"翠缕道:"这是公的还是母的呢?"湘云道:"这连我也不知道。"

翠缕道:"这也罢了,怎么东西都有阴阳,咱们人倒没有阴阳呢?"湘云照脸啐了一口道:"下流东西,好生走罢!越问越问出好的来了!"翠缕笑道:"这有什么不告诉我的呢?我也知道了,不用难我。"湘云笑道:"你知道什么?"翠缕道:"姑娘是阳,我就是阴。"说着，湘云拿手帕子捂着嘴，呵呵地笑起来。翠缕道："说是了，就笑的这样了。"湘云道："很是，很是。"翠缕道："自古规定主子为阳，奴才为阴。我连这个大道理也不懂得？"湘云笑道："你很懂得。"

这段对话，很形象地说明了阴阳的道理。翠缕是年纪小，不知道人怎么分阴阳，咱们可都知道得清清楚楚的，男人为阳，女人为阴。但是，男人是阳中有阴，女人是阴中有阳，如果男人一味阳刚烈火，也挺吓人，须得会温柔才更有亲和力；女人如果一味软弱哭泣，也挺烦人，必须关键时刻有些英挺骨气，才更有魅力。

再引申开来，四季变化也是阴阳交替，昼夜变化也是阴阳交替，顺着阴阳交替去调整自己的作息，就像上古之人的日出而作，日落而息，春生夏长，秋收冬藏，你的身体、精神就都会健旺。

然后再说"和于术数"。

"术"，指的是技术或者职业，总之就是我们用来谋生要做的事情。不要以为这只是为了挣碗饭吃，所以干什么都行。不对，这个不是体力工作和脑力工作的区别，不是哪个工种高贵、哪个工种低贱的区别，是你所从事的职业有没有顺从你自己的心意，你在做这份工作的时候，内心有没有体验到满足感，有没有自豪感，这决定了它对你的身心健康是有益还是有害。

如果你所从事的工作看起来既冷艳又高贵，而且又是高薪资高回报，一万个人看了一万个人都说好，但是你干着这份工作，却觉得无聊、无趣、劳累、烦躁。说实话，不如不做，因为它与你的身心不"和"，不是"和于术"。所以儒家的亚圣孟子就说了一句话："术不可不慎"。

一个年轻人，之前做外销，虽然很辛苦，但是很喜欢自己的工作，拿的底薪也低，但是跑成一单，也同样成就感满满。后来亲戚帮忙，介绍了一份行政的工作，以后的发展方向是做管理。工资比以前也高了不少。但是她就是不喜欢做行政，事情太杂，人际关系也是九拐十八弯地难处理。她和父母讲，想换工作，父母坚决不同意。她是个乖乖女，没办法只好忍耐着干下去。但是半年前，突然有一天崩溃，躺在床上三天，不吃、不喝、不动。父母以为她闹情绪，拼命劝她，她才起床。父母出门去了多半天，回来一看，她在冰箱前面站着，一动不动。问她怎么了，她也说不出来。问她站了多久，她说从起床想来拿饮料就站着了，那岂不是多半天了！她父母意识到这孩子出问题了，带她去看精神科医生，医生说她得了抑郁症。

这就是后果。

有的后果比这还严重，甚至抑郁伤身，英年早逝；有的后果比这轻一些，但也充满焦虑和烦厌，其结果就是做了一辈子工作，恨了一辈子工作，带着一身工作带给自己的伤病走完一生。

怎么办呢？你要问问自己，你所从事的这个工作，是你发自内心想去干的吗？如果不是，那就要小心了。

那么又出现一个问题：总不能不开心就去辞职吧？这就需要有一个缓冲性的应对方法，就是在工作之余，培养一份能够休养身心的爱好。爱唱歌也好，爱画画也好，爱骑行也好，总之，把工作中的忧闷随着爱好发泄出去，把积压的负面情绪发泄出去，这样对身心也好。你发泄了，排解了，阴性的负面的东西消散了，你的身体就不受伤，就能长寿。

所以，我们干事，要干不和自己的身心扭拧着的事，要干让自己身心顺畅的事。

再说"食饮有节"。

就是说,吃饭啦,喝水啦,喝饮料啦,喝酒啦,都要有节制,不能胡吃海塞。

我很不理解一种现象,就是现在有一些所谓的"吃播",直播人怎么吃饭。我的天,那哪叫吃饭,那叫吞饭,恨不得把嘴掰开直接往喉咙里倒。一个女孩子,大约二十来岁的样子,直播吃面条:满满一大盆子面,酱料也没有搅匀,就那么白光光的,用筷子猛挑一筷子,嘴巴大张着,啊呜一口就吞了进去,也没见她怎么嚼,咕咚就咽了下去;然后接着又是一筷子——一大盆子面条,四筷子吃完。我都情不自禁地替她着急:"姑娘慢点,没人抢你的,你慢点吃。"然后又看见她吃方便面,煮了一块方便面,嘴巴就着盘子,一筷子挑过去,中间根本不换气,一口就把这一大碗面条吃完了,把汤也喝干净。出于好奇,我连着点开了几个类似的视频,有捧着一大块五花肉直接上嘴啃的,有举着十几根烤火腿肠往嘴里塞的,有嘎巴嘎巴嚼猪耳朵的……还有一个更出奇,一大块方方正正的冰,就直接上嘴啃,一边啃一边说:"老铁们,双击666。"我不明白是什么,一查,原来是让观众双击,给自己增加关注度,好赚钱。

为了赚钱,命都不要了吗?

这样怎么能长寿呢?

要说起来,人的天生本能就是看见好吃好喝的就要多吃多占,这是原始时代留下来的印记。那时候打个猎多不容易,好长时间吃不着肉,逮着一回还不狠着造?现在物质丰富,完全不必如此了,就不要这样狠着造了,这样就成了纵欲了。纵欲的结果就是吃撑,吃坏胃,吃坏身体。

节,就是节制。不是说让你什么也不吃,也不是让你什么都拼命喝,而是要有节制。物无美恶,过则为灾,别让你吃下去、喝下去的东西超过你的消化运化的能力,否则必定给你带来灾难。

除了食量的节制,还要顺应身体生物钟的要求,按时按点儿地吃饭。有人说我晚上吃太饱,吃撑了,早晨实在吃不下也要吃吗?那,说实话,确实就不必了。我们现在晚上应酬多,很容易吃过头,喝过头,早晨胃里还饱满着,你再塞进去豆浆油条、馒头大饼、鸡蛋牛奶,那也叫食饮无节。平时吃饭的时候,最好每餐就吃到七八分饱就刹车,给下一餐留出吃东西的余量。否则必定会形成饱一顿、饥一顿的食饮无节的格局,天长日久,身体不出毛病才怪。

还有饮,我们现在常讲的是每天八杯水,尤其是女性,说这样身体才不缺水,脸蛋才水当当。这个真的有道理吗?还有人说多喝水可以排毒,不停上厕所,就把身体里的毒给排出去了。那不对。这样的喝法,是加重肾脏的负担,甚至搞得肾虚。我一个亲人,女性,才四十多岁,就去看医生,为什么?她说她不能咳嗽,一咳嗽尿就憋不住。这就是灌水灌的,她每天就抱着大缸子不停地喝水。

还有一个女性,去看医生,说她这几年胃口差,精神也很差,而且感觉走路也发沉。医生打眼一看,面色还算红润,上半身还好,但是臀部和腿部明显比上身胖一圈,特别是腿,浮肿得很厉害。

一问原因,她说自己特别注重养生,听说一天要喝八杯水,也严格要求每天必须都要八杯水,天天抱着水杯喝水,早上一杯,中午3杯,下午3杯,晚上睡前还要来一杯。明明不渴,还和完成任务似的,一杯一杯往自己肚子里灌。而且她喝水的杯子比较大,差不多300多毫升,一天下来光喝水就得喝两升多。

这就是问题所在。

现在好多人都这样，过度饮水。大家体质不同，生活环境不同，对水的需求也不同。整天吹空调、坐办公室的人和室外工作流汗的人需要的水量是不一样的，老人、成人和孩子需要的水量也不一样，体重不同的人需要的水量肯定也不一样，甚至一个人吃东西咸淡不同、运动量大小、季节差异也会影响他自己需要的水量，怎么能一刀切呢？更何况我们吃的粥里、汤里都有不少的水，肾脏根本代谢不了这么多的水，所以水就停滞在体内，溢于体表，形成水肿。甚至有的女士喝太多的水，水肿到腿上一按一个坑，并且已经影响心脏的功能。所以喝水一定要适量，针对自己的情况选择适合自己的量，超量喝水弊远远大于利。怎样判断自己是否适度喝水呢？适度，就是保证自己口不渴，小便的颜色清亮，不过分黄浊，也不是透明无颜色。

还是那句老话，食饮有节，喝水也要有节制，渴了就赶紧喝；不渴、不缺水的时候没必要猛灌。

除了在喝水方面要有节制之外，还要在喝什么、怎么喝的方面有节制。你奔跑了、打球了、猛玩一通，满头大汗，这时候从冰箱里拿出一瓶饮料，瓶身子上挂着水珠，拧开盖子，往嘴里咕咚咕咚猛灌，你的肺受得了吗？所以别被广告上那些喝冰镇饮料的明星或者球员催眠，觉得喝冰镇饮料很帅、很酷，那是作死。

《红楼梦》里，有一回，贾宝玉去薛姨妈那里玩儿，薛姨妈留他吃酒，宝玉说："不必温暖了，我只爱吃冷的。"薛姨妈忙道："这可使不得，吃了冷酒，写字手打飐儿。"宝钗笑道："宝兄弟，亏你每日家杂学旁收的，难道就不知道酒性最热，若热吃下去，发散的就快，若冷吃下去，便凝结在内，以五脏去暖他，岂不受害？从此还不快不要吃那冷的了。"宝玉听这话有情理，便放下冷酒，命人暖来方饮。

这薛宝钗就是懂食饮有节的人。她说的就是这么个道理，我们的身体恒温是36.5℃，冷饮喝下去，你得靠你的胃把它暖回到36.5℃，岂止是胃，你的内脏包裹着一杯冰凉的饮料，甚至是一个大冰坨子，要弄化它，暖热它，脏腑岂不受伤。很多女孩子痛经，一方面是只图美丽，不怕"冻人"；一方面就是仗着年轻，食饮无节，贪吃冷饮搞坏的。

还有，爱美的、想要减肥的人要注意了，大夏天的，你先吃雪糕、喝冷饮，把胃给冰得麻木了，就没有感觉了，你吃多少东西都不觉饱，不知不觉吃撑，不是把胃吃坏，就是减肥没有效果，甚至反而更胖。

说完了"食饮有节"，再说"起居有常"。

常，就是稳定的，不易变化的。我们把"死"说成"无常"，所谓"喜荣华正好，恨无常又到"，就是预料不到的那个结局突然来了。还有说人脾气反复无常，让人无所适从，这都是不好的。我们的起居应当是稳定的，有规律的，不应该是反复无常的。

道理何在？

还得说回天道。天道本身是有常的，而且极其有常，有固定的运行规律。《荀子·天论》说："天道有常，不为尧存，不为桀亡。"人也就等同于一个小宇宙，也应当符合天道规律，起居有常。很多人的生活很"无常"，晚上该睡的时候不睡，早晨该起的时候不起。夏天该出汗的时候你不让它出汗，猛开电扇空调；冬天该温养的时候你不温养，穿薄薄的衣裳"美丽冻人"，这都是无常。

我有一个朋友，做生意的。和他做同类生意的人，有的发了大财，有的破了产，只有他，行情好的时候他也是那些收入，行情不好的时候他也是那些收入，始终保持一个很稳定的节奏。他是这样介绍经验的："我做生意不求做大，也不求挣快钱，就是在保证质量的前提下，有一点赚头就出货，进货和出货之间只要有一点差价，我就敢进敢出，这样保持资金流动，也保持上游货源和下游客户不断档，所以我年年都赚不多，但是年年都有的赚。"他做生意给人的感觉就像骑马，顺着马的节奏来，马起他也起，马落他也落，所以他做生意不累；有的人是骑马不顺着马的节奏来，马往起飞跃的时候他屁股硬往下砸，马往下回落的时候他偏要腾空起，结果就是马累不累他不知道，马肯定是累，而且还会出问题。

我们也不妨把自己当作骑手，天地宇宙是一匹健马，我们骑在马上，顺着马的节奏来，马起你也起，马落你也落，这样就会很顺。有的中医主张早睡早起，道理就是基于天地运行的规律："一年有24个节气，而一天就是一年的缩影，也是有24节气的。5点相当于一天中的'惊蛰'时间。21点相当于一天中的'立冬'时间。所以说，休在21点，起在5点。"

"无妄作劳"，在这里，不是指的平常的劳动，而是指的不要过于勤勉"房事"，达到作死的地步。在养生之道上，这个特别重要。我的一个朋友，离婚再娶，夫妻相得，结果有一天请我给他介绍中医，说他要调理身体，因为他这阵子感觉头眩、眼枯、腿沉、泄精。详细问过才知道，他五十多岁的人，基本上每天都有性生活。那还了得！一米八的大汉，不过三两个月就搞成这个德性。这就是"妄作劳"了。男性不能妄作劳，女性也不能妄作劳，不光食饮有节，房事也要有节，这样才能够"形与神俱"，"度百岁乃去"。

——那么问题又来了，别说黄帝的时代，就是清朝，平均寿命也不过三十来岁，那么遥远的时代，人们能活到百岁才死吗？这个可能吗？

为什么不可能呢？

只是我们没有活这么久的意志，所以我们对自己的身体照顾不够好。

仔细想想，是不是？

我们糟蹋我们的身体，对它根本很少注意，直到怀疑它出了什么问题。我们在预防疾患、维护身体方面，还不如照顾自己的车子……你做定期的检查吗？一年一度的体检你有没有？有没有不舒服的时候看医生？有没有遵照医生的建议行事？你又不肯看医生，又错待你的身体，还想要长命百岁？

你食饮是否有节？起居是否有时？平时做不做运动？有没有盲目减肥，使它跟不上营养？是不是吃东西只重口味，不重健康？明知道抽烟不好，还控制不住地抽烟？明知道喝大酒有害，仍旧喝大酒？我们的身体是多么神奇的一部机器，你这么虐待它，它还能这么为你服务。甚至你都能听见它发出的锈蚀的、勉力而行的"轧轧"声，但它仍旧努力运行。它这个样子，终究运行不了一百年。撑死用到五十年到八十年，你的身体就完蛋了。

那么，追溯到数千年前的黄帝时代和黄帝口中更久远的时代，如果那个时代的人能够做到岐伯所说的"法于阴阳，和于术数，食饮有节，起居有常，不妄作劳"，那是真的能够活到百岁，甚至比百岁还长寿。

但是，需要注意的是，我们所说的长寿，是指的健康前提下的长寿，"形与神俱"的长寿。不能只有形体活着，神散了，瘫痪在床，痴痴傻傻。要形体和神都在场，这样神智清明的长寿才是真正的长寿，否则只能叫行尸走肉。

"上古之人"活得"形与神俱",身体和元神相处和谐,这样的人,活着就活得清楚明白,有大智慧,死也死得干脆利落,不腻腻歪歪。岂止上古之人,活明白的人,大抵都会是这个样子。

后唐保福禅师将要辞世圆寂时,向大众说道:"我近来气力不继,大概世缘时限已快到了。"

门徒弟子们本来就心下不舍,更哪堪听他亲自宣布自己的死期,有的眼中落泪,有的心痛神痴,却也只好打起精神,纷纷劝解安慰:

"师父法体仍很健康。"

"弟子们仍需师父指导。"

"请师父常住世间,为众生说法。"

……种种不一。

只有一位弟子冷静发问:"时限若到时,禅师是去好呢?还是留住好?"

保福禅师安详反问:"你说是怎么样才好?"

这个弟子毫不考虑地作答:"生也好,死也好,一切随缘任它去好了。"

禅师不由哈哈一笑:"我心里要讲的话,你什么时候偷听去了!"

言讫跏趺圆寂。

这种态度,就像把自己当成一块石头,风来便来,去便去,雨也来便来,去便去,反正我就蹲在这里。一生荣辱贵贱穷通祸富,一切世俗需要斤斤计较的东西,都可以彻底放下,随缘而已。至于"死"这个东西,爱什么时候来就什么时候来,生既不值得庆贺,死也不值得伤悲,但这种态度又不是那种灰扑扑的厌尘弃世,而是一切清明透脱,心如琉璃。

这就叫"形与神俱"。

他们不像我们，我们整天虐待自己的身体，到最后还拼命怕死，怕死怕得要死，结果缠绵病榻，活的时候不好好活，死的时候也不能好好死。

今时之人不然也，以酒为浆，以妄为常，醉以入房，以欲竭其精，以耗散其真，不知持满，不时御神，务快其心，逆于生乐，起居无节，故半百而衰也。

岐伯又拿他们"当代人"和上古之人作对比，这种对比看起来，仍旧非常贴合实际，好像时光过了几千年，大楼盖了又盖，科技发展了又发展，但是人性仍旧还是在原地转圈圈。不信你看：

我们现在的人，是不是以酒为浆——喝酒像喝水一样？

我们现在的人，是不是以妄为常——该睡的时候起，该起的时候睡，满脑子跑马，没一刻静心？而且还纵欲。

我们现在的人，是不是醉以入房——这一点不用说了，很多人还专门乘酒兴来行房。古人早就发现醉以入房的后果了：陶渊明好喝酒，生的孩子是傻的；李白好喝酒，生的孩子也是傻的。都是杯中物闹的。现在我们还好多了，注重优生优育，上了酒桌，如果有人说准备生娃或者准备要二胎，别人一般就不劝酒了——劝你也别喝！

我们现在的人，纵各种各样的欲的结果，当然就是竭其精，耗其真，一味追求快活，违逆了生命的本真，当然活到五十岁就衰老了。

那么，"不知持满，不时御神"是什么意思？

我们的肾好比一个盛水的容器，不过它盛的是我们的精髓、精液。你要让它保持充满的状态，如果像开水龙头一样，不知道节制，让它哗哗地流，那就是"不知持满"。

天地有天地的运行规律，人身有人身的运行规律，天地和人身的运行规律如果能够相合，人身的运行规律能够配合得上天地的运行规律的节奏，那就是能够按时御神，那样活得就很省劲。如果配合不上天地运行的规律这个节奏，那肯定费力气，这就是"不时御神"，就像你顺风跑步，跑得就快；你说你力气大，愿意逆风跑，谁也管不着，但是你自己肯定很费力。你的力气是有限的，很快就费完了，于是半百而衰。

原文

夫上古圣人①之教下也，皆谓之虚邪贼风②，避之有时，恬惔虚无③，真气从之，精神内守，病安从来？是以志闲而少欲，心安而不惧，形劳而不倦。气从以顺，各从其欲，皆得所愿。故美其食，任其服，乐其俗，高下不相慕，其民故曰朴④。是以嗜欲不能劳其目，淫邪不能惑其心。愚智贤不肖不惧于物⑤，故合于道。所以能年皆度百岁而动作不衰者，以其德全不危故也。

注释

①圣人：古代指道德修养极高的人。各个学派有不同的理解，儒家认为圣人是道德修养的最高境界，是与天合德的人；而道家关于道德修养成就的说法比儒家多，有真人、至人、圣人、贤人等不同说法，而且圣人也不是道德修养的最高境界。《内经》在这方面继承了道家的说法。

②虚邪贼风：四时不正之气。虚邪，中医把一切致病因素称为邪。四时不正之气乘人体气虚而侵入致病，故称"虚邪"。贼风，中医认为风为百病之长，因邪风伤人，故称"贼风"。

③恬淡虚无：清静安闲，无欲无求。语出《庄子·刻意》。

④"故美其食"以下五句：语出《老子·八十章》："甘其食，

纪连海谈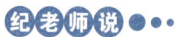

美其服,安其居,乐其俗。邻国相望,鸡犬之声相闻。民至老死不相往来。"

⑤不惧于物:即"不攫于物",不追求酒色等外物。

纪老师说

我们先要明白一个问题,什么叫"虚邪贼风"。

中医和西医这些年争得很激烈,各说各好。若细究起来,西医着眼点在一个"实"字,比如病菌、病毒,都是实实在在存在的东西;各种病症,也都能通过肉眼和各种仪器查验出来。中医的着眼点则在一个"虚"字,脉络等,肉眼看不见,仪器也检测不出来。曾经有一个中医,仅用一根银针,针刺了几个穴位,就进行了拔牙手术。这如果在西医看来,就是不可思议的事。

有一次,一个出生几天的孩子吐奶,吃一口吐一口,肚子鼓胀,排不了便。去医院检查,说是肠梗阻,给孩子输液也治不好;孩子太小,大人又不同意做手术,怕孩子太小,出意外。年轻的父母抱着孩子去找当地一个老郎中,扎了针灸,弄了点草药,煎了点水给孩子喝,就好了。这个老郎中,你让他说道理,他也说不出来,但他就能给孩子把病治好。

还有一次,一个年青人突然肚子疼,可能是中了暑,又吐又泻,虚脱、休克,被同事连夜抬到医院,医生诊断他是胆囊炎、盲肠炎,要给他开刀,他不愿意。这时候,医院一位老中药师过来,让他伸出舌头看看,然后说他的舌苔是黑色的,舌质发红,而且"芒刺打墩",说是"热入心包",给他开了几副中药让他吃吃看,他按方抓药煎服,只服一次,腹痛就明显减轻,当晚就能入睡,第二天就明显好转。

所以，西医也能治病，中医也能治病，只是着眼点不同。

一位女士，四十多岁，因为婆婆待她不好，老公吝啬，所以离异，她独自抚养儿子，吃了很多苦。后来再婚，结果领证后发现这个男人太吝啬，自己是做生意的，不缺钱花，却吃她的，住她的，她一提让他分担经济，他就要离开，于是又离婚。现在她得了乳腺癌。她还有一个女友，五十来岁，也是乳腺癌，做手术切了两个乳房。她的生活更不幸，不光是离婚两次，而且在两次婚姻中都承受家暴。

在西医的角度来看，癌都是实体的病，需要切掉，而在中医看来，这些都是看不见、摸不着的情绪病和虚无缥缈的心理病。如果不是天天不快乐，经常郁郁寡欢，总是生闷气，也不至于得病。用中医学的理论来说，一个女人如果活得压抑，爱生气，时间长了就容易气滞。而气滞，即心理压抑，很多疾病就是因心理压抑引起的，比如胃病、乳腺癌等。

那些看不见的，摸不着的，能够致病的东西，就是虚邪。从根本上说，它是一种能量，处于物质之上，推动物质运动。

"贼风"是什么风？

不知道大家有没有这种体验，一扇门如果大大地开着，风哪怕再冷，吹在身上也不过寒浸浸；如果是门只开一缝，从这一缝里溜过来的风，像小毛贼一样，贼贼的，吹在哪儿，哪儿的骨头就疼。这就是贼风。

风啊、寒啊、暑热啊、湿啊、燥啊、火啊，这些看不见摸不着又能令人致病的，都是虚邪。说是虚，只是说它看不见摸不着，不是它不存在。能量看不见摸不着，却能推动宇宙运转。虚邪也是一种能量，贼风也是一种能量。

说回这个"邪"字。孟子说过:"吾养吾浩然之气",浩然之气是什么,就是正气呀。我们现在的社会讲和谐,人与人之间的关系需要和谐,人与自身的关系也需要和谐。和谐了,气就正了,所谓风清气正。

人与人之间的关系不和谐了,社会上的氛围不和谐了,就会出现动乱、变乱,如果把社会比作一个人的身体,那就是它被虚邪贼风入侵,感冒了,发烧了,甚至病入膏肓了。任何一个朝代的末世都兵戈纷争,民不聊生,就是不和谐,被虚邪贼风入侵。人和人之间如果不和谐了,你跟我使绊子,我跟你动心机,就像《甄嬛传》里的后宫争斗,斗到后来,死的死伤的伤,那都是人心里的虚邪贼风导致的。

天地之间确乎是有正气的,也就是正能量。世道总是螺旋前进,哪怕一时打得片儿汤似的,也总是好的多过坏的,和平的多过战乱的。人的身体也是向上的,如果遇到虚邪贼风,那是一定要将它消泯的。

电影《唐山大地震》里,元妮儿在地震时选择救儿子,没有救女儿,一直以为女儿死了,三十年后女儿回来了,她在屋里包饺子,手抖得捏不住饺子皮儿,但是脸上表情十分平静。儿媳妇问她有没有事,她说了一句:"没事,大悲能受,大喜就能受。"

这个"受"字很有嚼头,它指的是承受。大悲是需要拿出勇气咬牙硬扛着来承受的,大喜为什么也要咬着牙承受呢?我们都讲人有七情六欲,七情就是"喜、怒、忧、思、悲、恐、惊",也就是人的能量波动。任何一种情绪,波动幅度太大,如同海浪,都有毁天灭地的功效,也就是使你这个人身损毁的作用。怎么损毁呢,就是一股子虚邪。

那么,面对这股子虚邪,过于强大的能量流,怎么办?硬扛你也扛不得,避之则吉。所以下文就是"避之有时"。惹不起就躲,打不过就逃,逃也不是逃兵,躲起来也不是懦夫,是为了保全我们的身心性命,这个不丢人。如果你逃得得法，躲得有道，就会被人称为得道高人。

你看我们神话传说中的天上神仙，不是个个都看透世情，恬淡虚无吗？佛经里也讲要把这世间情绪都平伏消泯，《般若波罗蜜多心经》里有一句话："菩提萨埵，依般若波罗蜜多故，心无挂碍，无挂碍故，无有恐怖，远离颠倒梦想，究竟涅槃"。就是避开这七情伤害，修炼得心性通透，没有挂碍，当然也就能够涅槃了。

这和道家的理论又契合了起来，也就是下文的"恬淡虚无，真气从之"。

"恬淡"，它和平淡、淡泊不一样。打个比方，平淡、淡泊好比一杯白开水，饮之无味，但是对身体极好，我们喝可乐、喝雪碧、喝果汁，其实喝什么都不如喝白开水。这是我们的生命中离不开的好东西。恬淡呢，则是你觉得这杯白开水有点饮之无味，但是又不愿意喝酒、喝浓茶、喝其他的饮料，那就往水里边稍稍加了一点点的糖，淡到似有若无，但是又不至于全然无味，是这样一种滋味。见过小孩子们自得其乐的模样不？他们脑子里没有那么多的欲望，但是肯定不是老年人历经世事、看透沧桑后的平静和淡泊，而是非常入神地玩着一颗小石子、一个布娃娃，或者翻开一个画本，一边看一边手舞足蹈，是这样一种既无欲无求又自得其乐的境界。所以饱经世事、看透世情的老人，真正有修养的，就是能够做到恬淡，既能够无欲无求，又能够和世情游戏，玩得很开心。

说实话，我们现代人能够达到"恬淡"境界的可不多。发大财了、买彩票中大奖了，那肯定是狂喜；被扣工资了、失业了，肯定是郁闷得不行；在单位里被穿小鞋，愤怒得想杀人；回到家觉得没有时间陪陪老人小孩，又内疚自责得要命；走在街上觉得自己不美，干工作时觉得自己不如别人能干，同学聚会觉得自己不如同学有出息，于是又自卑。为什么我们会五十而衰，甚至有的女孩子二十几岁就更年期了？就是因为我们不会自我宽慰，自我宽恕，自己逗自己开心，不能恬淡地做人处世。

"虚无"，就是我们刚才说的佛家的那套理论。南北朝时，佛教禅宗传到了第五祖弘忍大师，弘忍大师当时在湖北的黄梅开坛讲学，手下有弟子五百余人，其中最出色的是大弟子神秀。弘忍老了，要在弟子中寻找一个继承人，就对徒弟们说，大家都做一首偈子，看谁做得好就传衣钵给谁。神秀写的偈子是："身是菩提树，心是明镜台。时时勤拂拭，勿使惹尘埃。"大家看了都说好，纷纷称赞。厨房里的一个火头僧慧能听到了，也做了一偈，因为自己不识字，就请人帮他写到墙上，这首偈子就是："菩提本无树，明镜亦非台，本来无一物，何处惹尘埃。"

神秀的偈子是说在这个污浊的尘世上，要让自己像一棵菩提树，要把心当成一面明镜。明镜总会染尘，所以要经常擦拭，让它光亮如新。而慧能的偈子则是说菩提没有树这个物化的形态，明镜也不是摆在外面的台面上的东西。本来就什么也没有，又哪里能惹到尘埃呢？二者一对比，就高下立判了。神秀的偈子当不得"虚无"两个字，慧能的偈子当得。因为是虚无的，当然就什么东西都不成为其挂碍，比如工资啊，奖金啊，发财啊，升官啊，失恋啊，倒霉啊，这些都是和尘世相关，都会引发和七情六欲相关的虚邪，如果你的心是虚无的，这些虚邪就招惹不到你，你就不会受它们的伤害，精神就能够得到极大的自由，身体也会得到最大程度的养护。

总有人认为虚无是消极的思想，是不正确的、不健康的，我们要昂扬奋发向上，这样的看法和认知有些偏。当初世界一片混沌，后来才阴阳初分，有了天地万物，这是一个无中生有的功夫。就像人，一开始也一片混沌，后来降生人世之后，你这个人身上挂件越来越多，姓名、年龄、职务、成绩、光荣、耻辱，叮叮当当的，越走越沉，越走越累。当你看透了，想开了，把这些东西都逐一地扔去，不放在心上了，到最后安安心心地走完最后一段人生路，这就是"虚无"的本意，它是积极的，修身的，养性灵的，和道家与佛家的终极状态很相似的一种状态。

我们做人，先要学会恬淡，就是学会自我安慰，自己给自己的生活里加一点甜味，既健康，又清淡：工资少没关系，够花就可以了；房子小没关系，住得下就可以了；上班远没关系，起早点就能赶得上……自我安慰这门功夫一定要修炼精通，把尘世俗情这回事儿学会看淡。

然后呢，再到虚的境界。唐伯虎有一首桃花庵歌："桃花坞里桃花庵，桃花庵里桃花仙。桃花仙人种桃树，又摘桃花换酒钱。酒醒只在花前坐，酒醉还来花下眠。半醒半醉日复日，花落花开年复年。但愿老死花酒间，不愿鞠躬车马前。车尘马足富者趣，酒盏花枝贫者缘。若将富贵比贫者，一在平地一在天。若将贫贱比车马，他得驱驰我得闲。别人笑我忒疯癫，我笑他人看不穿。不见五陵豪杰墓，无花无酒锄作田。"这就是典型的"虚"的境界。我们看着实实在在、拼命追求的东西，在他看来就是虚的，是没必要去争去抢的。我们也可以学习他这种视角，把眼前的看起来实实在在的生活看虚一点，最好像是在看电影，或者说你自己在演电影，你只不过是电影里的一个角色罢了，它不是你的真身和本体，你的真身和本体更大、更灵透、更清明。街上的行人，高大或者矮小的建筑，分分合合的情感，都不妨是当作你是一个演员，来体验生活。这就是一种有益的"虚"的态度。

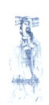

学会把现实生活看虚以后，境界再往起提一提，就到了"空中无色，无受想行识，无眼耳鼻舌身意，无色声香味触法，无眼界，乃至无意识界，无无明，亦无无明尽，乃至无老死，亦无老死尽。无苦集灭道，无智亦无得，以无所得故"的"无"的境界了。哪怕身边世情风起云涌，或者诸多不平加在你的身上，你也可以不作感知，视作无物，或者根本没有注意到，别人看起来压力山大，对你而言不过是粘在身上的蛛丝，轻轻一拂就掉了，甚至这蛛丝根本粘不到你的身上。这不就是极乐了？

极乐可不是出家。出家只不过是一个形式，信什么道，入什么教门也只是一个形式。注意的是要修自己的心，更注意的是在尘世修自己的心。离群索居、逃避红尘不算本事，在红尘里能够游戏，能够心神安定，这才是本事。

一个读者，给我来信，请我开解他老婆，说她炒股炒得天天都魔怔了，把家里的房子抵押贷款来炒股，这还不算糟的，糟糕的是每天股价上涨就精神亢奋，股价下跌就愁云惨雾。碰上股灾，差点跳楼。我说这个是她的心态问题，也是中国广大股民的心态缩影。碰上牛市，全民狂欢；碰上熊市，全民同悲。中国人现在得各种癌症的也多，得各种精神疾病的也很多，究其原因，就是你的心不定，七上八下，忐忑不安，做不到恬淡虚无。就算你赚了很多钱，又有什么用？你的心理已经饱受摧残，不是身体已经得病，就是在要得病的路上。这个不是诅咒，是实情。

所以，要想不得病，一定要守住心。

这就是下面的内容：真气从之，精神内守，病安从来？

"真气"，它不和假气对应，没有假气这一说。道教里有"真人"

这个称呼，道教中有四大真人：南华真人、冲虚真人、通玄真人、洞灵真人。

南华真人即庄子，他是老子思想的继承和发扬者，其道论基本内容就是逍遥。要进入逍遥的精神境界，就必须泯灭人与人之间、物与物之间、主体与客体之间的差别、界限，做到物我两忘。

冲虚真人即列子，名御寇，列子的思想特点是"贵虚"，把宇宙形成分为太易、太初、太始、太素四个发展阶段。传说他曾向关尹子问道，拜壶丘子为师，后来又先后师事老商氏和支伯高子，得到他们的真传，并且在道术上超过了他们。九年以后，他就能御风而行。

通玄真人即文子，姓辛，名钘，号计然、葵丘濮上人，是老子弟子，约与孔子同时。他对老子的道论有所发挥，认为作为世界本源的"道"就是气，阴阳对立双方可以相互转化；并且他将自然之道引申为人事，要求统治者体道，实行无为而治，达到无为而无不为的目的。楚平王用其言，使天下大治。后来他游历吴越，曾为范蠡的老师，封官而不就，隐居在吴兴余英禺山修炼道术，后登云升天成为神仙。

洞灵真人即庚桑子，又名亢桑子、亢仓子、庚桑楚。他认为保养生命需要做到全形保性，像婴儿一样天真无知，放弃一切利害得失，成为至人；传说他得太上老君之道，能以耳视目听，居住在畏垒山六年，五谷丰饶，后游历吴国，隐居于毗陵孟峰，修道而成为仙人。

这些人之所以称为真人，因为他们把身上那股子天生的、上苍赋予的、一出生就有的真气一直保持得很好，还把它发扬光大。

父精母血，结卵成胎，先天赋予你的元气就开始启动你这个肉身的成长和发展，这种先天元气就是真气。这是消耗品，什么时候耗光了，什么时候人就完了。后天的能量可以通过五谷来养，先天的元气没的养。而且这种东西我们很容易把它忽略，入世的心越旺盛，越容易把它忘掉。比如在世界上勾心斗角，拼死拼活，明明是元气支撑着你干这些事情，但是你就忘了它的存在，跟别人互砍互伤的过程，也是伤你自己的元气，伤你自己的过程。

伤到后来，你的元气本来是可以用来修补你的身体的，你却拿它派了别的用场，结果有了疾病，它也顾不上了。据医生说，我们每个人的身体里都潜伏着癌细胞，但是有的会发展、恶化，有的却被消灭。为什么？这就是真气在哪里的问题。

你恬淡虚无，真气不会用来跟外界耗神打仗，身体里哪儿出了叛贼，它自己就会输送气血，过去讨伐，癌细胞就给杀死了；你不恬淡虚无，整天心神不定，忐忑不安，真气被你用来跟外界打仗了，或者跟你自己的矛盾心理打仗了，即使有癌细胞，它也顾不上管，结果癌细胞就发展壮大，就得了癌症。

看起来得癌症是外因，实际上，还是内在的原因。

一位女士，婚后一直跟公婆住在一起，为了家庭和睦，她一直隐忍。实在忍无可忍的时候，想搬出去住，丈夫又不肯，于是她仍旧是忍。四十多岁的时候，她突然得了肺癌，丈夫给她安排了特护病房，这个病房是个套房，三十多平，还有一个会客室。这下子，她愿望成真了——终于搬出去住了，但是这个代价太大了。

她这个病是怎么得的？就是她的真气整天用在心理戏份上：她想搬出去，丈夫不让搬；她不得不忍，一边忍又郁闷，忍字心上一把刀；郁闷了又需要开解，丈夫并不理解她的困境，所以也不会替她开解，只会说她小心眼，那怎么办，只好她自己开解了。就像自己心里两个小人打架，打打打，一直打，真气就这么一直内耗。身体里也许本来就有癌细胞的存在，但是真气顾不上搭理，于是就看似突然地冒出癌症这个东西来。

所以，我们要强调一个字：静。

扩展成两个字，就是静观。

静观的对象是你自己，是你的内心和你的身体。

有一回，我走在路上，突然止步，恍然如有所想，看车流人往。身边潮沸盈天，却一切与我无干，我只看得见一片叶子被风吹，打着旋飘上蓝天——真是无上美好的体验。

还有一次在茶室，和朋友说笑，却一刹那间听见一声琵琶音，"铮"的一声，一下子魂飞天外，大概不过一闪眼的时间，却觉得足足过了两个钟点。那感觉真是不常见。

更有一次，在图书室正读禅偈，恰好是读到"一切声，是佛声，檐前雨滴响泠泠"，结果揉揉倦眼，看窗外骤雨初歇，真有一滴檐前雨啪地掉下来，在石台上摔得清透碎裂，一时神魂俱飞，只觉自己就是那滴雨，连那掉落时的失重感都感觉得清清楚楚，无法忽视。

不是有一句诗这样说吗？"闲来无事不从容，睡觉东窗日已红，万物静观皆自得，四时佳兴与人同"，那静观四时的人，我觉得不应是执纨扇的佳人，因为佳人楼头赏花也必是对日照影，纤手掠鬓间身姿拿捏，始终有一个"我"的意识存在，而应当是一个随和无拘的儒士或出家人，甚或菜佣酒保，才能花里树间忘我流连，竟是花如人人也如花。

其实走神就是在静观，静观也就是走神，二者都入了一个暂时的忘"我"之境，忘了关心米面菜价多少钱，股票是跌是涨，官位能否亨通，人际关系润滑到不到位，却跳出来一个被烟火红尘俗世遮蔽的真"我"，物物静观皆现眼前，果然是"自得"——忘的是机心，是劳烦，得的是美好，是觉察。

静观的经验多了，争东争西的心就淡了，也不那么纠结了。风清云恬，万物的好都来到你的眼前。苏轼的《定风波》"……料峭春风吹酒醒，微冷，山头斜照却相迎，挥手向来萧索处，归去，也无风雨也无情"，即是静观所得；陶渊明的"采菊东篱下，悠然见南山"，却是"此中有真意，欲辩已忘言"，更是写尽了当下觉察的一念。

一本叫作《与神对话》的书，里面有对"静观"的最经典诗化的解释："你环顾四周，缓缓的，注意到你原先走过而未曾注意到的东西：雨后泥土的气息、你所爱的人左耳上覆盖的卷发。看到小孩儿在玩耍，这是多么的美好啊！……当你在这种状态中行走，你会闻到每一种花的芬芳，你会跟每一只鸟儿同飞，你会感觉到脚下所踩出的每一个嘎吱声。你找到了美与智慧。而美处处在形成，由生命的一切材质在形成。你不需寻找，它会自动向你走来。"

想想看，因为静观，所以感觉到了自身和万物的美好。你的先天真气用来静静观想，心里的那股子虚火也就着不起来了。静观观的是心。心平如镜，万物现影。

这个静，就是下面"精神内守"的途径和表现。

话说回来，我们现在的社会，实话实说，很浮，很躁，很外露。精神世界已经退到一个快看不见的地方，金钱、名利、地位、豪车、美女、夸富、卖丑，种种乱相甚嚣尘上。这种气氛是互相影响，就像病菌的互相传染，于是大家就都"病"了，病征就是不能精神内守，而是一味外露。

外露的人带相，不信你可以看。欲望过盛的人，他或她必得要发泄，酗酒啊，纵欲啊，彻夜不睡玩网游啊，个顶个顶着熊猫眼。脸上也不是正常的颜色，不是发乌发灰，就是油光瓦亮，精气神不能内藏，全都浮在表面。

如果能够把宝贵的元气以静的形式守在体内，行动不疾不徐，说话不躁不妄，想事不偏不倚，这样就"真气从之，精神内守，病安从来"。

说起来，有一个顽疾，我估计大家是守不住，就是人手一台的手机。一会儿就看一下手机，生怕遗漏了什么信息。一个做演员的，在出席一个活动的时候，台下镁光灯咔嚓咔嚓闪个不停，他手里还攥着手机举起来看看。手机确实抚慰了人们的寂寞，也把人的心搅和得不停冒泡泡，恢复不了一潭静水的模样。

另外，出于对未知事件的疑虑，人们也很难安然静守。我年轻时候是个悲观主义者，比如说今天过得特别开心，潜意识里却想着，很快就有一件不愉快冲抵了今天的愉快了吧，那我还是把现在的情景记下来，在将来伤心的时候拿出来回味吧。你看，还没有过完快乐的今天，我已经在担心着不快乐的明天了。很多人都是这样，不是安于现状，而是着眼于未来，而且还是不光明的未来。"安于现状"不是坏词儿，大家不要以为这是固步自封，没出息，如果你的心真的能够在现状中安稳下来，那倒是幸事一桩。

你看孙悟空，他在大闹天宫和保着唐僧去取经的时候，是多么的不安稳，动不动就掣动天地，搅动得天上地下不得安生。当他离目的地越近，心思越静，越稳，竟然和唐僧参起禅来，所以他最后才能封佛。我们说人的心思活动，踏实不下来，叫心猿意马，孙悟空就是我们的心思的化身，确实是一时一刻也难以安稳，如果能够让它静下来，精神内守，你也就成佛了。

纪连海谈 黄帝内经

这都是从岐伯这句"夫上古圣人之教下也,皆谓之虚邪贼风,避之有时,恬惔虚无,真气从之,精神内守,病安从来?"引申出来的意思。

《黄帝内经》这本书真是了不起,看似简简单单两行文字,真正细细考究起来,能做太大的文章。

"志闲而少欲,心安而不惧,形劳而不倦。气从以顺,各从其欲,皆得所愿。故美其食,任其服,乐其俗,高下不相慕,其民故曰朴。"

"志"有两个方面的意思,代表着两个不同的方向:一是对过去的记忆,一是对未来的志向。

所谓的"志闲",佛家有一则故事:

有个人问慧海禅师:"禅师,你可有什么与众不同的地方?"

慧海答:"有。"

"是什么呢?"

慧海答:"我感觉饿的时候就吃饭,感觉疲倦的时候就睡觉。"

"这算什么与众不同的地方,每个人都是这样的,有什么区别呢?"

慧海答:"当然是不一样的!"

"为什么不一样呢?"

慧海答:"他们吃饭总是想着别的事情,不专心吃饭;他们睡觉时总是做梦,睡不安稳。而我吃饭就是吃饭,什么也不想;我睡觉的时候从来不做梦,所以睡得安稳。这就是我与众不同的地方。"

这就是我们平常提倡的"活在当下",也就是刚才说的精神内守。守得住精神的人,也就能够活在当下,而不是或者活在过去,一味回忆,或者活在未来,一味想着我要达成这个目标,我要得到那个宝贝。

这"活在当下"看似容易，也被人念得烂熟，事实上，却是极难做到。如果做到了，也就是《黄帝内经》所说"志闲"。

"少欲"意思是志闲了，欲望也就小了、少了，也就活得淡了。

当然，它不是让人们都统统变得没有欲望，这样整个社会也就不能前进了。欲望是推动社会前进的动力。它的意思是要让人少欲。

佛家讲的是无欲，儒家讲的是"纵欲"——纵的不是男女之欲，而是建功立业的用世之欲，所以多少人都为了这个用世的美好愿望，不惜拧扭了自己的天性，变成病梅一样。《黄帝内经》是一部道家的书，它居于二者之间，讲的是欲望要少，要节制，让它在可控和不伤身的范围内；起码不要记一些太沉重的东西，比如情伤什么的，该忘就忘了吧；也不要发一些太大的志愿，比如非得要达成什么什么样的目的，如果达不到，心岂不受伤。

一颗受伤的心，你让它怎么安？不能安心，又怎么做到"心安而不惧"？

恐惧，这是一个很大的课题。

我们所有的行为，从最深的层面来讲，都是由恐惧或爱推动的。实际上，这是我们的两种最基本的情绪，是情绪的两极。我们的行为就像钟摆一样，从这一端摆向另一端。

你爱一个人，怕得不到他，于是日夜恐惧；因为恐惧采取一些愚蠢的行为，而这愚蠢的行为，仍旧是出于你爱这个人的原因。所以，"我爱你"的另一极，就是"我害怕失去你"。"我爱这份工作"的另一极，就是"我害怕失去这份工作"。"我爱钱"的另一极，就是"我害怕没有钱"……

父母因为爱你，所以怕失去你，所以要控制你，不要告诉我你的父母一点都不曾试图控制你。但是，很多开明的父母最终都会因为爱，克制自己的恐惧，放你去高飞。

可以说，人类所采取的每个行动都是建立在爱或恐惧上，你所做的每一个自由抉择，不是出于爱，就是出于恐惧。我们的言行，细究根底，不是基于爱，就是基于恐惧。

我们改变不了情绪的两极，但是，我们可以选择把自己的言行建在基于爱的基础上，或者是建在基于恐惧的基础上。

心安了，不惧了，"爱"这个最高的感情级别就来了，因爱而活的人生，是热烈而平静的，温暖而和煦的。所以，一个很有安全感的孩子，是不具攻击性的，友善而温和；一个很有安全感的恋人，也不会疑神疑鬼，想办法查看爱人的手机，甚至跟踪爱人的行踪。一个很有安全感的国家，也会很安详、大方、自在，而不是张狂地叫嚣"天下我最大"，要不然就奴颜婢膝。

所以，我们人生的终极目的，其实就是求得一个"安"字，它与境遇是否安稳无关，它和心有关。心稳了，手就稳了，心安了，一切就都安了。

什么叫"形劳而不倦"？

我从我的老母亲那里听说过一句话，乍听很俗，越琢磨越有道理。她说："干活干活，人活着就是干活的，干活就活着，干不成活就死了。"

确实，工作既是养家糊口的必要手段，也是我们的义务，同时，也是我们应享受的权利。现在疲于奔命的人那么多，都梦想着能达到财务自由，然后马上辞职，云游四海。但是，你会一辈子云游四海吗？你游腻了，总得回家。

回到家，你整天躺着，能受得了吗？不信你在家里躺几天试试，越躺越累，越躺越烦，越躺越萎靡。好，不躺着，玩游戏，你一天天玩游戏，能受得了？你天天吃喝玩乐，能受得了？总有一天你受不了，你还是给自己找点活干。哪怕钱多得你根本没有干活的必要，你也得干点活。

有些新闻报说家产千万的拆迁户去当清洁工，她是缺那俩钱吗？工作于她是一种需要，她不工作，就觉得不快乐。像这样的人，无论他从事什么样的工作，哪怕身体很劳累，但是心不累，还很充实，很快乐。这就是"形劳而不倦"。就像爱迪生，他发明电灯做了一千五百多次实验，都没有找到适合做灯丝的材料。有人嘲笑他说："爱迪生先生，你已经失败了一千五百多次了。"爱迪生回答说："不，我没有失败，我的成就是发现一千五百多种材料不适合做电灯的灯丝。"他失败了都觉得开心，因为这是他真心喜欢的事情，累也不觉得累。这就是"形劳而不倦"。

我们现在基本上都没有达到财务自由的标准，我们所从事的工作也许就不是"形劳而不倦"的状态，甚至是"形不劳而倦"，身体不累，心却好累。

所以，我们需要工作，但是不是要那种累死人的工作，而是身体能够承受得起，心里也喜欢的工作，这样就会形劳而不倦。

那么，一个很现实的问题来了：工作不能改变，但是心里又很倦怠，就像北京师范大学一个心理学教授所说，中国正进入工作倦怠现象高峰期，工作倦怠已成为社会"流行病"。怎么办？

我认识一个中学老师，教高三，月考季考不断，大考小考连绵。早自习、晚自习、上课、下课、辅导、改作业、批卷子，生活完全成了一部机器,很长一段时间,他都感觉自己上班没精神,讲课没激情,备课得过且过,作业变着法子让学生批改,辅导能不去就不去,去了也是呆着脸。他也不知道以前那个激情迸发、活力四射的自己哪里去了,也不明白为什么现在这么怠惰、疲倦,就像一篇文章里写的:"我像是一潭死水,在等待着枯竭的那一天。"

一天上班,他的车胎爆了,要多郁闷有多郁闷。反正不过十五华里的路程,干脆,他步行!

这一路上,抬头看,天蓝云白,小燕子像一道黑色的闪电;低下头,小草毛茸茸、绿茵茵,一种叫"米布袋"的野草开着星星点点的白花,从脚下一直延伸到天边。世界如此美好,四十五分钟的路,没觉出累就到了,还意犹未尽呢。结果这一天他的工作状态也出奇的好,备课思路清晰,上课声音清亮,学生们受他的感染,原本枯燥的复习课也上得兴味盎然。

他想,也许是这段时间弦绷得太紧,顾不上招呼大自然,才搞得自己像离了土地就失去力量的参孙,出现这样那样的郁闷、倦怠和无聊。人是地里长出来的泥人,生来就带一股子土腥气儿,抛弃大自然就等于丢了自己的心灵,哪怕仅是为了避免倦怠感,也一定要给自己提供一个"春看百花秋观月,夏享凉风冬赏雪"的机会,时常出去走一走,看一看,好让自己的心情来得及放松、充电。

但是,这还不够,远远不够。就算大自然是一柄大扫帚,一时的掸尘,也换不来持续的干净。

地里长了草,需要除掉,心里长了草,毛毛躁躁,想除掉就没那么容易了。倦怠的最根本原因,还在于人生价值和意义的模糊与缺失。

从很小的时候起,他就认定自己应当是一个"读书人"。自从教上高三，功课繁忙，几乎每一分每一秒都被占满，根本没办法手不释卷。也许是因为这个，才造成如今的既紧张又倦怠。

既然这种状态已经危及心中的幸福指数，为什么不咬咬牙改变一下？鲁迅先生说过，"时间如同海绵里的水，只要挤，总是有的。"说干就干。普鲁斯特的《追忆似水流年》早就买来，一直放在书架上长灰尘。翻开第一页："在很长一段时期里……"很奇怪，冗长的意识流文字却让心变得很定、很静，却又不是一潭死水，倒像深山里一条清溪，泻雪流云。"铃……"上课铃响了，拿起课本，走进教室，一如既往地讲课，却发现今天的课上得流畅、生动、精彩，以往的感觉又回来了！

但是，他觉得这还不是终极人生目的。除了读书，写作更是他的最爱。假如能够继续以有意义的写作来对抗这种毫无意义的无聊与倦怠，想来是极好的。当大脑每天都被纷飞的思绪充满，闲暇之余笔不停挥的时候，人是顾不着倦怠的。铺笔展纸，每当精致纷繁的句子从笔下流淌而出，心里那不可名状的喜悦千金不换。

说到底，我们的生活不仅仅需要事业与奉献，还需要乐趣与生动。你看好多人在工作之余，都会找些喜欢的事情来做。晋代诗人嵇康作诗之余喜欢打铁，唐明皇当皇帝之余喜欢唱戏，就是现代人，有的工作之余爱客串木匠，有的工作之余喜欢当绣女，捏着绣花针绣得有来有去。这些看似不起眼的小玩艺，实际上是我们用来享受生活和光阴的最佳调味品。电影《桂河大桥》里有句话，用来对付职业倦怠最合适："只工作，不玩耍，聪明的杰克也变傻。"

就这样，读书、写作、亲近大自然，三管齐下，这个朋友的生活状态逐渐好转，倦怠的影子越来越浅，越来越淡。不过，他很注意一点，就是在紧张的工作中，一定会调整好节奏，不犯毛病，热的时候就拼命把自己像猴皮筋一样抻，没力气的时候手一松，皮筋再也恢复不了原样，处于一种被强力拉伸后的倦怠状态。一定要维持一种不紧不慢的持续性。

这一点我也深有体会。假如连着几天猛干，过后的半个月时间就会晃晃悠悠，丢了魂似的，找不着北。

说到底，明确生活目标、量化工作任务、提供反省内心的机会，让自己变得丰富多彩，这些都可以有效避免心理上的倦怠感。

"气从以顺，各从其欲，皆得所愿。"

意思就是气顺了，按自己的欲望来了，想得到的都得到了。

注意这个"各"字。每个人都按照各自的愿望来生活，而不是所有人都按照一个大脑的思想和指引去生活。

《黄帝内经》是一本道家的书，它的思想很先进，不是说我是圣人，你们要跟随我，我想让你们做什么你们就做什么，我不想让你们做什么你们就不能做。那样叫独裁——哪怕是打着神圣旗号的独裁，它也是独裁。独裁下的人，都会表现出一种病态，或者是狂热地拥护大独裁者，不惜消灭"异端"；或者是表面不得不拥护，但是心里却很痛苦，很拧巴；或者大张旗鼓地反对，目眦欲裂地仇恨，不惜以命相抗。这都是不尊重人性的。

这本书充分尊重了千差万别的人性，所以才会提倡"各从其欲"，使每个人发自内心的心愿都能够得到实现和满足，这就是理想的生活。

一个小姑娘，在一家大酒店当文员，原本干得好好的，领导看她工作出色，提拔她当了大堂经理，谁知道这孩子给弄个乱七八糟，她不习惯领导人家，人家也不习惯被她领导。搞得她无比郁闷：自己明明是金鱼，却偏偏被当成木鱼来敲，底下的路该怎么走呢？我劝她还是退回去,那里才是她的天地。是金鱼就当一条好金鱼,是木鱼就当一只好木鱼。

所以,我们不要拿自己的欲望来当成别人的欲望,也不要勉强别人听从自己的欲望。

一个年轻的妈妈向我讨教,问要不要现在让三岁的娃娃上高强度学习量的幼儿园,我劝她不要,她说:"我就是小时候没好好学习,所以现在才没有考上好大学。我想让她好好学习,替我实现愿望。"我说你还真是自私得赤裸裸。小孩子叫你一声妈妈,不是要你把她当成附属品,来一个拔苗助长。她现在的天赋人权就是玩耍,你让她过早开蒙,过早识字,过早过上高压的学习生活,你不怕她受不了?

只有人们各从其欲,皆得所愿,心气顺了,平了,愿望达到了,和自己的内心不冲突,现实也允许自己自由成长、发挥、发展,这样一来,他吃黄瓜白菜,也是他自己选的,他高兴;他穿粗麻布衣裳,也是他自己选的,他也高兴;风俗也是他喜欢的,他也高兴。他不会因为自己吃着黄瓜白菜,看见别人吃大鱼大肉就心生嫉恨;也不会因为自己穿着粗麻布衣裳,别人穿金戴银而心生嫉恨;别人居庙堂之高,自己处江湖之远,他也不嫉妒。

地位高的不羡慕地位低的人的自由,地位低的人不羡慕地位高的人的权力,这样的生活是朴实的,是合乎人性的,故"美其食,任其服,乐其俗,高下不相慕,其民故曰朴。"

"是以嗜欲不能劳其目,淫邪不能惑其心。愚智贤不肖不惧于物,故合于道。所以能年皆度百岁而动作不衰者,以其德全不危故也。"

人有欲望是正常的。食欲、性欲、购物欲、逛街欲、表现欲,是人都有这些。《围城》里方鸿渐的老爷子方豚翁,你看他那么大岁数的人

了,忽然爱上写日记,他不是真的爱写日记,他是爱上了在日记里面表现自己:

"方豚翁有许多临别赠言分付儿子记着,成双作对地很好听,什么'咬紧牙关,站定脚跟''可长日思家,而不可一刻恋家',等等。鸿渐知道这些虽然是对自己说的,而主要是记载在日记和回忆录里给天下后世看方豚翁怎样教子以义方的。因为豚翁近来闲着无事,忽然发现了自己,像小孩子对镜里的容貌,摇头侧目地看得津津有味。这种精神上的顾影自怜使他写自传、写日记,好比女人穿中西各色春夏秋冬的服装,做出支颐扭颈、行立坐卧种种姿态,照成一张张送人留念的照相。这些记载从各个方面、各种事实来证明方豚翁的高人一等。记载并不完全凿空,譬如水泡碰破了总剩下一小滴水。研究语言心理学的人一望而知便是'语文狂';有领袖欲的人,不论是文武官商,全流露出这种病态。朋友来了,豚翁常把日记给他们看;邻居那位庸医便知道端午节前方家大儿子滥交女友,给豚翁训斥了一顿,结果儿子'为之悚然感司,愧悔无已'。又如前天的日记写他叫鸿渐到周家去辞行,鸿渐不肯,骂周太太鄙吝势利,他怎样教训儿子'君子躬自厚而薄责于人,亲无失亲,故无失故',结果儿子怎样帖然'无词'。其实鸿渐并没骂周太太。是豚翁自己对她不满意,所以用这种皮里阳秋的笔法来褒贬。"

《红楼梦》里的贾瑞是怎么死的?就是爱慕上了王熙凤,纵欲而死的。

欲望过于强烈,就成了嗜欲,"刘伶初不以家产有无介意。常乘鹿车,携一壶酒,使人荷锸而随之,谓曰:'死便埋我。'"爱酒爱到视死如归,这就成了嗜欲了。

嗜欲的结果,那肯定不好。嗜烟的、嗜酒的、嗜性的,还有嗜血的、嗜赌的。你见过赌徒的眼神不？他们看见骰子、扑克、麻将，那种眼神，嗖嗖地放光。

有的人看见美人眼里放光，有的人看见钱眼里放光，有的人看见酒眼里放光，反正你喜欢什么东西，看见什么东西一定眼里放光。这种放光，是让心神从眼睛里都透出来，跑掉了。全身的力量都蓄积而发作在眼睛里，就成了劳其目。

还有追电视剧的，一追就停不下来，连续熬夜也要把它看完，看的时候不觉得累，眼睛恨不得粘到电视上，等播完了，一下子劲头懈了，浑身骨头都像给打散了，筋都给抽去了，怎么歇都歇不过来，差点死过去。真有人追电视剧追到死的，这种"劳其目"的嗜欲法真挺可怕的。

年轻人玩网游，动辄玩通宵，新闻里时不常地要报一些玩网游玩死的案例，这就是劳其目，惑其心，伤其神，结果丧其命。

"淫邪不能惑其心"，除了淫之外，还有一个就是邪。网络成瘾也是邪，效仿黑帮片打打杀杀也是邪，黄、赌、毒没有一样不是邪，这些东西不能沾，一旦沾上，那就必然劳其目，必然惑其心，必然伤其神。后果严重了，就丧了命。不是吓唬人，这些都是真的。

怎么才能保平安呢？当然就是不惑其心了，也就是心定了，心稳了，不轻易迷乱了，也就不出岔子了。

好比说《金瓶梅》的主角西门庆，这家伙淫不淫？肯定淫。邪不邪？肯定邪。他的心惑不惑？那肯定是惑的，否则不至于见一个爱一个，见一个就往家里扒拉一个。大家都知道他怎么把潘金莲收入囊中的，他在潘金莲之前又娶的孟玉楼，潘金莲之后又娶的李瓶儿。又看见下人的媳妇李蕙莲，他也把这个女人划拉上了；他在妓院里包养着李桂姐，又看上了王招宣的母亲王太太，这还不算，又想划拉上王招宣的老婆。心就这么不定，见一个爱一个，到最后就是纵欲过度，死掉了。他一死，这些大小老婆风流云散，家业也被人算计得十去其八九，你说这图的是什么。

北宋苏洵在其作《心术》中说："泰山崩于前而色不变，麋鹿兴于左而目不瞬，然后可以制利害，可以待敌。"这是心不惑的表现。电视剧《士兵突击》里的成才，经历了心不定到心定的过程，心稳了，手就稳了，就是这个道理。

老话说"四十不惑"，也就是说，人活到四十岁，心就定了，不轻易被淫邪和欲望迷惑了。其实也没那么固定的年龄限制。有的人活到四十岁就不惑了，有的人活到八十岁还照样惑，要看这个人的心性和修养，以及反省反思的能力。善于反思的人就比较不那么容易惑，不善于反思的人，活到八十岁照样惑。当然嗜欲和淫邪之辈能活到八十岁，也确实有点够呛。

所以，我们要做这样的人："嗜欲不能劳其目，淫邪不能惑其心"。这还不算，还要做到"愚智贤不肖，不惧于物"。

就是说，不论你是愚笨的人，还是智慧的人，还是贤良的人，都既不屑于外物的牵扯，也不惧于外物的威压。肖，即"屑"，不肖，不是"不肖之子"的不肖，而是"不屑于"的意思。

这句话的人称也可以换成"我"：不论我是智商不那么高的人，还是很有智慧的人，还是贤良的人，我都要做到既不屑于外物的牵扯和诱惑，也不恐惧外物对我的威逼和压制。这才是合乎大道的活法。

传说上古时代的尧，想把帝位让给许由。许由不但拒绝了尧的请求，而且连夜逃进箕山，隐居不出。尧又派人去请他，说："如果不接受帝位，则希望能出来当个'九州长'。"不料许由听了这个消息，立刻跑到山下的颖水边去掬水洗耳。

许由的朋友巢父也隐居在这里，牵着一条牛来饮水，问许由在干什么。许由说："我听了这样不干净的话，来洗洗我清白的耳朵。"巢父听了，冷笑一声："哼，谁叫你在外面招摇，现在惹出麻烦来了，完全是你自讨的，还洗什么耳朵！算了吧，别弄脏这清溪，沾污了我小牛的嘴！"牵起小牛向上游去了。

许由，就是不肖于物。

许由的朋友巢父，也是不肖于物。

魏晋名士嵇康，向往出世的生活，不愿做官，且性情刚烈。当时掌权的大将军司马昭欲礼聘他为幕府属官，他跑到河东郡躲避征辟。司隶校尉钟会盛礼前去拜访，他只顾打铁，理都不理。同为竹林七贤的山涛离开选官之职时，举荐嵇康代替自己。嵇康作《与山巨源绝交书》，坚决拒绝出仕。后来，钟会挟乱怨陷害嵇康，嵇康被处死。这个人就是不惧于物。

我们和他们相比，对外物既做不到不屑，也做不到不惧，所以整天战战兢兢，如履薄冰。为什么算卦相面的人这么吃香，那个大师王林为什么在娱乐圈混得风生水起，就是因为我们的心中，有太多的牵绊和恐惧。什么时候历练到事没来时不盼事，出了事又不怕事，好事坏事都当成无事，这样，心性就算修炼好了，也就能够"合于道"了。

人的思想、行为的运行，合乎天地的运行规律，用一句比较玄的话来说，就是做到了"天人合一"。这样一来，不但能够"年度百岁"，而且"动作不衰"，既长寿，又健康；因为人的德行合乎了天道的运行，所以不会发生什么危险，也就是"德全而不危"。

原文

帝曰：人年老而无子者，材力①尽邪？将天数②然也？

岐伯曰：女子七岁，肾气实，齿更发长。二七而天癸至③，任脉④通，太冲脉⑤盛，月事⑥以时下，故有子。三七，肾气平均⑦，故真牙⑧生而长极。四七，筋骨坚，发长极，身体盛壮。五七，阳明脉⑨衰，面始焦，发始堕。六七，三阳脉⑩衰于上，面皆焦，发始白。七七，任脉虚，太冲脉衰少，天癸竭，地道不通⑪，故形坏而无子也。

丈夫八岁，肾气实，发长齿更。二八，肾气盛，天癸至，精气溢泻⑫，阴阳和，故能有子。三八，肾气平均，筋骨劲强，故真牙生而长极。四八，筋骨隆盛，肌肉满壮。五八，肾气衰，发堕齿槁。六八，阳气衰竭于上，面焦，发鬓颁白⑬。七八，肝气衰，筋不能动。八八，天癸竭，精少，肾脏衰，则齿发去，形体皆极。肾者主水，受五脏六腑之精而藏之，故脏腑盛，乃能泻。今五脏皆衰，筋骨解堕⑭，天癸尽矣，故发鬓白，身体重，行步不正，而无子耳。

注释

①材力：决定于肾气的精力或肾精。

②天数：这里指身体生长变化规律中的定数。

③天癸至：天癸，指促进人体生长发育与维持生殖机能的一种物质。源于人与生俱来的肾精，受后天水谷精微的滋养而逐渐充盈。"天癸至"的标志，在男为精液流出，在女为月经来潮。

④任脉：任脉是奇经八脉之一，与督、冲二脉皆起于胞中，同出"会阴"，称为"一源三岐"。任脉行于胸腹正中，上抵颏部。任脉与六阴经有联系，称为"阴脉之海"，具有调节全身诸阴经经气的作用。本经腧穴主治腹、胸、颈、头面的局部病症及相应的内脏器官疾病，少数腧穴有强壮作用，可治疗神志病。

⑤太冲脉：人体奇经八脉之一，能调节十二经气血，故称为十二经脉之海。与生殖机能关系密切，冲、任脉盛，月经才能正常排泄，故又称血海。

⑥月事：即月经。

⑦平均：指充满、充盛。

⑧真牙：即智齿。生长最迟的第三磨牙。

⑨阳明脉：指十二经脉中的手阳明、足阳明经脉。

⑩三阳脉：指十二经脉中的手足太阳、手足阳明、手足少阳这六条经脉。

⑪地道不通：指月经停闭，不再来潮。女子属阴、属地，所以女性的生理功能称为"地道"。

⑫精气溢泻：指肾中精气盈满，生殖之精可以外泄。泻，通"泄"。溢泻，满而外泄。

⑬颁白：颁，通"斑"，即头发花白。

⑭解堕：脱落。指因功能衰退而懒散无力。

纪连海谈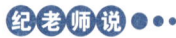

纪老师说

这段话可谓广为流传。即使没有听说过《黄帝内经》这部经典的人，也可能从各种渠道听说到"女七男八"的成长规律。

下面，我们就先来看"女七"。

"**岐伯曰：女子七岁，肾气实，齿更发长。二七而天癸至，任脉通，太冲脉盛，月事以时下，故有子。三七，肾气平均，故真牙生而长极。**"

黄帝向岐伯问的第一个问题是"余闻上古之人，春秋皆度百岁，而动作不衰；今时之人，年半百而动作皆衰者。时世异耶？人将失之耶？"就是说，为什么古人活得那么长，我们现在却半百而衰。这是人第一关心的问题，就是长寿。

第二个问题即是"人年老而无子者，材力尽耶，将天数然也？"人岁数大了就不能再生孩子了，是自身的材料和力量不够了，还是老天爷不允许生了？这是人第二关心的问题：后代。

岐伯在这个基础上提出"女七男八"的理论。

女人的生理变化，是以每七年为一个周期。不过这也不是绝对固定的年限。我们中华文明是从长江和黄河发源的，也就是我们所说的中原地区，然后逐渐向北、南、东、西扩展。黄帝的时代，中国的版图还没有扩展到这么大，所以岐伯是以中原地区，也就是北温带的人类为样本进行的归纳分析。如果是极热的赤道圈或者极寒的北极圈，这个"七"就不准确了，极热地区发育早，极寒地区发育晚。

而且"女子七岁"，指的是虚岁，不是周岁，它是把怀胎十月，在娘肚子里的时间也给算成了一岁。所以按照我们的阴历算法，小孩子落地就是一岁。

也就是说，女孩子实岁六岁的时候，肾精变成肾气，推动她的生长发育，外在表现就是换牙、头毛又黑又长，从黄毛丫头变成黑毛丫头。

我一个表妹，我对她小时候记忆犹新，她有好几个乳名，都是大人随着她的形象给她随口取的，最初一个乳名就是"黄妮儿"，因为一脑袋黄毛，又茸又黄，软趴趴的，稀落落；第二个乳名是"白妮儿"，她的头发在虚岁七八岁的时候，变得乌黑浓密，结果衬得小脸儿雪白。为什么会这样？肾其华在发，但是肾精没有推动的时候，头发就是黄黄的；肾精动了，头发就变得乌黑。老熬夜的人为什么会脱发或者头发早白？就是熬夜损伤了肾精；岁数大的人，肾精自然不足，头发也自然就由黑变白。

有一首儿歌这样唱："年来到，年来到，闺女要花，小子要炮，老头儿要个新毡帽。"闺女要花，知道爱美，知道了性别区分，就是从七岁开始。以前懵懵懂懂，是没有性别意识的，和男孩一块撒尿和泥也不害羞，然后突然有一天，就觉得：咦，奇怪，我为什么是蹲着撒尿，你为什么是站着撒尿，然后说不定还仔细研究部位构造。然后，就开始自发的要穿花衣服，要梳上小辫儿，要找女伴儿，不爱和男孩儿一起玩了。

到了二七一十四虚岁，天癸至。

天癸，是促进与维持男女性机能的物质。这里有一个传说：我们大家都知道月亮上有一个吴刚，天天砍树。吴刚又叫吴权，太阳神炎帝的孙子伯陵，趁吴刚离家三年学仙道，和吴刚的妻子私通，还生了三个儿子。吴刚一怒之下杀了伯陵，惹怒炎帝，把吴刚发配到月亮上，命令他砍伐不死之树——月桂。他的斧头砍在月桂上，伤口随砍随合，劳动永无休止。吴刚的妻子觉得愧疚，就把这三个儿子派到月亮上，陪伴他们的老爸。这三个儿子,一个叫鼓、一个叫延、一个叫殳斨。鼓变成了蟾蜍,延变成了玉兔,殳斨变了叫"不详"的天癸。

抛开传说不谈,人的肾中精气充盈,到一定程度时,会产生一种物质,它可以促进人体生殖器官成熟,并维持生殖功能,这种物质就叫天癸。"天"的意思是说它是先天就有的,出生时自带的;"癸"是指它属于天干中的癸水,有阳中之阴的意思。张景岳说:"夫癸者,天之水,干名也。……故天癸者,言天一之阴气耳。气化为水,因名天癸,……其在人身,是谓元阴,亦曰元气"。(《类经·藏象类》)这种东西和现代医学中腺垂体所分泌的6种生物活性物质及激素的功能相类似。

女孩到了二七一十四岁,天癸至,就要来例假了。但是,除了这种阴精物质的存在,还要任脉通畅,太冲脉逐渐壮大,天癸、任脉、太冲脉共同作用,女孩子才会来月经。

之所以叫月经,就是指它是按月而来,这里的"月",并不是指的三十天或者三十一天,而是指二十八天。如果女子例假正常,28天来一次,那她的生理机能就是健康的;如果总是提早或者推迟,那她的生理机能就不够健康。

如果天癸不至会怎么样?这个女孩子会一辈子不来月事,这就是我们通常所说的"石女",民间说法就是水门不通。

任脉,是行走在我们腹部正中的这条经络,属于奇经八脉里面的一个大脉。对于女性来说,它从会阴上来后,经过女性的阴道,然后沿着腹部正中线经过肚脐然后一直往上走,止于口唇下方。它的分支则环绕着口唇往上走,到了眼睛里面,最后进入脑子。看任脉的血气足不足,要看女人的嘴唇。如果女人的嘴唇很丰满,很娇艳,所谓"口如含珠丹"，这个人就容易生孩子。

太冲脉，从会阴出来往上走到这个胸口这儿，散布于胸中，跟女人的例假和乳腺有关，也就是第二性征的发育。冲脉除了散布于胸中，还会继续往上走，环绕口唇。所以你看男人，他又不来例假，不失血，他的冲脉气血足，脸上就长胡子。胡子越密，冲脉的气血越足。有的女人也会有小胡子，中医可以根据她的这个特征，初步判断她是不是来月经。

所以这三个条件缺一不可。

到了三七二十一虚岁，肾气平均。

什么叫肾气平均？我们把肾气比作滋养人身体的一条脉河，人最重要的使命是要繁衍后代，所以肾气要先用来发育人的生殖功能，让你在成熟之后，可以生育。当你的生殖功能发展到一定程度，你的身体其他各部分功能也需要肾气滋养，所以，那余下来的肾气，就会平均分配给这些肢体和器官，这就叫平均。

平均的一个表现就是长智齿。女孩子到21岁开始长智齿。一个朋友带他的女儿来给我拜年，姑娘恰好就是20周岁，这一天一脸的不高兴，捂着牙，问她，说是长智齿呢，可疼了。长了智齿了，你的个头儿基本上也就是这个样子了，这就是"长极"的意思。当然，乳房是哪个罩杯也就是哪个罩杯，也就不再长大。

有一个词儿叫"丰乳肥臀"，就是乳房丰满，屁股大，也就是骨盆大。旧时候选媳妇，爱选这样的女子，因为觉得这样的女子好生养。这样的女子也确实是肾气盛。像《红楼梦》里的林黛玉，纸片人儿似的，薄薄的，脸色苍白，五谷不养，四季长病，先天不足，肾气估计是没办法滋养她的周身的，所以有理由推断她肾精不足，月信不准；也有理由推断她婚后生育子女有困难——古代没有剖腹产这一说，骨盆小，孩子在里面长得憋屈，生的时候也麻烦。所以贾母和王夫人等就算冲着要让家族繁衍壮大的角度来说，怕也不会同意她嫁给宝玉。和她相对比，宝钗就肌肤丰满，有精神头，拿扇子扑蝴蝶，直扑得自己娇喘吁吁，香汗淋漓。就算不从脾气性格上来说，她的身子骨也比黛玉壮健许多，适合生育，所以黛玉从先天有不足之症开始，基本上就失去了入主贾府的资格和权利。

曹雪芹不会写黛玉身体怎么个状况，不过我想，她的下腹部，也就是小肚子，一定是长年冰凉的。这是丹田所在，炼丹炉的位置，它应当是热热的才对。我们现在很多女孩子，爱吃冷饮，用冷水洗脚，甚至过性生活的时候不注意，未婚先孕，不得不流产、刮宫，这些都是耗损丹田元气的行为；甚至穿衣服时爱穿露脐装、低腰装，这都是伤身、伤肾的。所以你看很多女孩生理期来的时候，疼得面青唇白；甚至生理期推迟，或者不规律，都是这些原因。就算她平时化妆化得十分漂亮，卸妆之后再看，她的面色、唇色，都是发青发白，少颜失色。正该十分健壮、美丽的年龄，因为吃饭、穿衣不当，不会养生，搞得病病秧秧，还觉得自己是黛玉那样的病美人，这是十分可怕的。

"四七，筋骨坚，发长极，身体盛壮。五七，阳明脉衰，面始焦，发始堕。六七，三阳脉衰于上，面皆焦，发始白。七七，任脉虚，太冲脉衰少，天癸竭，地道不通。"

四七二十八虚岁，女子的肾精啊，肾气啊，她还是充盈的，像充气的皮袋，越充越饱。但是她的肾精和肾气不会再给她长个儿了，别的组织和器官还需要它的滋养呢，于是筋骨就被滋养得十分坚实，头发能长多长长多长，身体达到了壮年。

尤其头发，这是血之余，气血在别处用不了了，才分配到头发上。如果你的气血特别足，分配到头发上的就特别多，头发又特别浓密黑亮，一看这人就是特别健壮；如果气血不足，别的组织和器官还分配不到，哪有多余的分给头发，所以头发就黄稀发暗，干枯分叉，大把大把地掉落，变白。七岁以前黄毛丫头是正常的，到十四岁头发就应该变黑了，如果到二十八岁还一头黄暗稀疏的头发，那就是精血不足，身体不壮。

二十八虚岁，是女子的生理峰值，也就是最高点，所谓物极必反，翻过这座高峰，再走，就是下坡路了。过了二十八岁再结婚生子，半夜起来喂宝宝，把屎把尿，你都精力跟不上了；生完宝宝你的身体也会更虚，很难养得起来。只是现在晚婚晚育成了潮流，好多女子这个岁数还忙着读研读博，或者忙着享受生活，婚姻生子都往后靠，殊不知除非你想丁克，否则越往后，你的身体越受伤。

五七三十五虚岁，阳明脉衰，脸不那么滋润了，也开始掉头发。我了解过不少女性，掉头发果然都在三十五岁左右。平时明明没有注意到掉头发的，还有一个女性说："哎呀，我以前别提头发多好了，梳辫子，头发一把攥不过来，油黑油亮的，谁知道三十多岁的时候，一天早晨起床，我的妈呀，枕巾上全是掉下来的头发。我数了数，足足有二百根！我这是得什么病了吗？"这不是病，这是正常的生理过程。你看有些上年纪的老人家，后脑勺挽着核桃大的那么一个小纂儿，原来肯定头发不那么少，如今都快掉光了。我奶奶当年就是这样。

年轻的女孩子皮肤好，所谓"吹弹得破"，到了三十五岁，也就不再"吹弹得破"了，像一张纸被揉得皱起来一样，出现细纹，颜色焦黑。男人好说自己的媳妇在家里洗衣煮饭的，原来好好的一个漂亮女孩儿，如今怎么成了"黄脸婆"，一定是不保养。哪里，这都是生理过程，就像掉头发一样，是因为阳明脉衰了。

阳明脉属于"腑"，也就是六腑。所谓的六腑，指的是胃、小肠、大肠、三焦、胆、膀胱。"阳明"是指两个腑，一个是足阳明胃，一个是手阳明大肠。这两个腑的功能衰弱了，脸色就变得晦暗，不滋润。如果女性过了三十五岁，仍然能够把胃和大肠的功能调理得非常好，运行正常，那么脸色就不焦了，头发也不会掉那么多。所以肠胃不好的人，脸色必定不好；肠胃好，脸色就会很好。

所以，三十五岁是女性的生理和心理的一重考验。韶华渐逝的恐慌会影响自己的自信心；这种缺乏自信的心理又转而影响到生理功能，生理功能受了影响，越发不好，就越发让自己心理恶化。这种恶性循环一轮一轮的，就会加速衰老。所以，一方面要调养，另一方面要保持信心。

三十五岁的女性应该怎么办呢？有一篇文章叫《女人三十五，删繁就简三秋树》，可以给女性用作参考：

35岁是一个分水岭。35岁之前，每个女人都是一树繁花，光彩夺目，芳香四溢；一过35岁，如果你仍对许多东西当舍不舍，欲罢不能，就好比演一出拙劣的戏，总也不肯退场，让旁人不由对你心生一丝怜悯。

35岁的女人，首先应该练就的是一身删繁就简的功夫，在繁华过眼，物欲横流中，分得清哪些对自己是重要的，哪些是不重要的。

排遣寂寞不重要，接受孤独才重要。

100颗芳心，99颗都是寂寞的。尤其是35岁的女人，围绕身边的异性朋友日渐稀少，嫁个老公又不解风情，高山流水只能存于心中。这个时候，寂寞如同暗影，压得人喘不过气来。

面对寂寞，未必要悲叹，或者呼朋引伴、花样百出地消遣，只需平静地接受一个现实：人的本质就是孤独的。知音也许真的只是活在传说里，但也不一定非得"我心终日常戚戚"。静下来，一个人也可以过得很美，读书，写字，做家务，看电影，没事的时候到街上走走，神色自然，体态优雅，别有一种绽放自如的芳华。

懂得享受孤独的35岁女人，眼神也不会像饿狼一样闪着攫取的光，看看哪里能找到一段排遣寂寞的艳遇。这样的女子走在群莺乱飞的人群中，自有一份优美与从容。

俘获爱情不重要，经营家庭才重要。

大多数男人在婚后会逐渐把目光转移到事业上，爱情在他们的眼里成了副产品，除了极少数的另类，例如温莎公爵，才会不爱江山爱美人；而有些女人却把爱情当成一日不可或缺的精神食粮。

如果在女人中间作一个隐秘的民意调查，不再梦想获得一份全新爱情的，恐怕占不到百分之一。尤其是35岁的女人，青春已逝，梦想不死，总想再疯狂一次。而且，说得刻薄些，她们总想通过俘获爱情，来验证自己魅力犹存。

但是，她们想错了。因为这个年纪的"他"大多使君有妇，那么，你被置于何地？当你的爱情填补别人寂寞的时候，你也就沦为爱情的牺牲品。到最后极有可能丈夫失去了，孩子也没了，当你兀立荒原，孑然一身的时候，有谁肯安慰你呢？

35岁的女人最好能明白一件事——家庭其实是一个女人最牢固的精神堡垒。若能全心投入，把它经营得尽善尽美，你会发现家几乎是人生命的全部诗意所在。婚姻的最终目的，也许不是给我们的爱情一个什么样的交代,而是给我们自己许一个稳妥安适、可以安放身心的未来。

维持美貌不重要,丰富心志才重要。

三十五岁,眼角开始有了细密的皱纹,鬓角也出现了一丝白发,人逐渐老去,心却有所不甘,所以有那么多女人割眼皮、隆胸、抽脂,把叫不上名目的霜粉,一层一层往脸上抹。经过精心粉饰的脸确实让人猜不出你的年龄,但是你真的能骗得了自己吗?

美貌不过是岁月打在水面上一个流光溢彩的水泡,爆掉是迟早的事。年轻女子的作用不过是给这个世界养眼,35岁女人的作用则是给这个世界养心。把听过的每一首好歌,读过的每一本好书,赏过的每一朵好花,遇见的每一个好人,收藏起来的每一点感动,都拿来变成雕刻刀,把自己的心雕刻成一朵不染尘的莲花。渐渐地,你的眼神变得纯净、深邃,像夜空里的星星。这个时候,谁能说一个受时光劫掠却心志丰满的女人,没有比少女更惊人的美?

伪作浪漫不重要,细水真情才重要。

一个女友,三十五岁,最大的爱好就是挂在网上,聊天、写诗、逛论坛。她的诗词换来一大票男人的赞叹。每个男人都夸她聪明、美丽,夸得她飘然欲醉,于是开始了马不停蹄的约会。当一个又一个的男人占了她的便宜,然后消失得无影无踪的时候,她找我哭诉,不明白为什么这些男人当初说得那样好,真刀真枪要过到一起的时候,却又躲之不及。

我叹息,你真傻。第一,这样的男人大多成家立业,谁肯为了一个虚拟的影子,放弃打拼半世得来的家业?第二,你见哪个真正干事业的男人会成天挂在网上,和你缠绵不休?他忙得吃饭都顾不过来,根本没有精力和你约会。

只有一些无所事事的小男人和学无所成的庸人才会成天泡聊天室，吟些酸文，混个半吊子诗人的名号。这样的男人，根本没有能力承担你的一切。而你，为了这该死的花言巧语和伪浪漫，看不见你的丈夫正系着围裙，在厨房里做着你爱吃的饭和菜。

真正的浪漫远离所谓的红酒、玫瑰、"你真美"之类的虚浮，而是你和爱人一辈子的携手，是平淡的一粥一饭，是你的小儿绕膝飞跑，是你父母双亲身康体健。

拼命赚钱不重要，适度花钱才重要。

年过三十五，有的女人的欲望会和自己的身材一起膨胀。以前一朵花就打发了，现在要一件貂皮大衣；以前一瓶润肤霜就可以喷香光亮，现在需要一切驻颜有术的东西；以前一桌、一椅、一床就可以了，现在需要真皮沙发、高档音响，以及一切奢华耀眼的东西。

欲望高高在上，如同凌厉的君王，逼使三十五岁的女人不但自己拼命挣钱，也逼着老公拼命挣钱，挣了钱再拼命花钱，总之要比别人过得好，才算称心。可是人的心力却有限，拼命往往会拼掉健康，还有良好的心态，以及和谐的家庭生活。

其实东西不在豪华，够用就行；丈夫不在多金，贴心就行；工资不论多寡，够花就行；人气不在高低，舒心就行。

女人三十五，就像删繁就简三秋树，减掉无关的枝枝叶叶，剩下的，就是你那干净简洁的美丽人生。

过了三十五岁，就到了下一个周期。

"六七，三阳脉衰于上，面皆焦，发始白"。

那么，什么叫"三阳脉"呢？阳明脉、太阳脉和少阳脉。这三条脉都衰了，身体机能继续倒退，脸越发的黑黄，头发也开始变白。这是自然规律，人不可能永远十八岁，所以要洞明这些世事，不要为逝去的年华悲哀。同时，也要采取措施，保护你的六腑，要让胃和小肠热起来。所以年轻时候不忌生冷，大冬天的光着腿穿裙子的，如今可不敢了，一定要加强保护，衣服要穿厚，不能再"美丽冻人"。不能再无所顾忌地吃冷饮。

这个年龄段的女性，孩子年龄还不大，需要照顾；老人年纪渐长，也需要照顾；在单位又大多是顶梁柱的角色，家里家外一把抓，劳心劳力，是很艰苦的年龄段。女性又爱美，看见自己的"面皆焦"的外在形象，觉得朱颜辞镜花辞树，最是红颜留不住，心里是说不出的苦。

于是，南京中医药大学有一个黄煌教授，推荐给中年女性"柴归汤"。因为中医讲小柴胡汤加小陷胸汤叫"柴陷汤"，小柴胡汤加五苓散叫'柴苓汤'，根据这样的命名原则，我就叫它"柴归汤"。

这个方子专治三十五至四十五岁这个阶段女性最多见的病症，比如怕冷啊，疲倦乏力啊，情绪低落啊，脸色黄了，生黄褐斑啊，月经量少了，甚至稀发了，这里痛、那里痛，皮肤干燥啊，眼睛干涩啊等等，变成小黄脸婆了。所以，我叫这种病症为"黄脸婆综合征"。

其实到了这个年纪，很多女人已经在免疫功能上出问题了，干燥综合征、桥本氏病、类风湿性关节炎、自身免疫性肝病等。

所谓的桥本氏病，是一个叫桥本的日本人发现的病，其实就是甲状腺炎，或者慢性淋巴细胞性甲状腺炎，女性高发。这个病，一会儿甲亢，一会儿甲减，不好治，缠绵难愈。这个年龄段的女人，黄脸的特别多见，表面看宛如常人，细细一问，各方面的问题都有，气、血、水、肝、脾、肾失调，体内还有风、寒、湿、热，很难受。

怎么办？我建议朋友们就近咨询专业中医，再斟酌吃药。

这里要特别说说白发现象。其实，现在的白发现象已经不仅仅是年龄的象征了，它越来越普遍，无论男女老少，都出现了不同程度的白发现象。

白发有以下几个方面的原因：首先，肾和白发关系密切。肾藏精，其华在发，精血不足，黑发不生。体内肾气衰，头发便白。其次，肝和白发关系也很密切。肝藏血，血对毛发起营养作用。只有肝功能正常，全身各脏器及毛发才能得到血液的滋养。血气旺盛，则毛发也旺盛，血气虚亏，则毛发枯萎、稀少或脱落。头发变白还可以说明以下问题：精血双亏、肝肾受损、脏腑失调等。如果你的头发早白、枯黄、大量脱落，说明身体内部有了问题，要引起高度重视，及时采取措施。

两鬓斑白说明肝胆火偏旺，在头部两鬓对应的脏腑反射区是肝胆，肝胆火偏盛的人或者脾气暴躁，或者爱生闷气，常伴有口干、口苦、舌燥，眼睛酸涩等，这就是由肝胆火引起的，俗称火气大，进而脾胃受伤。这种情况，吃饭要以清淡为主，可以多吃一点八宝粥、莲子粥、莲子白木耳粥、莲子心茶、玫瑰花茶、山楂茶。如果口苦、口干严重，可多吃莲子心和苦瓜。而且，情绪不好也容易引起上火，要保持心情轻松愉快，增加生活情趣可舒肝利胆，开胸利膈。

后脑勺的白发说明肾气虚，后脑勺对应膀胱经的脏腑反射区。膀胱经气虚常伴有小便次数多，频繁，遗尿，尿闭或小便不畅等症状。因为膀胱的主要功能是贮尿和排尿，这样的人不容易憋尿。膀胱的排尿功能和肾气盛衰有密切关系。肾气充足，尿液可以及时分泌于膀胱并排出体外，若肾气虚而不能固镊，就会出现肾虚气化不及而引起上述症状。

前额白发说明脾胃不好，前额是对应脾胃的反射区，脾胃不好的人常常腹胀、腹痛、胃酸、口淡不渴、大便稀溏，还有的人经常伴有口臭、食欲旺盛或四肢浮肿、畏寒喜暖、小便清长或不利、妇女白带清稀而多。脾胃虚寒的主要病因是饮食习惯不良，比如饮食不节制、经常吃冷饮或冰凉的食物，再加上生活节奏快，精神压力大，更易导致胃病。所以需要养成良好的饮食习惯。脾胃虚寒病人可多吃胡椒猪肚汤，生姜水。胡椒和生姜是健胃暖胃的调味品，可以调理好脾胃虚寒的病症，恢复健康脾胃。

头发花白说明人聪明，烦恼多，情绪自控差。按照中医理论，怒伤肝，喜伤心，思伤脾，恐伤肾，五脏六腑都处于亚健康状态。这样的人要学会控制自己的情绪，尽量保持情绪的稳定，否则脏腑易伤。

宋朝有一个叫陈瓘的人做了一首词《蝶恋花》："有个胡儿模样别。满颔髭须，生得浑如漆。见说近来头也白。髭须那得长长黑。箭子镊来，须有千堆雪。莫向细君容易说。恐他嫌你将伊摘。"什么意思呢？就是说陈瓘见到一个人，头发白了胡子是黑的，觉得奇怪，所以作了这么一首诗来表达他的疑惑，还在诗的最后写一句：我不能细说有多么奇怪，说多了人家要生气了。其实他有些少见多怪，有的男士就是发白而须不白，这说明他的肾虚而奇经八脉无伤。胡须主要是由奇经八脉所主，如果肾虚但奇经八脉没伤的话，胡须就不白，这样的人表现出来的就是精神不佳，头晕，健忘失眠，注意力不集中，精力不足，工作没热情，生活没激情，易怒，烦躁，焦虑，抑郁。身体其他方面表现为容颜早衰、肤色晦暗、出现皱纹、色斑、肌肤缺乏弹性；腰膝酸软、不耐疲劳、视力听力衰减等。

有的男士须白发不白，说明任督冲脉受伤，这样的人经常潮热汗出、头痛头晕、失眠多梦、精神忧郁、烦躁易怒、食欲不振等。

针对以上情况，咨询中医的情况下，可以对头部的反射区按摩、刮痧：胃的反射区在前额，膀胱小肠的反射区在头后枕部，心肝的反射区在耳垂直向上四寸，我们每天对着头部的经络各刮五十次，再配合每天泡泡脚，三个月以后你的精神状态就会明显好转，脏腑功能得到修复，那么头发的健康也就有了保障。

到了七七四十九虚岁，"任脉虚，太冲脉衰少，天癸竭，地道不通，故形坏而无子也"。

女性到了这个岁数，就会逐渐闭经，也就没有了怀孕和生育的能力。这就是女性的一个很重要的年龄阶段：更年期。

有很多女性朋友会想办法延缓闭经的时间，吃雌激素。前年开会的时候，我就见到一位女士，我走在她后面，看她的模样也有六十来岁了，她跟同伴很骄傲地说，自己还在正常来例假，而且还向同伴推荐她正在吃的药。

闭经就闭经了，这是人身体的自然规律，却要用人力硬把这个阶段抻长，这本来就是逆天。据说，这种雌激素疗法如果使用不当，诱发乳腺恶疾的概率不小。我们中国人讲究顺应天道，天道就是要女士在这个阶段经历更年期，从中年迈向老年，如果不顺应它，就像胳膊妄图拧过大腿，结果自然是你自己受伤。

其实，这是一个很好的阶段，意味着人生的又一个黄金时段要来了。

孩子大了，开始单飞，不再需要操心；父母基本上也能够奉养过世，不再需要操劳；工作上也不再是扛大梁，每天起早贪黑地做。如果把心态放开，就可以为自己好好活了。

下面再说"男八"。

不知道大家有没有这个体验，就是男生总是比女生晚熟一些。犹记得我十四五岁的时候,我同岁的表妹特别喜欢找我玩,我可烦她了,与其跟她在一起,还不如找别的男孩子下象棋。结果她就守在旁边一直不走。后来,过了两年,她去她们那里的县城上高中,有一天,她来我家玩儿,突然那么一回头,我就像遭了雷击一样,呆住了,觉得这不是天上来的仙女吗?那一刻,我就喜欢上了这个远房的表妹。然后再回忆一下她当初那么喜欢黏着我,跟着我,我干什么她都痴痴地看着我,我就是一傻子。

所以说,男性确实比女性晚熟一些。

这个,就用到这部了不起的《黄帝内经》里的理论了:

"丈夫八岁,肾气实,发长齿更。二八,肾气盛,天癸至,精气溢,阴阳和,故能有子。三八,肾气平均,筋骨劲强,故真牙生而长极。"

也就是说,女孩子是以七年为一个周期,男孩子则是以八年为一个周期。这也就合理地解释了我和我的表妹之间的事情:她在十四岁的时候动了情,而我到十六岁才动情。恰好她是"二七"之数,而我是"二八"之数。

男孩子八岁的时候,肾气实,"发长齿更"。

男孩子在八岁的时候是肾气实,到十六岁才是肾气盛。而女子七岁就是肾气盛了。也就是说,男子比女子发育晚,一方面是生理发育晚,另一方面是心窍开得晚。女孩子已经伶伶俐俐的时候,傻小子们还懵懵懂懂。

男孩在虚岁八岁的时候,小男娃为什么叫毛头小子,就是他的脑袋你得老惦记着给剃,几天不剃就毛毛糙糙的。这就是男娃精血充足的表现。然后,他开始换牙。有些男娃子这个年龄头发不茂密,牙齿老也不换,甚至尿床,这都是肾精不足的表现,需要找中医好好调理。因为肾是封藏的作用,肾气实的时候,尿能憋得住;肾气不实,尿就憋不住。有的女士,到了四十多岁五十来岁,更年期的时候,一咳嗽就尿湿裤子,这就是肾精少了,肾虚了。七八岁的小娃娃如果顶着一头黄毛,还爱尿床,那就要张罗着替他补肾,要不然怕他将来会出现遗精、早泄之类的问题。

男子二八一十六虚岁的时候,肾气由实而盛,"天癸至,精气溢,阴阳和,故能有子"。女子是第一个七年的周期,就已经肾气盛,男子到了第二个八年的周期才肾气盛。他的肾气变得强盛、充盈,开始长喉结、变声、长胡须、骨骼粗壮,个头噌噌地往上蹿。我初中的一个同学,十四五岁的时候,特别可爱,像小精豆子似的,平头短发,娃娃音,小小的个头儿,顶多不过一米五,蹦蹦跳跳,外号叫"电离子",就是形容他矮小活泼。我们读高中就分开了,我读普高,他读职高,过两年再看,嚯!那个头儿蹿得,足有一米八,喉结也出来了,胡须也出来了,满头卷毛,说话瓮声瓮气的,再叫他"电离子"的外号,我自己都叫不出口了。这哪儿还是"电离子",分明就是电线杆子了。

到这个岁数,开始"精气溢",所谓精满则溢,他的肾气强盛、充盈,盛不下,就会溢出来,所以开始出现射精、遗精,这说明他的生理成熟到足够生儿育女了。所以在古代,这个年龄就可以娶妻生子。

我一个邻居就是十六七岁结的婚,早年农村里十八岁就结婚的也确实不少,早早就有了孩子。但是,其实古代也不是主张这个年龄段婚配的,到底是岁数还小,都把肾精、肾气用在性生活上,自身的生长发育就受影响,身体也容易虚弱。

最佳生育年龄应当是三个周期以后,女性是二十一岁以后,男性是二十四岁以后。因为男性到了三八二十四虚岁,"肾气平均,筋骨劲强,故真牙生而长极"。他的肾气平均分布到了身体的各个部位,头脑也发育、四肢也发育、骨髓也充实。这时候,浑身有使不完的劲儿,也开始长智齿。个头在这个时候也就算定型了。虽然民间说"二十五鼓一鼓",那是侥幸的情况,不是通常的规律。

在二八、三八这两个周期里,年轻男子要注意,不要纵欲过度,不要误交损友,整天吃吃喝喝、玩玩乐乐玩网游玩通宵,这样都是精神不内守,真气纵横散乱,漏精伤精,容易作病。

但是,有生理需要怎么办?佛家讲戒欲,这个不是一般人能做得到的。我们能做到的是节欲,一方面正视自己的欲望,知道这是正常的,它不是罪恶,没必要自我谴责、自我鄙视;另一方面,要节制自己的欲望。

"四八,筋骨隆盛,肌肉满壮。五八,肾气衰,发堕齿槁。六八,阳气衰竭于上,面焦,发鬓颁白。七八,肝气衰,筋不能动。八八,天癸竭,精少,肾脏衰,则齿发去,形体皆极。肾者主水,受五脏六腑之精而藏之,故脏腑盛,乃能泻。今五脏皆衰,筋骨解堕,天癸尽矣。"

到了四八三十二虚岁,男子的筋骨隆盛。"隆盛"这两个字用得精妙,我们说"筋肉人",什么叫"筋肉人",就是肌肉鼓起,结实得摁不动,身板又宽又厚,男子的生理达到高峰期,浑身散发出迷死人的男人味儿,特别容易引起女士好感。有些男士如果瘦瘦弱弱的,就不容易散发出这种迷倒女性的男性荷尔蒙。

但是,筋骨隆盛,不是说他就天天都那么绷着,他的肌肉满壮,也不是说浑身天天暴起疙瘩肉来炫耀,该绷的时候绷,不该绷的时候他就不绷,即使他不绷,他的那股子劲儿也在。

到了五八四十虚岁,男性的身体过了峰值,开始走下坡路了。头发开始脱落，牙齿也开始松动。我这一口牙，年轻时候，咬钉嚼铁都感觉不在话下，牙齿开酒瓶，杠杠的；人到中年以后，突然有一天，就牙酸得厉害；这么酸了一个星期，然后再摸，它就松动了。以前能够"咯嘣咯嘣"咬嘎巴脆的东西，后来就说什么也咬不动了；牙齿开酒瓶？开玩笑呢。还有一些同龄的朋友，过了四十岁，不约而同地开始秃顶，虽然说聪明的脑袋不长毛，但是原先也聪明啊，毛也很多，所以不是聪明的脑袋不长毛，是肾气不足了，供应不到头发上了，所以它才会脱落。

当然这些都是通常现象，特例永远都有。还有活到八九十岁还一口水光乌滑的好牙的，还有一头浓密的头发的。这都是保养得当的奖赏。

到了六八四十八虚岁，阳气衰竭了，马上就接近半百之年了，脸面不那么油光水滑了，两鬓开始斑白。女子出现这种情况要早于男性，这个很好理解，女性本来就属阴，阳气不足；男性属阳，阳气健旺，但是也架不住岁月蹉磨，到了这个岁数，皱纹也跑到脸上了，脸色也不好看了，两鬓也白了。要是放在古代，就是活脱脱的老人家了。

到了七八五十六虚岁，肝气衰了，筋骨就不灵活了。原来跑跑跳跳的，如今也跑不动，也跳不高，甚至走路的时候，脚后跟拖地，呲啦——呲啦——声音都不好听了。

有的男性朋友，到了这个阶段，性情还会有所改变。一个朋友的妻子，有一天向我抱怨："我老公以前脾气挺好的，现在可古怪了，天天吃了饭不在家待着，出门瞎遛达，遛达就遛达吧，我说顺手你捎点菜回来行不行？他平时痛痛快快答应，还得问'多买点这个不？多买点那个不？'现在满脸不高兴，嘟嘟囔囔的。吃饭也难伺候得紧，一会儿嫌味儿淡，一会儿嫌味儿咸，我也不能回嘴，反驳一两句，他站起身就走，把门给我甩得噼里哐啷的。"我也觉得纳闷，这个朋友平时不这样，很热情开朗啊。然后中医朋友给出答案：他"更"啦，他更年期到啦。

我们只知道女性有更年期，原来男性也有更年期啊。

确实，男性也是有更年期的。正常情况下，女性更年期是七七四十九虚岁左右，男性更年期则是在七八五十六虚岁左右。一般说来，男性更年期的各种生理变化不如女性突出，不像女性会有月经紊乱、绝经等标志性表现，男性多数会表现为性欲减退及勃起功能障碍。其他还有体态变化，全身肌肉松弛，皮下脂肪变多，毛发脱落；心血管系统出现症状，比如头痛、眩晕、耳鸣、眼花、一到夜里就浑身发热、阵发性心动过速、心悸、多梦等；还有骨骼老化，肋间肌萎缩、骨质疏松；神经衰弱方面也有所表现，比如抑郁、焦虑、易怒、神经质等。

对男性更年期综合症的诊断，主要是结合临床表现和雄性激素水平两个指标综合分析。除了询问患者的具体症状，还应同时测量血清中雄激素水平。确诊后，遵从医嘱，补充雄性激素。

到了八八六十四虚岁，"天癸竭，精少，肾脏衰，形体皆极"。我们说一寿为六十岁，六十岁为一甲子，所以六十岁称为"花甲之年"。到了八八这个阶段，都已经过了六十岁，人是的的确确老了，性功能衰竭，精少，没什么生育能力。人生的生儿育女的任务宣告结束。

除了不再有生育能力之外，齿发尽去，也就是牙也掉了，头发也稀疏了，而且全白。先天携带的原装精气，一点一点的就彻底消耗完了。于是美人迟暮，英雄末路。

战国时期赵国著名将领廉颇，赵惠文王时，他屡次打败别国的进兵，赵惠文王拜他为上卿。到赵孝成王时，他因战胜燕国，被任命为相国，封为信平君。

赵孝成王死后，赵悼襄王听信大臣郭开的谗言，派乐乘取代廉颇为将，廉颇一时不平，把乐乘赶了回去。事后他怕赵王治罪，逃到魏国。

过了八九年，秦国派兵进攻赵国邯郸城下，赵军连连败退，赵王和群臣商量对策，群臣说："当年只有廉颇能抵挡住秦兵，现在他在魏国，大王如能派人召他回国，领兵作战，一定能打败秦军。"郭开建议赵王先派人去探视一下，如果廉颇还没有老，再召他回来。

赵王听了，便派内侍带了礼物到魏国去探视廉颇。内侍临行，郭开把他请到自己家中，送他黄金，说："廉颇和我有仇，你到魏国见到他，如他确实老了，那就不必说什么；如果他还很健壮，希望你回朝禀报说他已老而无用了，那样大王就不会召他回来了。"

内侍到魏国，见廉颇，送上赵王的礼物，说秦军进犯，赵王有意召他回国，廉颇很高兴，为了表示自己很强壮，堪可听用，一顿饭吃了一斗米，十斤肉。饭后他又穿上盔甲，骑上战马，表演了一番武艺。

内侍回到邯郸，向赵王说："廉将军年纪虽然老了，但饭量还很好，体魄也很健壮，武艺也不比从前差。只是他跟我坐了没多少时间，竟上了三次厕所。"赵王听了，摇头叹息，觉得廉颇已老，不中用，不再召他回国。

辛弃疾作词《永遇乐·京口北固亭怀古》，就是用的廉颇的典故，哀叹英雄迟暮：

"千古江山，英雄无觅，孙仲谋处。舞榭歌台，风流总被，雨打风吹去。斜阳草树，寻常巷陌，人道寄奴曾住。想当年，金戈铁马，气吞万里如虎。

元嘉草草，封狼居胥，赢得仓皇北顾。四十三年，望中犹记，烽火扬州路。可堪回首，佛狸祠下，一片神鸦社鼓。凭谁问：廉颇老矣，尚能饭否？"

无论多么英雄的人，到了这个岁数以后，路也走不稳了，甚至需要靠人搀扶着，身子沉得很，再也不能轻快地跑跑跳跳。当然也不可能再生儿育女，人生的使命于此就算结束了，该颐养天年了。

无论男性还是女性，随着年龄越来越大，只要身体稍不舒服，心头就会涌上疑云，很怕自己得了什么了不得的病，吵着要检查，要吃药。好多骗子瞄上了老人们，骗他们用大笔的钱买保健品。

其实，老年朋友们要正视一个现实：你不舒服，不一定是病了。比如腰腿疼了，或者晚上睡不好觉了，或者吃饭后不像以前消化那么好了，或者觉得不像以前那么有力气了，甚至血压比以前高了……这些都不是因为病了，只是因为你老了。

如果去医院做检查，也确实会出现一些身体上的各项指标的变化，这个其实没办法，人体在衰老，气血运行功能肯定在下降，代谢功能肯定会变差，这些都很正常。哪怕你心里不肯服老，像廉颇一样，但是，生命规律是谁也违背不了的。

所以，我们要正视这些身体现象："五脏皆衰，筋骨解堕，天癸尽矣，故发鬓白，身体重，行步不正"。人老了，身体各个脏器功能衰退，出现各种不舒服也是正常的自然规律。我们可以养生，用来尽量推迟衰退过程的到来，尽量减少在衰退到来时的各种不适。但是，推迟不是说它就永远不会来，减少也不是说能够把种种不适杜绝。否则不就成了长生不老了？

下面我们会说到真人、至人、圣人、贤人，可是我们自己毕竟不是真人、至人，做不到长生不老。所以，要正视衰老这个生理现象，不要天天自己吓自己，说自己有病。要放平心态，承认自己的"老"，接受身体机能的衰退，豁达些，淡然些，乐观些。

原文

帝曰：有其年已老而有子者，何也？

岐伯曰：此其天寿①过度，气脉常通，而肾气有余也。此虽有子，男不过尽八八，女不过尽七七，而天地②之精气皆竭矣。

帝曰：夫道者，年皆百数，能有子乎？

岐伯曰：夫道者，能却老而全形，身年虽寿，能生子也。

黄帝曰：余闻上古有真人③者，提挈天地④，把握阴阳。呼吸精气⑤，独立守神，肌肉若一。故能寿敝天地，无有终时。此其道生。

中古之时，有至人⑥者，淳德全道，和于阴阳⑦。调于四时⑧，去世离俗。积精全神，游行天地之间，视听八达之外。此盖益其寿命而强者也。亦归于真人。

其次有圣人者，处天地之和，从八风⑨之理，适嗜欲于世俗之间，无恚嗔⑩之心。行不欲离于世，被服章，举不欲观于俗。外不劳形于事，内无思想之患。以恬愉⑪为务，以自得为功。形体不敝，精神不散，亦可以百数。

其次有贤人者，法则天地，象似日月。辩⑫列星辰，逆从阴阳⑬。分别四时，将从上古。合同于道，亦可使益寿而有极时。

注释

①天寿：先天禀赋，即上文之"天年"。

②天地：指男女。

③真人：至真之人。谓养生修养最高的一种人。《黄帝内经》依养生成就之高低分为真人、至人、圣人、贤人四种。此种说法大概来源于《庄子》。

④提挈天地：把握住自然的变化规律。"提挈"与下文的"把握"从字面上看是难以理解的。个体的人怎么能提挈无限的天地空间和无限的阴阳时间呢？其实这是古人对气功导引实践中有限个体与无限天地阴阳合一的功夫体验境界的描述。《庄子·天道》："静而阴同德，动而阳同波。"意与此同。

⑤呼吸精气：吐故纳新，汲取天地精气的导引行气方法。

⑥至人：指修养高，次于真人的人。

⑦和于阴阳：符合阴阳变化之道。

⑧调于四时：适应四时气候的往来。

⑨八风：指东、南、西、北、东南、西南、西北、东北八方之风。

⑩恚嗔：生气。

⑪恬愉：清静愉悦。

⑫辩：通"辨"，分辨。

⑬逆从阴阳：顺从阴阳升降的变化。逆从，偏义复词，意偏于"从"。

纪老师说

凡事有常例，就有特例。我们现在也经常看到老来生子的新闻，岐伯给黄帝的解释是老天爷给这种人"天寿过度",也就是他先天的生命力就特旺盛,天赋的素质就特强。

一个园子里长出来的花,有的朵大色鲜,有的暗黄萎弱,这说明有的花天赋的生命力强盛,有的先天禀赋就弱。《红楼梦》中的贾宝玉,"禀赋柔脆,虽暑月不敢用冰",那大夏天不能吃冰果子怎么办?丫环们就把果子放在凉水里给他湃着。至于林黛玉,别说吃冰了,你可见过她吃凉水湃的果子?饶是如此,还这痛那痛,动不动咳嗽吐血。至于《金瓶梅》里的西门庆,他是年纪轻轻,耽于酒色,活活把身子淘漉空了,若是知道保养,这家伙的先天禀赋可是实在强悍得很,能活个百八十年不成问题,说不定真的能够老来得子。所以这个不用比,也不能比,人比人气死人,要学《黄帝内经》里的精神:"高下不相慕"。

除了天寿这个遗传的基因之外,还要气脉常通。也就是说,这个先天的资本你要用,不用它的话,它不但发挥不了作用,而且还会像长久停放不动的车子一样,锈蚀掉。但是,又不能过度使用,儒家不是讲中庸之道吗?我们对于自己的身体,也要讲中庸之道,不能舍不得用,也不能过度使用。

就好比现在健身,手机上都自带计步器,天天和自己朋友圈的人竞争,你走了八千步,我就走九千步;或者和自己竞争,今天走了一万步,明天就走一万一。结果走过头了,把膝关节的半月板都磨没了。这样不行,不能过头。

我三四十岁的时候,工作量很大,要顾的事情也多,每天都殚精竭虑,耗费心力,打一个非常形象的比喻,别人做工作是"蜡炬成灰泪始干",我这不是一根蜡烛上点一根烛芯,我是把自己的生命力劈成两半,每一半都有一个烛芯,同时点燃。所以头发白得很快,时常有心力交瘁的感觉。后来一个中医朋友警告我,再这么下去,我就离英年早逝不远了。我一想,这不行,工作没有做完的时候,生命可是跟它耗不起;再说,我也虚荣,可不愿意自己成了网络新闻的小标题:"某某某因心力衰竭而过劳死",太丢人了。所以从那时起放缓了工作进度,不再给自己上弦,开始给自己松劲。

其实现在和别的同龄人比起来,身体各方面指征已经比人家衰老,已经耗减下去,想再补回来也挺难,但起码我是刹住车了,这还是比较幸运的。

说回"气脉常通",按照中医的理论,经络走的是气;脉则是讲的走血脉,走的是有形的物质,是血。所谓的气脉常通,其实就是经脉常通,也就是血管不阻滞。要想不阻滞,针灸导气或者洗热水澡,或者做艾灸,都可以,在中医的指导下进行。

所谓的"肾气有余",就是你平时多保养身子,比别人省下来比较多的肾气。西门庆是不知节省,所以他的肾气早早透支,他也早早死掉。

不过,就算是你先天禀赋强,你也常通气脉,你也节省下来不少的肾气,但是女子到了七七四十九虚岁,男子到了八八六十四虚岁,也就不再能够生育。

这是针对平常人说的。

至于得道之人,就不适用于这个规律。

"道者,能却老而全形,身年虽寿,能生子也"。

道者,就是得道者。它比"德全而不危"的德者更进一层,德者是按照自然变化的规律去做人,道者则是洞悉了天地自然的变化,不光是迎合自然的变化去做事,而且是与天地自然的变化完全一致,就像一片叶子落在水面，水波动荡，它也轻摆轻摇，非常舒适，非常展样，非常自然。

德者是跟上天地的脚步，道者与天地同步，比德者还更高着一阶。这样的人，他能够推迟衰老的到来，保全自己的形体，岁数再大也能生孩子。

孔子六十三岁时，曾这样形容自己："发愤忘食，乐以忘忧，不知老之将至。"在那个生产力不发达，人的营养跟不上的时候，六十多岁是着实的老了，已经活过了一甲子的寿数，但是他就因为心头有志气，觉得活得充实而快乐，感觉不到衰老的到来。反而是我们现在有很多人，明明营养充足，退休后却因为无所事事，整天呵欠连天，萎靡不振，要不然就把时间和精力浪费在打麻将上，杀时间——生命对他来说都是太长，以至要用来"杀"的了，这样的人，反而老得很快，身体机能退化也快。

"黄帝曰：余闻上古有真人者，提挈天地，把握阴阳。呼吸精气，独立守神，肌肉若一。故能寿敝天地，无有终时。此其道生。"

在中国古代，道家把人分成了四个层次：真、至、圣、贤。

先说第一种人，叫"真人"。

这种人，完全与天地同步，能够和天地和谐共振，十分接近自然。不要小看远古时代的人，他们并不是像我们印象中的，餐风饮露、茹毛饮血，什么也不懂，十分无知，十分可怜，被猛兽追赶。

我读过一套叫作"赛斯资料"的书，很有意思，其中有一段内容，是说地球处于少年时，人类是怎么个情形。

这里说地球处于少年时，是指还没有存在，整个我们目前所熟知的人类史还没有开始，我们的先祖还没有出现。

那个时候没有四季，甚至没有南极和北极，而是东极和西极。

就在我们现在的非洲和澳洲的地盘，生活着鲁曼尼亚人。

那个时候也有狼虫虎豹，古木参天，天有流火，地有沸泉。可是这些都与他们无关。因为他们生活在地底下。他们是真正的山顶洞人。

他们不扩张地盘，不打仗，如果他们想打仗、作战、玩家暴，踢谁一脚，杀一头野猪，甚至拍死一只蚊子，那完了，他们肯定会一头栽倒，牙关紧咬，昏厥过去。他们的神经好比一个铁做的防护罩，不是防止别人对他们施暴，而是防止自己对别人施暴。正因为如此，土著环围，强兽环绕，他们无处可逃，只好往地底下跑。

他们食素，不杀生，不破坏环境。他们的山洞都不是用铲车和挖掘机挖出来的，而是用声音。就是虫鸣、鸟叫、涛响、松风、花开这样的声音，还有歌声、鼓声和我们听不到的超声和次声。

他们用声音挖洞，也用声音交通。我们骑自行车、开汽车、坐火车、乘飞机，上班、下班、谈生意、旅行，他们却坐着声音上班、下班、谈生意、旅行。

鲁曼尼亚人害人之心既无，防人之心便不可缺，地面上除了生活着强兽，也生活着巨人，目如灯牙如剑。他们必定有通往地面的前哨站，可以随时监视来临的危险。

左一个前哨站，右一个前哨站，前一个前哨站，后一个前哨站，就像当年的地道战。

假如你是巨人，是地面土著，是一只猎豹或剑齿虎，你硕大的脚掌踏上一个看上去似是废弃的山洞，左右看看，杂草丛生，土块遍布，一无所获，悻悻而出，却不知道就在你的脚下，鲁曼尼亚人正隔着一层玻璃似的地面，满头大汗地窥视着你的行踪，连你的脚底板有几根汗毛都看得清清楚楚——单面玻璃效应。

他们的科技如此广博，地下的文明如此发达。多少万亿年过去，世界渐渐长大，鲁曼尼亚人消失在历史的长河，整个自然界电闪雷鸣，虎啸猿啼，我们的祖先披着长毛，瑟瑟发抖，本能地寻找庇护所。一个人无意间发现一个杂草掩映的洞口，拨开茂密的草走进去，洞穴幽深。他们彼此招呼，互相壮胆，逃了进去，只顾庆幸，却没有想到，这个洞口，是曾经的鲁曼尼亚人地下城市通往地面的门户，他们闯进了人家的大门。

所以，我们现在发掘出的山顶洞人的遗址，我们以为的山顶洞人粗糙的穴居，实际上却是鲁曼尼亚人用非机械手段创造出来的通道和他们废弃已久的城市。而我们的祖先所造的那些看起来粗陋不堪的工具，也许不过是他们对于鲁曼尼亚人——好比是婴儿对于成年人的一种笨拙粗陋的仿制。

他们的洞里有壁画，也许是一个拿着木棒的人，也许是一头鹿、一棵树、一片森林、一汪湖。假如他们的画留存到现在，我们所能见到的，就是这些，只有这些。并且说美呀，这线条！美呀，这构图！美呀，这手法！美呀，这是真正的艺术。

可是假如你是一个鲁曼尼亚人，你看到了它，你可以听到声音，也可以看到这头鹿整个的历史、背景，它们都隐藏在描绘它的曲线、角度、线条里，它们代表着音调的高度、音色与音值，它们其实不是画，是文字。

线条间的距离好比是我们音调的停顿时间的长短，色彩的浓淡、明暗是对这图画式声音和语言的修饰与定义，甚至一幅画的尺寸也在传递着它独有的信息。

我们留存于世的最古老的图画，也许就是源自我们的祖先山顶洞人对它如寄居蟹般寄居洞主的图画的粗劣模仿，而真迹就算留存到现在，我们也已经丢了诠释的钥匙。

而他们的声音，也同样会自动生成极致逼真、极至灿烂的影像，当他们说"玫瑰花开了"的时候，你闭上眼睛，不是想象玫瑰花在冉冉开放，而是真的，玫瑰花开放得灿烂与明艳，娇红的花瓣嵌金线，葩蕊娇黄，蜂儿采蜜忙……

所以，我跟你说话，会看着你的眼睛，从心灵的窗口窥看你的话到底有几分真，而他们不用。他们坐在那里，彼此谈天，闭上双眼，内心的景象展现在对方的眼前，毫无疑义，没有伪装。和他们的交流方式相比，有的时候让人颇觉无力，因为我们的语言看起来是如此无效且歧义百出的劣质沟通工具。

从地球漫长的历史来看，鲁曼尼亚人的生活只不过是一片森林里的一棵细树，一棵参天大树上的一片叶子。当世界长大，他们已经消失；当我们出现，他们已经湮灭进历史的烟云；当我们拾起一点他们曾经生活过的碎片，这些碎片也被打扮成传说的样子。

我们可以说它是假的，说它是无稽之谈，说它只是人类心智丰富想象的衍生物。

可是，万一它是真的呢？

万一人类之前还有人类，科技之前还有科技？

万一灵魂不死，生命不息？

那么，我们有什么理由不相信真人的存在呢？

"余闻上古有真人者，提挈天地。"提挈天地，提是用手拽着往上提，挈是拉着往前走。提挈天地，就是说他能改命。我们说命由天定，是改不了的，胳膊拧不过大腿，一个肉身凡胎的人，怎么能够抗得住老天爷给安排的命运？但是，有的人他就能。真人他就能。

南美的一只蝴蝶振动一下翅膀，在北半球就掀起了一场风暴，这叫蝴蝶效应。真人就能做这只蝴蝶，有意识地振动一下翅膀，就能够在遥远的地方掀起一场风暴。

那些隐居的道者在兵戈相向的时候会出山，拯救苍生，他们就是预测到了将有大变，生灵涂炭，所以他不再隐居，过逍遥自在的生活，他要影响天地的运行，使天下大势通过各种手段，重新趋于稳定，让老百姓重新能够过一阵子安居乐业的稳定生活。这就是真人的使命感。

按照这个理论，诸葛亮就应该是一个真人，姜子牙也是，老子、庄子都是真人。现在专门有一类网络小说叫"修真"，也有一种"修真"类型的网络游戏，就是普通人怎么修炼成能够提挈天地的真人的过程。

所以《上古天真论》第一段就说："上古之人，其知道者，法于阴阳。"那些掌握了天地规律的人是能够把握阴阳的。他们能够找到空气中最好、最新鲜、最充足的地方去呼吸天地精华。但是他不是跑来跑去的，像我们一样要每天健身一万步，他是静下来，静下来，然后让身体内部功能运作起来，抱元守一，守住自己的元神。

相较于"动"，静是不容易的。

和尚打坐入定，有的有道高僧能够一入定就好多天；你可以试试也这样盘腿坐着，不用长，闭上眼睛，十五分钟，你会发觉十分困难。你总想着要睁眼，要看手机，要看电视，要东看西看。你没有办法守住心神，你的心神就像一团蓬炸开的头发丝一样，就像烫了爆炸头一样，没办法归拢，没办法束在一起，浮得很，躁得很。

如果你真的能够静下来，念头不再奔腾不息，手脚也不再麻烦得动来动去，这样，就能够独立守神了。到了这个地步，你感觉一闭眼一睁眼的时间，也许就过去了一个小时、两个小时，甚至好几天。这就是我们前面说的"精神内守"，所以"病从安来"。

所以，也不用羡慕真人，我们自己如果能够做到守神，也是很了不起的事情。抱元守一，全神贯注，就像一股子热水注入冰面上，那干事成功的效率也惊人。

真人之下，是至人。至人也很了不起。按层阶来说，他也属于真人这一类，只是修行上稍微低浅一些，但是在我们凡人来看，也就是了不起的真人了。

"中古之时，有至人者，淳德全道，和于阴阳。调于四时，去世离俗。积精全神，游行天地之间，视听八达之外。此盖益其寿命而强者也。亦归于真人。"

至人是"和于阴阳"，而不是像真人那样，提挈天地，把握阴阳。

何谓"淳德全道"？

道，是天地自然变化的大规律，是天地制定出的大规则；德，是人在天地的大规则之内生活时的德行和行为。做人要能够顺应天地大道，这就算是有德之人。

淳，淳朴的意思，也就是天然，朴实，不失真，能够保守住自己天性里的纯善，然后尽可能地在全面掌握天地变化的规律后，让自己的思想和行为符合天地变化的规律。

第一阶次的真人，哪怕是一只蝴蝶，他也要做一只能够扇起天地间风浪的蝴蝶；第二阶次的至人，他也是一只蝴蝶，但是，他是趴浮在透明的气浪上，随着空气波动而波动的蝴蝶。他不改变天地秩序，他顺应天地秩序。真人把握阴阳，至人和于阴阳。

"和"，就是不争，我不和你争。尽管我有我自己的想法，也有自己的做法，但是，我会尽量找出我与天地大道规则的契合点，然后去向"和"的路线走，不对着干。

尊重对方，不强行改变对方，这是一种美德。

我们这个世界，差别实在太大了，你不懂我，我也不懂你。有的人天生就是要从政的，有的人天生就是爱交游的，有的人天生就喜欢关在房间里写写画画，有的人对处理人际关系有异乎寻常的爱好。人的最大本事不是"到什么山上唱什么歌"，而是知道自己是什么林子，适合住什么鸟，而且尊重对方的林子和在林子里唱歌的鸟。

可是不成。我们可喜欢改变别人了：你别发怒。你要多吃蔬菜。你要每天早起。你别天天埋怨这个埋怨那个。你别动不动就生气。你太自以为是了，以后要改改。你太虚伪了，能不能真诚一点。你对我太差劲……

可是，你先问问自己：你能不能不发怒。你会不会多吃蔬菜。你每天早晨能不能起得来。你是不是喜欢埋怨天气、埋怨朋友、埋怨对象、埋怨上司、埋怨这个、埋怨那个。你是不是一点小事就一蹦三丈高。你是不是觉得自己什么都对，别人什么都不对。你是不是见到不喜欢的人也笑脸相迎，对不喜欢的事也违心地去做。你对别人是不是也很差劲……如果是，你就没资格要求别人改变。

就像天平，你在天平的这一头放上了抱怨，就没资格要求别人在另一头不放上抱怨。你放上怒气，就没资格要求别人放上笑脸。你放上指责，就没资格谴责别人不肯放感恩。

甚至你在天平这一头放上了笑脸，也没资格要求别人不放上怒气。你放上付出，也没资格要求别人放上感恩。

你凭什么？你在天平这一头放上笑脸，放上付出，放上正能量，也只不过是把你自己越变越好，和别人无关，你有什么资格要求别人？这个世界上人人都把自己管好了，世界就会大同，犯不上你吃着自家的饭，操着别人的心。

更可怕的是一边操着别人的心，一边不承认自己捞过界，还美其名曰："我是为你好。"事实证明，很多的"我是为你好"，不过是"我是为了我自己"的辩称。真正的"我是为你好"，就是尊重人家的独立自主的意志，只要不去祸国殃民，为害人间，那就随人家去说，去做，去想。碰壁多了，人家自然会转弯，不转弯也是人家活该，与你无关。

至于在和你的相处中，也随人家高兴，凭什么人家要对你好？凭什么人家要照顾你的情绪？凭什么人家对你说话要委婉？凭什么你说的人家就一定要懂？你凭什么要人家去尊重？所有这些都不是应当要求别人的，而应当用来要求自己：你要对别人好，照顾别人的情绪，对别人说话的时候不能直通通，人家说的话你要尽力弄懂，你要学会尊重别人。

为什么说知音难觅呢？哪怕是最亲密的两个人，走在一连串相同的岁月里，看到的也是各自眼中的风景。既然如此，就请认清现状吧，不要强求别人成为和你记忆同步、理解同步、感受同步的"知音"，那样好比让鸡妈妈生猪娃，让葡萄结西瓜，既没有人性，又几乎不能。

小羊和蝴蝶当上好朋友，下雨了，小羊要求蝴蝶陪它一起淋雨，结果蝴蝶翅膀淋得精湿，差点没被淋死。天冷了，小羊要求蝴蝶陪它一起在草原过冬，结果蝴蝶被冻死，小羊没了朋友。这就是你强行要求人家改变的结局。所以，每当你想要改变别人的时候，请一定先问这三个字："凭什么？"如果你实在想改变别人，那就把答案默念个十遍八遍的："先改变自己。"

当你把自己改变的时候，就算你不想要改变别人，别人大约也会悄悄地改变。

这就是至人的路数，和。和于阴阳，和于道德。

"调于四时，去世离俗"。

四时，指的是春生、夏长、秋收、冬藏。至人的所作所为和四时变化相协调。

古人对于四时变化是很敏感的，而且根据四时变化把当做的事情也规定得很详尽。这一点详见于《礼记·月令》："东风解冻，蛰虫始振，鱼上冰，獭祭鱼，鸿雁来。"

这大略算是一本给天子看的书，教他带动万民讲求合乎天地之道的礼数，以至连他在什么季节着什么衣、乘什么车、驾什么马、住什么屋、食什么饭、做什么事都一一规定清楚，果然公务员最不自由。

比如这个月份，天子——天底下最大的公务员，要住"青阳"（明堂东边的堂室），乘鸾车，驾龙马。打青色旗，着青色衣，佩青色佩。食麦与羊。亲率三公九卿诸侯大夫耕耘——天子推耜三下，三公推耜五下，卿、诸侯推耜九下。然后回来一起喝酒欢宴，名为"劳酒"——果然公务员好走的是形式。

形式走过，百官与万民尽皆忙碌起来。

春日天气下降，地气上升，天地之气相合相交，如男女的合抱交合，草木新芽茁茁蕴出，"草色遥看近却无"。农官着手修理冬天荒废的耕地疆界，修正沟沟径径。察看地形地貌，看哪些作物当种在高地，哪些作物当种在低地。

这个月生机初萌，树木勿砍，鸟巢勿坏，幼兽胎兽、初飞的小鸟勿杀，鸟蛋也不要掏——人家要等着变鸟。祭祀不可用母兽。众人勤忙农事，勿得大聚宴饮。城郭要建，又占人手，实在被人攻打，可举兵防御，自己却不可主动兴兵，怕遭天罚。

二月雨水来。不是下雨的雨水，是节气的"雨水"："始雨水，桃始毕，仓庚鸣，鹰化为鸠。"桃李始着花，黄鹂啭声，鹰鸟变为布谷鸟——如今尚在正月，人间却早见雨水。桃花虽未发，布谷鸟却一声声叫起来："咕咕——咕""咕咕——咕"，颤颤的水声，像一池春水起了波纹儿。

这个月要抚恤幼孤，减少拘捕，囚徒除去脚镣手铐，不可拷问。不举讼事。一切都开始生长，一切都保有希望，幼孤可以长大，恶徒也能为善。

这个月，白天同黑夜的时刻逐渐相等，雷声始振，蛰虫醒。正月里忙耕种的人可以稍作休息，门扇、窗户、寝室、庙堂却要修整齐备。修修补补的小活计可干，大兴土木的事不可干，因为它会妨碍农事。农事是大事！

这个月，要惜水，因水正在化育万物；惜鱼，不可把鱼捞完，因为大鱼要生小鱼；不可焚林，因林木此时正在生长，否则将来哪有木材可作栋梁？这个月的祭祀都不可用牺牲，改用圭璧与皮币来替代。

三月里，桃花李花梨花挤挤挨挨地开，蜂飞蝶舞闹嚷嚷地来，"桐始华，田鼠化为鴽，虹始见，萍始生。"先民对于万物的认知真可爱，田野里的土老鼠能变鹌鹑。这种感觉刷解了科学的冷硬，带一种魔术幻觉的奇妙感。彩虹如今极少能看得见。古时候下的雨可以存起来泡茶，如今下的雨谁敢？

这个月阳气发泄，苞芽都已萌出，萌芽全都往外伸展，人的行为亦要合天地之道，不可收纳，尽要发散：天子要布德行惠，开仓廪，济贫穷；开府库，散财货，周济天下。官员要巡视各地，修整堤防，疏导沟渠，开通道路，提早防备雨季。捕捉鸟兽用的器具和有毒的药物都不许带出城门——因万物生长，所以要护生。

这个月不许伐桑柘，妇女不可过分打扮，亦不可杂事搅扰，好使她们专心采桑养蚕。

这个月，百工检查种种材料：金铁、皮革筋、角齿、羽箭杆、脂胶丹漆。各匠作制作工具，监工每日发出号令："一切应按照制造程序，不得投机取巧，不可徒具美观。"那个时代的工具想必都是厚敦敦的耐用。

这么好的月份，还要择吉日大家聚会跳舞。大地醒了，人间醒了。一切都在扬尘舞蹈，喝喝呦，喝喝呦。

四月，夏天来了。才是初夏，"蝼蝈鸣，蚯蚓出，王瓜生，苦菜秀。"蝈蝈叫起来了，蚯蚓钻出来了，王瓜长出了瓜，苦菜开出了花。

这个月不可办大工程，因群众正忙于生产；亦不要砍伐大树。先民尊农时，重四季，爱悦万物，行走地上，如同天上的君王，又如同做客的宾朋，既有欣悦，又言行当心。

有那伤五谷的家禽野兽，赶离它们，却不可大规模畋猎。蚕已结茧，女人们的收获时节也来了。女顾衣，男顾食，天地生人，就这么在雷鸣电闪、鼠灾虫害中活下来。

五月仲夏。"小暑至，螳螂生，䴗始鸣，反舌无声。"反舌即蛤蟆。节气交到小暑，螳螂生长，百舌鸟开始鸣叫，但蛤蟆却不作声了。

乐师们修整各式乐器道具，用隆重的音乐向山川百源祷告，祈求好的收成。

这个月，百姓不能刈蓝草来染布，也不要烧灰来煮布，亦不要在这阳气最盛之月晒布。不关闭门闾，不搜索关市。

这个月夏至是一年里最长的一天，阳气到达极点，阴阳互争的局面，亦是万物死生之界。大人们须斋戒静心，停娱乐、节嗜欲。这时，鹿将脱角，而夏蝉开始鸣叫，半夏草生，扶桑花开得最为茂盛。"鹿角解，蝉始鸣，半夏生，木堇荣。"

这个月地气仍旧干燥，"可以居高明，可以远眺望，可以升山陵，可以处台榭。"阴历四月，可不就是阳历五月小长假？我们做后人的，原来是暗合着先民的节令来行事的。

六月来，"温风始至，蟋蟀居壁，鹰乃学习，腐草为萤。"暖风开始吹了，蟋蟀还只是躲在墙罅里，雏鹰开始学习飞，腐草变化成萤火虫。

天子命渔师打蛟捕鼍，登龟、捉鼋，命看管湖荡的人缴收可用的蒲草，命监督山林之官征集各地应缴的刍秣，饲养祭祀的牺牲。并使万民努力采刈，来供应祭祀皇天上帝、名山大川、四方神祇以及宗庙社稷之用。又命令主管女红的官吏负责彩绘染色，黼黻、文章，配合必须按照旧有的方法，不能有些许的差错。黑、黄、青、红无不品质优良，没有虚假，以供给做郊庙祭祀的礼服、旗帜。

又命巡查林区，不许盗采滥伐。不许铲地挖沟，亦不兴兵动众，怕摇荡养生的气息。也不乱发悖时的命令，来妨害土神的工作——此时水潦方盛，土神正在水潦的协助下竭力培养万物。

"是月也，土润溽暑，大雨时行，烧薙行水，利以杀草，如以热汤。可以粪田畴，可以美土疆。"

七月来，"凉风至，白露降，寒蝉鸣，鹰乃祭鸟，用始行戮。"凉风乍吹，白露初降，寒蝉哀鸣，鹰隼祭鸟，开始在长空搏击杀鸟。立秋了啊,这个月。

天子要斋戒,于立秋日亲率三公、九卿、诸侯、大夫,同往西郊举行迎秋之礼。季候自有贵气。

这个月,军队磨淬刀枪,提调干将,出征不义,责罚暴虐悖慢,使远方闻风敬服。这个月,严刑峻法,禁邪察恶,拘捕人犯,定刑治罪。

这个月,农官报告收成,天子品尝时鲜,又供奉时鲜给寝庙。又修补堤防,以备水潦泛滥。

八月来,"盲风至,鸿雁来,玄鸟归,群鸟养羞。"飓风猛刮,鸿雁飞来,燕子南归,群鸟开始储存食物。

这个月是农闲月,可以修城筑郭、建都置邑、挖洞掘窖、修仓葺廪。百姓藏谷,储蔬,聚粮。农官还鼓励百姓种麦,勿误时令。

这个月,白天和黑夜时刻相等,不再有雷声。昆虫于洞口添土,预备蛰藏,肃杀之气渐深。

有了物产,这个月四方的人都来赶集,远方的人都来观光。国家大抽其税,使国库财用不致缺乏,任何公益的事都可办成。

九月,秋的最后一月。"鸿雁来宾,爵入大水为蛤,鞠有黄华,豺乃祭兽戮禽。"鸿雁来到南方,麻雀入海变为蛤。这月,菊开黄花,豺祭兽而杀兽。百姓要缴纳粮草。霜降了,百工停止工作。草木枯凋,可以砍伐烧炭。冬眠的动物都藏在洞穴中,用泥土封住洞口。有罪的人如今面临惩罚。

十月来了,冬天来了。"水始冰,地始冻,雉入大水为蜃,虹藏不见。"河水开始结冰,大地开始冻结,野鸡入水化为大蛤,虹藏而不见。这个月立冬,也是大节气,天子提前三天开始斋戒,这日亲率三公、九卿、大夫,同往北郊举行迎冬之礼。礼毕赏赐为国捐躯者,周济捐躯人的妻与子。

这个月，修城郭，戒备门闾，修理栓锁，巩固疆界，守备边境，修缮要塞，注意关口，封锁小路。主管湖泊的官吏收水泉池泽的赋税，不敢侵害民利而使天子受怨，否则论罪。

十一月是仲冬，也叫冬月。"冰益壮，地始坼，鹖旦不鸣，虎始交。"水面结成硬冰，地面也冻裂，山鸟鹖旦瑟缩不鸣，老虎开始交尾。土地不可兴作，有盖子的地方要盖紧，群众也不可发动，否则地气泄漏，毒气泄出传染于人，则成瘟疫。宫室里也要门窗紧闭，妇女减少劳作，以保养阴气。

这个月要酿酒。注意选择干净的秫米，混和适度的曲糵，清洗烧煮要清洁，使用甘甜的泉水，用好的瓮来装贮，火候一定要充分。

这个月，有那散在田野的谷物和放养在外面的马牛牲畜，任人取获，不加追究。山林薮泽的蔬菜果实，可以田猎的禽兽，百姓可以收获猎取，却不可侵犯争夺。

这个月，白昼时间最短，阴阳互为消长。君子要斋戒，摒除声色，禁嗜欲，稳定身心。这时节，芸草始生，马薤抽芽，蝗蚓卷曲于土中，麋角脱落，水泉流动。

这个月，可以罢免无事的官吏，去除无用的器具。要关闭宫阙和门闾，修筑牢狱。

十二月来了。"雁北乡，鹊始巢，雉雊，鸡乳。"鸿雁飞向北国，喜鹊开始做巢，野鸡鸣叫，家鸡抱蛋。天子命取冰窖藏，命布告人民挑出五谷的种子，计度耦耕之事，修缮耒耜，备办耕田的用具。

到了这个月，日月星辰都运行了一周匝，一年的日数即将告终。天子和公卿大夫整饬法典，讨论政纲，以备来年。

《月令》是战国阴阳家所写，被吕不韦全文收录入《吕氏春秋》。读着它，好比跟着先民活了一遍。先民多出至人，而我们现在的生活节奏特别快，心也特别容易变得浮躁，注意不到四时变化，更遑论每月的更替。

不信问问自己，走在路上，你注意过春天什么时候来吗？注意到第一条柳丝什么时候绿吗？脑子里装的是单位的人事纷争，家里的柴米油盐，车贷房贷，这样是做不到和四时变化相协调的；所以，很多人选择了隐居避世的生活，也就是"去世离俗"。找一个山清水秀的地方呼吸着精气，过一种半隐居甚至全隐居的生活。终南山如今就有很多人逃离喧嚣的社会大环境，到山里过"日出而作，日落而息"的生活，自己种菜，提水做饭，过午不食，为的是"积精全神"，追求"游行天地之间，视听八达之外"的境界。

如果能达到了，就是至人了。

至人的感官和觉知非常敏锐，能够看到天体缓缓旋转，感知到树木里的绿色汁液从树根向上奔流，觉察到身体的细胞怎么繁忙而有序地运作，从宏大到细微都能够敏锐地体察到。

其实每个人都能够体察到，这本来就是人自身具备的功能，只不过像宝珠一样，蒙上了世俗的尘埃。

至人的寿命肯定不如真人了，真人已经达到寿敝天地，无有极时的程度；但是至人的寿命也会增益，身体也十分康健。

"其次有圣人者，处天地之和，从八风之理，适嗜欲于世俗之间，无恚嗔之心。行不欲离于世，被服章，举不欲观于俗。外不劳形于事，内无思想之患。以恬愉为务，以自得为功。形体不敝，精神不散，亦可以百数。"

圣人是第三阶次的了,比真人、至人都低,但是在我们看来,已经是高不可攀的存在。孔夫子,不是就被称为"孔圣人"吗?

我们看看圣人在这红尘俗世是怎么生活的。

圣人其实是乖人,很聪明,有自知之明的人。他知道自己没有本事提挈天地,所以,好办,他顺应自然。哪个地方空气好,风力柔和,环境好,适合生活,他就去哪儿住。就像孔子说的:"危邦不居、乱邦不入"。别看他周游列国,他也知道躲危险,哪有危险,哪有战乱麻烦,他就不去——他知道自己去了也没用,又没办法改天换地,救万民于水火,就只能趋利避害,保全自身。

打个比方,如果说真人是神,至人是仙,那么圣人就是人,正经的人。他不生活在仙境,也不屑于生活在仙境。他就是要享受人间生活,"适嗜欲于世俗之间"。

至人是"去世离俗",跑山上去待着,呼吸吐纳,修炼真元;圣人是在人间待着,在人群中待着,"美其食,任其服,乐其俗",喝喝小酒啦,听听小戏啦,跳跳小舞啦,跑跑小步啦。重要的是,看起来他和我们一样,我们也是喝喝小酒,听听小戏,跳跳小舞,跑跑小步。但是我们在喝酒、听戏、跳舞、跑步的时候,不是真的在喝酒、听戏、跳舞、跑步,我们在琢磨着:哎哟,房贷该还了;儿子交的女朋友不合我意;老婆不听话,又剁手了几件衣服;工资什么时候才能涨?越想越气,觉得生活极其不如意,结果就一脑门子官司。

孟子不是被称为亚圣吗?他就能说得出这样的话:"吾长养吾浩然之气",他意识到了这种浩然正气的作用,无论你这个人在世界上什么职业,什么地位,你必须有一个支撑自己的精神力量,如果这种支撑力你错放在了经济、爱情上面,完蛋了,破产了,你也就崩溃了;失恋了，你也就崩溃了。只有放在自己的身上，那才最保险。

圣人就是这种能够独立快乐地行于世间的人。

有一个读者来信，诉说她对婆婆的不满，说她婆婆太矫情。我觉得是女士对婆婆要求太高，看了她举的例子，我也有点无言。坐月子的时候，婆婆来伺候月子，月嫂因为伺候不了婆婆坚决不干。婆婆给她做月子餐，不好吃也不能说不好吃，要说吃饱了。有一回媳妇说了一句"有点咸"，她背马上挺直，大太太似的把筷子往桌子上一放，起身进了卧室，往床上一扑，开始抽泣，一边痛诉："我辛辛苦苦地伺候你，你还挑三拣四，我辛辛苦苦的为的啥，还不是为了你们俩好"，一气哭了四个小时，把这辈子受的委屈全哭诉了一遍，前三百年后五百载，拉不断扯不断。

这个漫画人物一样的婆婆，其实和我们都挺像的。我们就像个气口袋，今天装点气进去，明天装点气进去，装得鼓鼓的，说不定什么时候就爆一回，哭啊，骂啊，喊啊，叫啊。哪像人家圣人，他活在人世间，能要风得风，要雨得雨吗？这连西方的上帝之子耶稣都做不到，但是人家可是一脸笑模样，觉得很享受。为什么觉得享受，他觉得这就是尘世间应有的景色，要放在高山上，还享受不到呢。

基于这个想法，他是不会离开这个红尘俗世，跑到山上打坐的，他是要在山下红尘中享受生活的，是要"适嗜欲于世俗之间"的，是"行不欲离于世"的。

这分明就是大隐于市的节奏。

但是，不离世归不离世，他不是要和一些红尘浊世里的坏现象、坏人沆瀣一气，哪怕世情风俗特别恶滥，认钱、认权、认贼作父，大家都一个德性，但是他不是。他把头抬得高高的，不会要认同这种恶劣的风俗。他要保持他自己的个性，这就是"举不欲观于俗"。

然后，你看圣人吧，他既不会为了什么事就把自己搞得蓬头垢面，晕头转向，累得要死；也不会因为前思后想，左思右虑搞得自己张皇失措。他就是天天自己找开心，自得其乐，所谓"外不劳形于事，内无思想之患，以恬愉为务，以自得为功"。

半年前，一个朋友问我参没参加一个评奖。我说没有，他说我傻，人家都在争，你为什么不去抢。我说我哪里傻了。明知道抢不过人家还硬要往上冲，这才是真傻。评上了当然揽金揽银，有利有名，可是如果评不上，我会生气，会心理不平衡，会白眼看鸡虫。一生气说不定血压高，血压高说不定脑溢血，脑溢血说不定半身不遂……

所以说这样的"好事"当头，轮得上最好，轮不上也别拼着老命抢。好比一个人跳舞，线在别人手里牵着；一个人唱歌，上下颌被别人掰着一张一合。大幕拉开，看到的是台前的人风光，等大幕合上，所谓的演员不过一个木偶，一纸皮影，被三下五除二关进黑箱，任凭它自己在黑暗里一颗心期待、盼望、失落、惶恐、愤怒、丧气、昏昏欲死又永无宁日，而别人在阳光下大笑、奔跑、幸福、快乐。写到这里想起我一个朋友，因为"壮志未酬"，神经失常，大冷天光着腿穿丝袜，见面就派人做她的"亲兵"，因为她是从宇宙来的神……

人是不能贪的，不是因为豁达，而是因为害怕。害怕不能自得其乐。

人生一世，生也苦，死也苦，老也苦，病也苦，爱别离，怨憎会，求不得，无一不苦，跟一座五行山似的，把一只活蹦乱跳的猴子快压死了。可是看那电视里演的，被压的猴子居然也能找快乐。樵夫来他面前扒柴挑菜，他和人家搭讪，无人的时候，伸着能动的手捉蝴蝶。

这份快乐是自己找来的。

一篇小文章说一家香港人节俭到从不出门饮茶吃饭，省下钱来置了一处360尺的"豪宅"——折合我们的36平方米，以男主人一米七八的身高，他坐在自家那张半新的布艺沙发上，把脚搭到对面靠墙摆放的矮凳上，脚底板就能顶住墙，居然还惬意得很，一副功成名就的模样。

这样的人没有傻到不知道自己穷，不知道真正的豪宅长什么样，他只是把苦日子当成甜日子过。好比农耕时代的老农民，信奉锄头下有雨，庄稼地里有黄金，一个汗珠摔八瓣挣来自己的衣食住行，扛锄回家的路上还能唱歌。因为所求不多，所以活得快乐。

天大地大，每个人都像蚂蚁和老鼠一样微小而尴尬。但是，蚂蚁会时不常地扛一粒米回窝，老鼠也会没事拖一片菜叶子回家，各安其土，各守其分，不贪大，不求多，小日子也可以过得美滋滋的。

人生只有四样乐，这四乐还不是真正意义上的乐：金榜题名不是乐，乐完了跑去当官，如履薄冰，战战兢兢；久旱逢雨不是乐，乐完了要下地干活，手上脚上都磨得起泡；他乡遇旧不是乐，乐完了他说不定要跟你借钱呢，你是给呀，还是不给呀？洞房花烛不是乐，乐完了，说不定会发现自己娶了一头母狮子呢。真正的乐其实只有一个，就是无论任何境地，都能够自得其乐，就像那只著名的水壶，屁股烧得红红的，还有心情坐在那里吹口哨。

这样的人，他"形体不敝，精神不散"，也就能活到一百岁。

圣人之下，是贤人。

"其次有贤人者，法则天地，象似日月。辩列星辰，逆从阴阳。分别四时，将从上古。合同于道，亦可使益寿而有极时。"

提起贤人，就会想起孔子门下"七十二贤人"。孔子弟子三千，能当得起贤人称呼的，也不过这么几十个，可见贤人也是个稀罕物。不信你看看周围，芸芸众生，有谁会当得起"贤人"二字？就算有，也备不住是沽的名，钓的誉，名不副实。

到底怎样才算是贤人呢？

"法则天地，象似日月。"

法则是人制定出来的规则，但是不是胡乱制定的，而是根据天地变化制定的。

"辨列星辰，逆从阴阳"，贤人对于阴阳的变化节奏掌握得不是那么好，所以一会儿顺一会儿逆的，顺的时候就省力气，逆的时候就费劲。但是比起我们对于阴阳的懵然不知是强太多了。这样的人，也是能长寿的。

我们不要求自己像至人、真人、圣人，我们努力做贤人也可以，这个是可达到的目标，大家努力。

四气调神大论

原文

春三月①,此谓发陈②。天地俱生,万物③以荣。夜卧早起,广步于庭。被发缓形④,以使志生。生而勿杀,予而勿夺,赏而勿罚⑤。此春气之应,养生之道也。逆之则伤肝,夏为寒变⑥。奉长者少。

夏三月⑦,此谓蕃秀⑧。天地气交,万物华实。夜卧早起,无厌于日。使志无怒,使华英⑨成秀。使气得泄,若所爱在外。此夏气之应,养长之道也。逆之则伤心,秋为痎疟⑩。奉收者少。

秋三月⑪,此谓容平⑫。天气以急,地气以明。早卧早起,与鸡俱兴。使志安宁,以缓秋刑。收敛神气,使秋气平。无外其志,使肺气清。此秋气之应,养收之道也。逆之则伤肺,冬为飧泄⑬。奉藏者少。

冬三月⑭,此谓闭藏⑮。水冰地坼⑯,无扰乎阳。早卧晚起,必待日光。使志若伏若匿,若有私意。若已有得,去寒就温。无泄皮肤,使气亟夺⑰。此冬气之应,养藏之道也。逆之则伤肾,春为痿厥⑱。奉生者少。

注释

①春三月:指农历的正月、二月、三月。按节气为立春、雨水、惊蛰、春分、清明、谷雨。

②发陈：推陈出新，为藏久外达之势，就是利用春阳发泄之机，退除冬蓄之故旧。发，放散，散开；陈，指陈久，与新生相对。

③万物：古人常指草木。物，本意为杂色牛，在古代文献中，多引申为有生命之物。泛指一切存在之物是近代以来的事。

④被发缓形：披散头发，舒缓身体。被，同"披"。缓形：松解衣带，使身体舒缓。

⑤生而勿杀，予而勿夺，赏而勿罚："生"、"予"、"赏"，象征顺应春阳生发之气的神志活动，"杀"、"夺"、"罚"，指与春阳生发之气相悖的神志活动。

⑥寒变：夏月所患寒性疾病之总名。

⑦夏三月：指农历的四月、五月、六月。按节气为立夏、小满、芒种、夏至、小暑、大暑。

⑧蕃秀：万物（主要指草木）繁茂，华美秀丽。蕃，茂盛，繁多。秀，华美。

⑨华英：这里指人的容貌面色。华，古"花"字，"花"乃后起之俗字。英，草之花。

⑩痎疟：疟疾的总称。

⑪秋三月：指农历的七月、八月、九月。按节气为立秋、处暑、白露、秋分、寒露、霜降。

⑫容平：盛满。形容秋天万物成熟、果实累累的景况。荣，草木的形态；平，成熟。

⑬飧泄：中医病名。指大便泄泻清稀，并有不消化的食物残渣。多因肝郁脾虚，清气不升所致。飧，本意为夕食，引申有水浇饭之意。

⑭冬三月：指农历的十月、十一月、十二月。按节气为立冬、小

雪、大雪、冬至、小寒、大寒。

⑮闭藏：生机潜伏，阳气内藏。

⑯地坼：地裂。

⑰气：指"阳气"。亟：频繁，多次。夺：被耗伤。

⑱痿厥：四肢痿弱，软弱无力。

纪老师说 • • •

这一章叫《四气调神大论》，所谓的四气，不是四季，是温、热、凉、寒四种气息，对应四季，就分别是春、夏、秋、冬。我们要做的，就是学习着怎样跟随着这四季带来的四气的变化，对自己的起居习惯和身心做出调整，以达到和天地和谐共振的效果。

我们常说入乡随俗，又说到什么山上唱什么歌，其实，讲的就是一个"随顺"的道理。对于个人来说，你要去的这一方水土，它是大的，你要随顺它，不然你就会很累；你要上的这座山是大的，你要随顺它，不然你就会很累。有大智慧、超能力的人，他可以不随顺，他还可以提挈天地，但是我们做不到；在做不到的情况下，不去拧巴着来，而是随顺着来，活得就轻松自在。

相对于个人来说，四时节气也是大的，这是天地气候的变化，我们惹不起，怎么办？不对着干就是了，随顺着它的节奏，随着它的波动上下起伏，这样就轻松自在。

《黄帝内经》给我们指明了应该怎么做才算随顺。

春三月，此谓发陈。天地俱生，万物以荣。夜卧早起，广步于庭。被发缓形，以使志生。生而勿杀，予而勿夺，赏而勿罚。此春气之应，养生之道也。逆之则伤肝，夏为寒变。奉长者少。

纪连海谈 黄帝内经

一个朋友，他的生日特别纠结。他生于大年初五，按照大年初一为分界线，他是属兔；可是按照立春开始算，他属虎。那么，春天，到底从什么时候开始算？是从大年初一开始，还是从立春开始？

正确答案是应该从立春开始。

古人有迎接立春的风俗，白居易在曲江迎立春："下直遇春日，垂鞭出禁闱。两人携手语，十里看山归。柳色早黄浅，水文新绿微。"李益在宁州行营迎立春："边声日夜合，朔风惊复来。龙山不可望，千里一裴回。"唐天子李显游苑迎立春："寒光犹恋甘泉树，淑景偏临建始花。彩蝶黄莺未歌舞，梅香柳色已矜夸。"皇宫里莫非地气暖？柳色居然也有了。

杜甫在乡间草堂迎立春："春日春盘细生菜，忽忆两京梅发时。盘出高门行白玉，菜传纤手送青丝。"立春日果然是要吃春盘，薄饼里卷的是细生菜。清代潘荣陛的《帝京岁时纪胜·正月·春盘》说："新春日献辛盘。虽士庶之家，亦必割鸡豚，炊面饼，而杂以生菜、青韭芽、羊角葱，冲和合菜皮，兼生食水红萝卜，名曰咬春。"

立春到了，第一缕春风一来，春天真就到了，你从此往后看吧，马齿苋、野葱、红人青、白人青、荠菜、青蒿……样样野菜都快快长出来，人家后园里也趁着第一缕春风浇湿了土，撒上菜籽，栽上菜秧。过不了多大一阵儿，韭菜、嫩葱就长出来了，绿茸茸的。

梁实秋的《雅舍谈吃》里有"薄饼"一篇，讲到春盘，先烙薄饼："薄饼需热水和面，开水更好，烙出来才能软。两张饼而一盒。两块面团上下叠起，中间抹上麻油，然后擀成薄饼，放在热锅上烙，火要微，不需加油。俟饼变色，中间凸起，翻过来再烙片刻即熟。取出撕开，但留部分相连，放在一边用布盖上，再继续烙十盒二十盒。"然后是准备

熟菜与炒菜：熟菜是从便宜坊叫来的苏盘，通常有"酱肘子、熏肘子、大肚儿、小肚儿、香肠、烧鸭、熏鸡、清酱肉、炉肉"；炒菜则是自家备，有"摊鸡蛋，切成长条；炒菠菜；炒韭黄肉丝；炒豆芽菜；炒粉丝。若是韭黄肉丝、粉丝、豆芽菜炒在一起便是'和菜'，上面盖上一张摊鸡蛋，便是所谓'和菜戴帽儿'了。此外一盘葱一盘甜面酱，羊角葱最好，细嫩"。吃法则是"把饼平放在大盘子上，单张或双张均可，抹酱少许，葱数根，从苏盘中每样捡取一小箸，再加炒菜，最后放粉丝。卷起来就可以吃了"。还有的更为简单，"仅备一盘熟肉切丝，一盘摊鸡蛋，一盘豆芽菜炒丝，一盘粉丝，名之曰'简易薄'"。

无论它薄与不薄，简易不简易，吃一张卷着菜的薄饼，心就从一冬的寒冷麻木里醒了，动了。

从立春这一天开始，你的身、心都要有意识地做出调整，适应节气的变化。因为从这一天开始，春天就是真的来了。

"春三月，此谓发陈。天地俱生，万物以荣。"

春天的性质是"发陈"，发是生发的意思，就是地气往上涌动，树啊、草啊，内里的生机往外生发。所以过了立春，我们仔细观察槐树、榆树、杨树、柳树这些枝子的变化，看上去黑黢黢，糊黢黢，你明明天天看着它，可是一错眼，却发现杨树枝子上的穗头那么长了，它什么时候长的！槐树、榆树的黑黑的苞头一粒粒圆圆的那么缀着，它什么时候长的！这就是憋了一个冬天的生机往外茁发，势不可当。

所以春天的树叶不禁看，一转眼它就长那么大了；槐花，一转眼就开出来了。有一年春天，早晨刚出门的时候路口拐角那棵槐树还没开花，中午办完事回来，它已经开得缀满一树脑袋了。

它是"发陈"，也就是发于陈，从陈旧中生发出新芽新叶、新的生机和力量。"陈"是基础，没有"陈"，就没有"发"，也就没有"新"。所以冬是必要条件。冬气肃杀，万物敛藏，生机收于内，憋了好几个月，才有资本这么喷薄生发。

所以人也要在冬天养精蓄锐，春天来了，天地俱生，万物欣欣向荣，我们要配合着它的节奏生活。

从现在开始，要"夜卧早起，广步于庭。被发缓形，以使志生。生而勿杀，予而勿夺，赏而勿罚。"

《孔雀东南飞》里有一句诗："奄奄黄昏后，寂寂人定初。""人定"被解释成"人们开始安歇了"，这样是不对的。"人定"是一个标志时间的名词，相当于地支中的"亥"时，也就是晚上九点到十一点。亥，就是猪的意思，就是说，在这个时辰，我们应该像猪一样，该睡就睡。这就是"夜卧"了。睡觉再晚，不要超过十一点，如果是秋冬季节，睡得还要更早些。秋冬季节，讲究睡得早起得晚；立春一到，春天了，就要讲究夜来该睡就睡，早晨当起便起。

什么时候当起？按照古人的时间，就是寅时——三点钟到五点钟。

如果晚上十一点钟才睡，再失失眠，折腾折腾，早晨五点钟，甚至三点钟就起，估计大部分人起不来。所以古人讲究的是晚上九点到十一点钟，就已经睡熟了。然后早晨五点钟就能起得来。春天么，一年之计在于春，一天之计在于晨。

史学专家吴十洲曾根据史料《起居注》，复原了乾隆三十年正月初八日这一天乾隆全天的生活（《乾隆一日》），乾隆三十年，公元1765年，正月初八恰好是立春这一天：

0:00—4:00，睡觉中

4:00开始，起床、更衣、坤宁宫朝祭

5:00开始，吃甜品（冰糖燕窝）

6:00开始，中南海同豫轩用早膳；乾清宫西暖阁恭读圣训

7:00开始，更衣，建福宫稍坐

7:00—10:00，重华宫茶宴

10:00—13:00，养心殿勤政亲贤殿披览奏折

13:00—15:00，养心殿前殿引见臣工

15:00之前（约在14:30—15:00），养心殿用晚膳

15:00—16:00，休息片刻，之后阅览内阁以及部院本章

16:00—17:00，与傅恒晚面

17:00—19:00，养心殿三希堂等处鉴赏文物（十全老人的癖好）

19:00—20:00，休息片刻

20:00，养心殿后殿东暖阁就寝

这就是乾隆皇帝的一天。皇帝也并不像电视剧里表现的那样歌舞升平，通宵达旦，他的作息也很符合《黄帝内经》的养生规律。只是皇帝尊贵，却不如平民自由，所以他早起之后，还真的没有条件像我们一样。

我们起来干什么？"广步于庭，被发缓形"。

广步，就是迈大步。但是又不是走正步的那种大步，而是很悠闲地闲庭信步。不是在田野里，也不是在屋里，而是在自家的庭院。以前是农耕社会，家家务农，都有独立的庭院，院里种黄瓜、豆角、茄子，院墙就是一溜青篱，缠一些小野花。之所以不去田野，因为到底天气、地气都不够暖，野外太冷。

现在我们城里的人没办法广步于庭，那就在自家的小区里迈着大步悠悠闲闲地散散步也好。不是跑，不是跳，不是小碎步地移，也不是

拖着腿地挪,是那样自自然然,悠悠闲闲,迈着大步,看天看地,舒缓身心。

这个还是讲究的要符合春天的规律,天地间万物初生,小草也只冒出个小绿尖尖,你的肉眼都不一定能够看得见,你的身体当然也不适合做强烈的运动。

所以下文是"披发缓形"。我们早晨起床,吃罢早饭,收拾利利落落的,要上班,那是一种上阵的心情,穿西装也好,穿套裙也好,描眉画眼地化妆也好,喷香水也好,把头发束起来也好,都是上战场。上了战场,就要耗心神应对,所以上班都比较累。披发,就是在家里的装束,不用扎起头发,随意披在肩上就好,心情也是自由的、放松的。电视剧《三生三世十里桃花》里面,那些俊男美女在自己的宫室里,披散着头发,相对着说话,一看就是特别放松的状态。

头发披散了,身体是舒展的;身体舒展了,心情是舒展的;心情舒展了,灵魂是舒展的。你看,这头发披散着,穿着家常的衣裳,缓缓地走路,能够使人的身、心、灵达到和谐统一,这是多大的作用。

这样就达到了"以使志生"的目的。

志,心志,志向。到了春天,万物萌生,生机勃发,你舒缓了外形,夜睡早起,披发广庭,缓步徐行,不是为的颓废,是为的让自己的心志萌生想要干一番事业的心情。

一个偶然的机会,曾经在初春时节去一个农村。下车后脚未站稳,锣鼓咚咚,门前一片空地上围着一圈人,正在跑竹马。

东汉五言《小儿诗》中有"嫩竹乘为马,新蒲折做鞭",唐代李白又有"郎骑竹马来,绕床弄青梅",大概跑竹马本来就是小孩子的玩意儿。不过从我记事起,看到的都是乡村庙会上大人们盘旋舞弄。

场上三对竹马，看那行头，黑眉乌嘴分明是竹驴。扮驴的人腰上挎驴似船，前是驴头，后是驴尾，衣裳鲜绿，头上戴着头花，坠子滴里耷拉，披明黄披风。我看她们的衣裳和披衣都像窗帘布做的，就是农村市集里面摆着地摊，东堆一摊西堆一摊，尼龙质地，起丝带毛，村气冲天。

赶驴人（我固执地以为是驴非马），女扮男装，白衫黑裤，方口布鞋，头缠包头巾，做就的陕中老汉样，身壮人胖，左手烟袋，右手驴杆，驴不听话，当街干架，他们（她们）这阵拉架！虚招子拽缰绳，这边拽也拽不开，那边拽也拽不开，急了各自上脚踹，那驴仰头长嘶，低头服软，被拉上各走两边，又开始"喊咚呛喊咚呛"，绕"之"字走起台步来了！

然后走着没两步，三头驴各自在旁边蹲着歇息（这通跑，个个累得呼哧带喘），那三个驴夫不知道为啥可是扑腾扑腾"打"起来了，你给我一拳，我给你一脚，虚拳虚脚也打得好不热闹！围观的人笑得前仰后合，我也不禁喷笑。这些农村大嫂真搞。

然后，不知道按到什么暗号，场下两位老婆婆，也是戴头花，一个桃红打扮，一个艳绿打扮，腰系黑丝绒绣花小围腰，俏皮得很！各背一根颤颤悠悠长扁担，扁担两头有竹篮，篮里放着两枝花，就是农村家里面插瓶用的那种塑料花，有年头了，褪色发僵，各自上场。一个腿脚蛮灵的，脑瓜也好，在驴群中穿花也似来去，好似一朵老蝴蝶；另一个差一点，时常与那驴和驴夫撞在一块儿，鼓点紧了撞得也勤快，原来她们都是听从鼓点指挥的。那敲鼓的人一身烟色粗制西装，短发瘦高个儿，分明也是个女人，前腿弓后腿蹬，膀子抡开了敲鼓点，咚咚咚嗒嗒嗒，嗒嗒咚咚，嗒！嗒！嗒！那其中一朵绿蝴蝶（腿脚不灵的那个）下了场，拿着一对小铙在那儿配合着敲，好热闹！

想起评剧老戏《花为媒》，这群人好比《花为媒》里那一对经典的女主和女配，她们当然没资格当张五可，却满有赵丽蓉扮的阮妈妈的风韵，胳膊一乍腿一抬，烟袋锅子滴溜溜一甩，开唱："三月里开花，十四五六，六，六，六，春打六九头……"张五可一张粉面是花开十万元，谁说那阮妈妈一张老脸不是花开十万元。

这都是春天到来，人心外化出的一番热闹景象。

这个时候，如果有一个什么人冒出来，斥责他们："看你们搞的什么烂玩意儿，村俗冲天，都给我撤了！"你猜怎么着？人们心中的热情咔嚓一声就给腰斩了，再让他们在今年干出点儿什么事，估计就不行了，没热情了。

所以，在春天，"生而勿杀，予而勿夺，赏而勿罚。此春气之应，养生之道也。"

中国古代斩杀犯人，都是秋决，就是所谓的秋后问斩，应的是秋天的那股子天地肃杀之气。从来没有春决这一说，就是因为春天是生发的季节，不能杀戮。杀人也不行，杀动物也不行，春天也不砍树。

挖野菜是挖，没有听说谁一定要把野菜挖断根的。野菜野草生命力旺盛，野火烧不尽，春风吹又生，为什么能够生？因为它们是在春天，田野大地的生机给它们源源不断的生命力。

所以，春天，又是一个尽情吃野菜的季节。

榆钱面，槐花汤，香椿炒鸡蛋……小时候，和野菜打交道最多了。

"春风吹，苦菜长，荒滩野地是粮仓。"苦菜，叶子曲曲弯弯的，所以又叫作曲曲菜。顾名思义，自然是苦的。我和小伙伴们拎着小筐，从田野里把它挑回来，掐掉白根，捋下枯叶，淘洗干净。然后我娘就把它下到滚水锅里烫熟,捞出,浸入一大盆冷水里面,泡上半天,去其苦味。然后攥净水,拌上醋、盐、辣椒油或者在蒜臼里捣好的蒜泥,奶奶用一根筷子伸进香油瓶里蘸一蘸,拿出来,悬空在菜盆上面,就会有一两滴香油滴下,顿觉香气四溢。拌好之后,用它来就饼子下饭,苦是苦些,但是回味却带清甜,新鲜爽口,凉滑嫩香,很好吃的,还能败火。

小麦春灌开始的时候,挂面条已经长得有巴掌大了,深绿色的叶子,柔软厚实,修长宽大,摸起来很舒服。这种东西性温,能入药的。把它拔出来,去根洗净,然后下开水焯熟,再用冷水泡大约半小时,捞出沥水,拌上蒜泥、香油、醋、盐,用它来就食米饭、面条,新鲜软嫩,清凉适口,而且味道不冲,不苦,很好吃。吃多了也不会闹肚子,是野菜里面最好脾气的一种。

小孩子们鼓着嘴巴吹的蒲公英,小的时候也是菜。因为叶子摸起来有些扎手,所以我们老家形象地叫它"扎扎菜"。这个东西适宜初生两三片叶子时拔回来,再大就老了。提筐携篮铲回来,整理干净,煮大约十五分钟,捞出挤干水,拌上油盐酱醋。我最爱拿它来下米饭,我们那里水稻不缺,白米饭管饱,这个菜就米饭吃味道非常美,现在想起来都馋。

野菜里面还有一味不苦的,我们这里叫"任青"。也是春天,东一片西一片从田边地头里拱出来,嫩叶鲜绿发亮,迎风轻拂,柔软可爱。把它的菜尖掐下来,洗干净。煮面条的时候往锅里投几片,汤清面白,叶子碧绿,清香扑鼻。不仅如此,它还可以用来包饺子。先把它下开水锅里焯一下,控净水,拌好调料,然后用来做馅,包出来的饺子有一股奇香,味道很浓烈,诱得人吃了还想吃。

"自下盐梅入碧鲜,榆风吹散晚厨烟,拣杯戏向山妻说,一箸真成食万钱。"这种美丽的钱钱，生吃生津，熟吃甘甜，菜中精品。我娘最爱用榆钱来做"苦累"（谐音，我也不知道具体该叫什么）。把榆钱采来洗净，拌上少许白面或者荞面，放在锅笼上蒸熟，然后上桌，放一个调料碗。碗里有盐末、酱油、米醋、辣椒油、葱花、芫荽，有的时候把辣椒油换成蒜泥，又是另一种风味了。全家围坐，你一筷、我一筷，吃它个不亦乐乎。

我们那里还有一种特殊的东西，叫作营菇，难得一吃。它长在沙滩上，和成片成片的芊草长在一起。只在下雨的那一刻飞速地长出来，太阳一出就全萎缩在草里。为了采它，我们经常冒着雨往沙滩上跑。到了那里，拨开一丛一丛高高密密的芊草，细细弱弱的营菇就藏在下面，白白的长长的茎杆，顶着个小小的帽儿，帽上顶着水珠，娇嫩极了，可爱极了。东一根西一根，采它采得乐不思归。这东西也好吃，也难吃，因为它起根就在沙滩，所以全身都是细沙，需要用净水一遍遍地清洗，否则菜里多一味调料叫作沙子。清洗好之后，油盐爆炒，炒好的营菇真是难得的美味，香气四溢，又略有筋道，和肉味一般不差。自从离家，二十多年不曾吃过，现在想来，格外怀念。

现在生活日日好了起来，野菜成了稀罕东西，那个吃野菜的时代彻底过去了，小时候吃野菜，一口口充填的是饥肠，到现在吃野菜，一口口品尝的都是春光。

吃野菜，也是符合《黄帝内经》的养生精神的，多吃素，少吃肉。春天不是吃肉进补的季节，要把猫冬猫出来的一身肉消耗消耗，转化成气血和能量，配合着春天这个季节，生发出健旺的精神劲。

还有，春天的时候，我娘会发豆芽儿，或者是采香椿苗儿炒鸡蛋，这些尖尖芽芽儿的东西都是春天生发出来的具象化的生机，多吃有益。

如果你是领导者，还要注意，在春天保护员工心里正在蓬勃酝酿的生命力，要给予，不要夺取，要赞赏，不要苛罚。因为你夺取了，你天性不坏，不会以巧取豪夺为乐，那么被你夺取了什么东西的那个人难受，你也难受；你苛罚了别人，别人难受，你也难受。伤人的同时，也伤到了自己。

"夏三月，此谓蕃秀。天地气交，万物华实。夜卧早起，无厌于日。使志无怒，使华英成秀。使气得泄，若所爱在外。此夏气之应，养长之道也。逆之则伤心，秋为痎疟。奉收者少。"

还记得王羲之的《兰亭序》吗？开宗明义，开门见山："永和九年，岁在癸丑，暮春之初，会于会稽山阴之兰亭，修禊事也。"

什么叫"修禊"呢？这是汉族古代的一种习俗，于农历三月上旬的巳日到水边嬉游，由女巫导演，于三月上巳沐浴除灾祈福。

汉代应劭的《风俗通义》把禊列为祀典，说："禊，洁也"。春日万物生长蠢动，疾病也易生，这时在水上洗濯，既防病也疗病。《后汉书,礼仪志》即有"祓禊"，曰："是月上巳，官民皆洁于东流水上，曰洗濯祓除，去宿垢，为大洁。"

后来，修禊演变成中国古代诗人雅聚的经典范式，公元353年的三月初三，即修禊日，会稽内史王羲之邀请显赫的达官贵人，在会稽郡山阴城的兰亭，饮酒、写诗、观山、赏水，曲水流觞，饮酒赋诗。王羲之乘兴作《兰亭集序》，文采绚烂，书法更了不起，被后世推为"天下第一行书"。

再后来，这种修禊就演变成了男男女女冶游。杜甫作诗《丽人行》："三月三日天气新，长安水边多丽人……"再后来，时代演进到我们现在，还会拘泥于三月三日吗？春天来啦，叶儿绿啦，花儿开啦，春游去呀！于是一群群一伙伙，结伴游春，自拍，嗨得很。为什么？这就是人身上的春气涌动，正应合着天地草木的这种子劲。

这个季节，动物也春气涌动，开始发情，交配。

到了夏三月，也就是立夏到立秋的这三个月，经过立夏、小满、芒种、夏至、大暑、小暑这六个节气。这三个月，就是"蕃秀"的季节。你看吧，树头层层叠叠，积阴如壑，密实得看不见枝子，只看得见绿叶。绿叶里掩映着青皮的、还没有成熟的果子，指甲盖大的青杏，毛茸茸的青桃。"天地气交，万物华实。"

地气开始向上蒸腾，开始下雨，所以夏天雨水多。雨水为介质，天地之气交汇相融，父天母地，造化万物，开始开花，开始结果。

这个时候的人，要"夜卧早起，无厌于日"。晚点睡也没关系，早晨可以早早地起床，因为这个夏季，昼长夜短，人的生物钟可以随着它做出相应调整。

开空调算不算和平共存？不算。那是在打压天气的热威，冷热交激，作用在人的身上，就容易作病。还有吃雪糕、喝冷饮，都会让人种下毛病。

看着头顶的炎炎烈日，心里那个烦燥，巴不得喝桶冰水凉快凉快，游个泳凉快凉快，钻进冰箱凉快凉快，空调越开越低，结果就成了开空调盖被子睡觉。开空调让它拼命转，在办公室里要披毯子，出门热浪往脸上、身上哗一扑，心里就特别烦，特别怒：什么破天气！流汗把我的妆都搞花了！什么破天气，热死个人！这样的天气还让人上班，什么破领导！什么破单位！回到家看见饭，也急了，什么破饭！这么热还吃这么热的饭，不怕把人热死啊！反正哪哪儿都看不顺眼。

而《黄帝内经》讲的是夏天，和炎热共存，心静自然凉，不要动怒,"使志无怒"。

"无怒",不是"制怒"。制怒是有脾气,但是控制它,不让它发泄,给人一种有修养的好模样,但是,怒气并没有消失,而是积聚在心里,像毒气一样,侵蚀着机体,这是一种很有害的做法。

如果心里真的有怒气,我劝你还是要发出来,比如讨厌某一个人,未必一定要大骂他一顿,找一个没人的地方,对着墙骂几声也有效果;比如你气得想揍哪个人一顿,但是打人是犯法的,你在没人的地方抡着枕头拼命摔打几下也有效果。要把这股子怒气发作出来,别让自己活得太压抑。

一个同事的女儿,才30岁就得了乳腺癌。她二十多岁结婚,丈夫有家暴倾向,她原本是挺快乐开朗的孩子,如今天天生闷气,郁郁寡欢,结果怨怒成形,得了癌症。事实上,那些贤妻良母和温良恭俭让的人,最易得恶病,就是因为平时太压抑自己,太委曲求全。用中医学的理论说,一个女人如果在不好的婚姻中活得特别压抑,爱生气,时间长了就容易气滞,慢慢形成致命的恶性肿瘤。

无怒就不一样了。无怒是觉得根本就没什么值得生气的。比如说黛玉,这个姑娘是小性子的典范,动不动就生气,有时候还生大气;生大气发泄出来还好,很多时候是不发泄,就那么含着小眼泪,一坐坐大半夜。她的身体不好,就是这样被忧愁气怒恐惧给折磨的。宝钗和她相比,就是不知道生气,无怒。宝玉有时候拿横话倔她,她过后还是不生气,很大气的一个人。所以她比黛玉身体好得多,也有福气。

再看苏东坡,平生遭遇着实不幸,无论政敌执政还是同党专权都容他不得。但是,读苏东坡的诗,却没有黛玉"不语婷婷日又昏"的凄恻哀怨,而充满"大江东去,浪淘尽千古风流人物"的豪迈,以及"一蓑烟雨任平生"的豁达。"惟江上之清风，与山间之明月，耳得之而为声，目遇之而成色，取之无禁，用之不竭，是造物者之无尽藏也"。这种生活态度何等旷达！

他被贬，还能在凄苦中找到乐子。比如"日啖荔枝三百颗"的闲适，比如用"富者不肯吃，贫者不解煮"的猪肉做成东坡肉的得意，再比如，在奇热无比的天气赶回家去，但山路弯弯总也走不完，他苦恼一秒旋即开解：其身如寄，哪里不是家不能随处坐卧休息呢？这样一想，赶路的心就淡了，索性欣赏起道旁的山景。这样的人，才是我们学习的榜样。

春天是养"生"，夏天是养"长"。我回老家的时候，会开车走过一个河堤，河堤两边全是树木。到了夏天，野草疯狂地滋长，如果不是公路拦着，车嗖嗖地过，它们会很快手拉手。几乎是肉眼可见的速度，就那么蔓延。夏天就是这么一个旺长的季节。

如果夏天你不让身体出汗，不让心气鼓胀，不让生机旺长，到了秋天你就倒霉了。"伤心"，心脏出现毛病，秋天打摆子、发疟疾。都这样了，秋天还能有什么收获呢？

"秋三月，此谓容平。天气以急，地气以明。早卧早起，与鸡俱兴。使志安宁，以缓秋刑。收敛神气，使秋气平。无外其志，使肺气清。此秋气之应，养收之道也。逆之则伤肺，冬为飧泄。奉藏者少。"

秋三月，是指从立秋开始算起，以后的三个月。开始秋高气爽起来，立秋、处暑、白露、秋分、霜降，随着一个个的节气递序而至，天气越来越凉。

春三月叫"发陈"，夏三月叫"蕃秀"，秋三月叫"容平"，因为秋三月从容而平和。

想起小时候就背过的名篇：

"风烟俱净，天山共色。从流飘荡，任意东西。自富阳至桐庐一百许里，奇山异水，天下独绝。

水皆缥碧，千丈见底。游鱼细石，直视无碍。急湍甚箭，猛浪若奔。

夹岸高山，皆生寒树，负势竞上，互相轩邈，争高直指，千百成峰。泉水激石，泠泠作响；好鸟相鸣，嘤嘤成韵。蝉则千转不穷，猿则百叫无绝。鸢飞戾天者，望峰息心；经纶世务者，窥谷忘反。横柯上蔽，在昼犹昏；疏条交映，有时见日。"

它也没有说明这是秋天的景色，但是奇怪的是，让人看上去，就觉得是秋天的景色，因为整个文字透出来的气息就是干净、清透、从容、平和。

秋天的"容平"是有它的底气的：春天我发了陈，夏天我蕃了秀，秋天了，收获就是百分百的事情，我只要按部就班来就可以了，不需要急躁，不需要担忧。就像贤明君主治理国家，不是征战杀伐，而是垂拱而治。

这样才能体现出春种秋收的价值：该劳动的时候我劳动，劳动于我是应当应分的，我不怨天尤人；该收获的时候我收获，收获于我是应当应分的，我不受宠若惊，是这么一种状态。

但是，不是所有人都能做到"容平"。明明春天是发陈的季节，是万物生机勃勃的季节，但是伤春的大有人在；到了秋天，明明是收获的季节，是喜笑颜开的季节，那些伤春的人，如今又开始悲秋。

所以黛玉会有伤春的诗词：

"花谢花飞花满天，红消香断有谁怜？游丝软系飘春榭，落絮轻沾扑绣帘。

闺中女儿惜春暮,愁绪满怀无释处,手把花锄出绣闺,忍踏落花来复去。

柳丝榆荚自芳菲,不管桃飘与李飞。桃李明年能再发,明年闺中知有谁?

三月香巢已垒成,梁间燕子太无情!明年花发虽可啄,却不道人去梁空巢也倾。

一年三百六十日,风刀霜剑严相逼,明媚鲜妍能几时,一朝飘泊难寻觅。

花开易见落难寻,阶前闷杀葬花人,独倚花锄泪暗洒,洒上空枝见血痕。

杜鹃无语正黄昏,荷锄归去掩重门。青灯照壁人初睡,冷雨敲窗被未温。

怪奴底事倍伤神,半为怜春半恼春:怜春忽至恼忽去,至又无言去不闻。

昨宵庭外悲歌发,知是花魂与鸟魂?花魂鸟魂总难留,鸟自无言花自羞。

愿奴胁下生双翼,随花飞到天尽头。天尽头,何处有香丘?

未若锦囊收艳骨,一抔净土掩风流。质本洁来还洁去,强于污淖陷渠沟。

尔今死去侬收葬,未卜侬身何日丧?侬今葬花人笑痴,他年葬侬知是谁?

试看春残花渐落,便是红颜老死时。"

又有悲秋的诗词:

"秋花惨淡秋草黄,耿耿秋灯秋夜长。已觉秋窗秋不尽,那堪风雨助凄凉!

助秋风雨来何速!惊破秋窗秋梦绿。抱得秋情不忍眠,自向秋屏移泪烛。

泪烛摇摇爇短檠,牵愁照恨动离情。谁家秋院无风入?何处秋窗无雨声?

罗衾不奈秋风力,残漏声催秋雨急。连宵脉脉复飕飕,灯前似伴离人泣。

寒烟小院转萧条,疏竹虚窗时滴沥。不知风雨几时休,已教泪洒窗纱湿。"

读起来既凄美,又压抑。这么一个稀世美人,如果心态从容不迫些,也不至于小小年纪即告夭亡。

中国的文艺界历来有悲秋的习惯,所谓"悲哉秋之为气也,萧瑟兮草木摇落而变衰",好像不这样就显示不出自己有敏感而纤细的心灵。随口念都能念出一大串:"无边落木萧萧下,不尽长江滚滚来。""多少绿荷相倚恨,一时回首背西风。""是处红衰翠减,苒苒物华休。惟有长江水,无语东流。""菡萏香销翠叶残,西风愁起绿波间。""今宵酒醒何处?杨柳岸晓风残月。""多情自古伤离别,更那堪冷落清秋节。""人烟寒橘柚,秋色老梧桐。""落时西风时候,人共青山都瘦。""秋色无远近,出门尽寒山。""万里悲秋常作客,百年多病独登台。""漠漠轻寒上小楼,晓阴无赖似穷秋。""秋阴不散霜飞晚,留得枯荷听雨声。""对潇潇暮雨洒江天,一番洗清秋。""只有一枝梧叶,不知多少秋声。""萧远树流林外,一半秋山带夕阳。""树树皆秋色,山山唯落晖。""碧云天,黄叶地,秋色连波,波上寒烟

纪连海谈 黄帝内经

翠。""碧云天，黄花叶，西风紧，北雁南飞。晓来谁染霜林醉，总是离人泪。""万叶秋声里，千家落照时。""渐霜风凄紧，关河冷落，残照当楼。"……

你说你从从容容的不好么？不过也确实不容易保持从从容容的心态。秋天的气候是这样："天气以急，地气以明"。秋风吹落叶，唰啦啦一大片就能扫下来；再唰啦啦一大片又给扫下来。看上去就十分无情，杀伐之气十足。然后，随着秋寒渐深，地上开始有了白白的露水，再往时光深处行进，地上蒙起一层白霜。秋愁也是对的，因为越往前，温暖离我们越远，我们的身体开始瑟缩，心情也就开始瑟缩和悲凉。

这个时候，我们要早卧早起。秋分一过，白昼一天天变短，夜一天天拉长，要像鸡一样，天一黑就睡觉，天一放亮就开始活动。如果大晚上的在外流连，吃饭啊、喝酒啊，甚至跑场子，泡吧，打麻将，不着家，不睡觉，肯定神志不得安宁。秋天是峻急烈法，杀伐之季，你还让神志扰动，不得安宁，不闹病才怪。

所以，一定要收敛神气，心志也不要明显袒露，该"玩深沉"的时候要玩深沉。如果不这么做，到了冬天，就要伤肺，所谓"冬为飧泄"，到了冬天就会拉肚子，因为收的东西少，没的可藏的，于是就漏了。

到了秋天，天气干燥，皮肤也干燥，需要吃一些润燥的食品，比如梨子之类的；心理上克服悲、愁之类的负面情绪。如果能做到"一帆一桨一渔舟，一个渔翁一钓钩。一俯一仰一顿笑，一江明月一江秋"，这就好了，多么洒脱、多么豪迈。

有那婉约情怀的人，也一定要记得，哪怕是一颗秋心，它也不见得是凄凉冷落的，一样可以是艳的。

胡兰成在《今生今世》里想起小时的制玩具，实在没有一样好。倒是没有，央叔伯或哥哥捏糕团做龙凤、羊及麻雀来得有情意，"央红姊用深粉红的荞麦茎编花轿，有红姊的女心如深秋的艳"。

读二十四节的节气歌，句句不离花儿朵朵鲜：

"立春梅花分外艳，雨水红杏花开鲜。惊蛰芦林闻雷报，春分蝴蝶舞花间。清明风筝放长线，谷雨嫩茶翡翠连。立夏桑籽像樱桃，小满养蚕又种田。芒种玉簪开庭前，夏至稻花如白练。小暑热风催豆熟，大暑池畔赏红莲。立秋知了催人眠，处暑葵花笑开颜。白露燕归又来雁，秋分丹桂香满园。寒露菜苗田间绿，霜降芦花飘满天。立冬报喜献祥瑞，小雪鹅毛飞蹁跹。大雪寒梅迎风开，冬至瑞雪兆丰年……"

同样是年过岁逼，花谢花飞，却被它排布得热闹奢华，即便世界不热，一颗心也偎得它热了；一朵花不肯开，一颗心也偎得它如火如荼地绽放，哪怕开了再谢，也红过，艳过，风光过了一场。

所以王维是诗佛，可是佛心居然也是艳的："秋山敛余照，飞鸟逐前侣。彩翠时分明，夕岚无处所。"渐淡秋山，逐侣飞鸟，彩翠羽毛闪闪地跳。

苏轼是豪雄，豪雄的心在秋天居然也是艳的："贪看翠盖拥红妆，不觉湖边一夜霜。卷却天机云锦缎，从教匹练写秋光。"碧波红荷，秋光不觉胜春光，白霜恣意欺红妆。

所以，还是莫哀莫叹，花开尚且不怕秋凉，我们更要珍惜这自来的福分，春赏花赏叶，秋读红读黄。

而且，秋季要吃滋阴润燥的食物，比如核桃。俗话说得好："七月核桃八月梨"。立秋鲜核桃上市，建议大家核桃最好生食，这样营养损失最少。核桃含有丰富的蛋白质、脂肪、矿物质和维生素，营养最全

面，有养肝补肾、润肠通便的作用。还可以吃荔枝，荔枝含维生素A、维生素B1、维生素C，还含果胶、蛋白质以及铁、钙等多种元素。有加速毒素排出、使皮肤细嫩的功效。在干燥之秋，荔枝是排毒养颜的理想水果。但一定要注意，不能多吃，会加重虚火，在吃荔枝前可以喝一些盐水或者凉茶。另外，吃苹果也很好，既能减肥，又能帮助消化。且苹果中含有多种维生素、矿物质、糖类、脂肪等。

"冬三月，此谓闭藏。水冰地坼，无扰乎阳。早卧晚起，必待日光。使志若伏若匿，若有私意。若已有得，去寒就温。无泄皮肤，使气亟夺。此冬气之应，养藏之道也。逆之则伤肾，春为痿厥。奉生者少。"

春种、夏长、秋收、冬藏，这是一个完整的轮回。

冬天从立冬到立春的这三个月是闭藏的月份。闭，这个很好理解，关门闭户，把窗户都关好，记得随手关门，不让外边的冷空气流入。冬天的贼风特别厉害，门窗有一条小窄缝，透进来的小窄条儿的冷风，吹哪哪疼，这一点生育过孩子的妇女体会十分明显。至于藏，把身体藏在厚厚的防寒服下，把精神意志埋进深深的心底。秋天只不过是把身心收敛，不再向外开放、扩散，到了冬天要更进一步地深藏起来。

这个季节，滴水成冰。小时候家里轧水的轧井都封上厚厚的冰，要轧水，就得拿热水先把管子浇开；水瓮摆在外面，水面上一层厚厚的冰。出门能看见地面都给冻裂。好像那时候的冬天特别的冷，手上、脚上生冻疮是常事，我父亲给我采麦苗熬水治冻疮，没用。手冻得跟发面馒头似的，红肿发亮。

这个时候，"勿扰乎阳，早卧晚起，必待日光"。夏天我们那么讨厌毒辣的阳光，到了冬天，阳光是宝贝。到了冬天人的阳气本来就会不足，所以万不可"美丽冻人"，穿少少的衣裳，在寒风中瑟瑟发抖，抖啊抖的，那点可怜的阳气被你越抖就越少了。所以好多的姑娘化起妆来鲜眉亮眼的，十分好看，卸了妆一样，唇青面白。而且来例假的时候，肚子疼得厉害，这都是冬天不注意保暖造成的。

这个季节可以名正言顺地早睡晚起，过"懒猪"的生活。"人定"的时刻，也就是晚上九点到十一点，最好是十点以前，就应当睡下了。不过有一个算一个，别说城市人还是农村人，岁数大的还是岁数小的，凡是配备有智能手机，可以随便上网的人，有哪个是十点以前能够睡下的？真能够有意识地闭藏，早睡、晚起，这样的人会把肾水养得很足，身体倍棒。

至于晚起，太阳出来的时候才起床。这个不好办。一方面好多人要起早锻炼，一方面好多人还要起早上班。但是，有条件的，最好是太阳出来才起床，这样才能"使志若伏若匿，若有私意，若已有得"。

春天是要发生志向，夏天是要流露志向，秋天平稳志向，冬天是要藏匿志向，好像你自己袜底子上的破洞，天不知地知，你不知我知，自己清楚明白就行。说白了，就是要"猫"起来。猫冬猫冬，窝在暖和和的土炕上，一家子也不出门，说说闲话，聊聊小天，困了就睡，天亮才醒。这是一个攒劲的过程，这样春风一吹，河冰一开，杨柳一绿，燕子一来，你才有心劲开始新一年的奋斗和拼搏。

猫冬的过程中也是一个身体懒而大脑勤快，为一年做总结的过程。我的老父亲年轻的时候，冬天总爱和他的一群小伙伴在一起侃大山，大家说的话题五花八门，今年种的什么作物啊，收成怎样啊，什么时候打药没打对造成减产了，明年要多种什么粮食；要不然就是谁家的弟兄们打架了，谁谁家不孝敬老母亲，谁谁家日子过得好……漫无边际扯到中午,几个人凑钱打平伙,去供销社买几瓶劣质白酒,我娘整两个小菜,开始喝酒,喝到脸红脖子粗,然后各自跟跟跄跄回家去倒头大睡。在这种看似没营养的对话中,其实每个人都对自己一年来的耕耘和收获做了总结,也对下一年做了计划和展望。

所以把年安排在冬天是非常正确的。老百姓常说"一年到头",从春走到冬,这才真是一年走到了头,需要犒劳犒劳自己。

到了腊八,就要泡腊八蒜,实际上是为了过年吃饺子预备。吃饺子不就蒜,好比杀人不见血,心里不痛快。吃饺子不蘸醋,好比结婚没办喜事,喜庆得不彻底。腊八蒜一泡,蒜酸了,醋辣了,一身而兼二美,吃饺子就添了许多的滋味。

过年的气息一天天浓起来,就有小商小贩在村里叫卖各样的吃食了。最受小孩子欢迎的是糖瓜粘。"腊月二十三,灶王爷上天,糖瓜粘。"小孩们一边咯吱咯吱嚼着这柔韧有劲的糖瓜儿,一边长声念着这个简单的歌谣。

到了过年时节,最好吃的菜莫过于猪肉炖粉条了。路遥的《平凡的世界》里写到一个细节。在学校吃不饱高粱面饼子的孙少平,被叫到润叶的叔叔家里,润叶给他端上来一大碗猪肉炖粉条,还有一盘雪白的馍馍。结果孙少平被白馍肉菜的香气熏得有些发晕,喉眼骨剧烈地耸动起来。这一顿,他一口气把一大碗菜刨个精光,还干掉五个白馒头——本来还能再吃两个,结果忍住了,这已经吃得不像话了……那时的老百姓,过的真不知道是什么日子。过年了,放过了鞭炮,吃过了菜多肉少的饺子,就开始惦记中午这一顿大吃。我娘把白菜拎出一棵来,剥得光光净净,直接上案板,改刀成大大的菱形块。拿一块煮熟的肉出来,切成厚厚的片,宽度足有三四厘米——这样吃着才有咬劲,我爹最是爱吃。炒锅放油，花椒大料葱姜蒜，放进大肉片，反复翻动，滋滋啦啦地响，倒进酱油，忽一阵酱香气冒出来，白肉也变成了金红色。再放进大白菜，炸好的豆腐角，丸子球，丸子片，一大锅，盖好锅盖，让它慢慢炖熟。最后，放上宽宽的粉条。一锅菜就好了。广东有一道菜叫佛跳墙，其实也就是杂烩菜，香味引得和尚也动心。我们北方这个大锅杂烩，味道也是不差的。尤其天寒地冻，滴水成冰，热热乎乎的杂烩菜端上来，人人操起筷子，埋头猛吃，一筷子粉条，一大嘴白馒头，我爹一筷子白肉又是一筷子白肉，然后反刍一样的慢慢咀嚼。不要笑话庄稼人的吃法和吃相。他们常年饿瘪了肚皮，这个时候再怎样的补偿都是不够的啊。

这样犒赏自己一番，就又有力气过好新的一年了。

这个冬天，其实就是对我们身心的奖励。我们不要错用这个奖励，要"去寒就温，无泄皮肤"，尽量穿暖和，在暖和的地方待着。所以，大冬天的光腿穿裙子的，我觉得是作死。对于冬泳，历来仁者见仁，智者见智，但是从《黄帝内经》的道理来讲，我是不赞同冬泳的。毕竟我们不是常绿乔木，你看大叶杨，一到冬天叶子噼里啪啦全落了，无风也自落，就是要使生机内敛深藏，好保护自己，这就是"养藏之道"；如果违背了这个养藏之道，就会伤肾，漏精，春天生机委顿。

那么，这就出现一个问题。现在好多人都跑到海南过冬，可是海南地气暖和是无法闭藏的，这个做法到底对不对呢？

《百家讲坛》的一位中医专家就是把自己的父母送去海南过冬，他有他自己的一套心得：

除了有温暖纯净的空气，可以躲避煤烟、雾霾污染，好风景让情绪愉快之外，虽然中医讲究人出生在哪里，就是适合住在哪里，经过四季的变化。冬天就是要"冬藏",所以不能来海南,但是,"我觉得那就是空谈,对于老人,身体虚弱,在北方一个寒流、一个污染,都会让老人呼吸道感染,最终导致肺内感染,出现严重的后果,甚至就这样走了,此时还讲什么冬藏,是刻舟求剑!古代哪有这么重的雾霾?所以,要根据情况变化。而且《黄帝内经》讲的,冬天,需要'去寒就温',这是原则,所谓'去寒',就是远离寒冷,'就温',就是接近温暖,对于老人,去海南,不就是'去寒就温'吗?所谓'冬藏',藏的是阳气,不被寒邪伤害到,到海南正是冬藏;所谓'冬藏',藏的是肾精,不过度泻越。只要在海南不纵欲过度,放心,您的肾精没有损耗,而且,稍微滋补,可能起到更好的进补效果。"

这位专家老师还进一步解释:"去海南过冬,大家最担心的,是否会出很多汗,使得阳气外泄了。这点是不用担心的,海南这边,冬天的温度类似我们北方的秋天,需要穿外套的,并没有那种大汗淋漓的状态,那种情况,估计要到四月吧,总之现在是三月一日了,早晚比较凉,才十五六度,还是要穿外套的,和我们东北的九月类似。其实,在东北的冬天,室内的温度也是很热的,很多家庭可以达到二十五六度,很多人在家里也出汗,可能比海南还多。只不过是东北外面寒冷,零下二十度,进出房间的空隙,温差能达到四十度以上。所以,从理论上我觉得中医的'闭藏'理论和到南方过冬并没有什么矛盾。气机的升降沉浮在海南一样有,只不过没有北方起伏那么大而已。从我对周围人的观察和我父母的体会来看,这样做的好处非常大。"

所以,从这个角度说,有条件的老人们去海南过冬是可以的。我们把《黄帝内经》作为行为指导的同时,也要因地因时制宜,不能刻舟求剑,胶柱鼓瑟。

原文

　　天气，清净光明者也，藏德①不止，故不下也。天明则日月不明②，邪害空窍③。阳气者闭塞，地气者冒明。云雾不精④，则上应白露不下。交通不表，万物命故不施⑤，不施则名木多死。恶气不发，风雨不节，白露不下，则菀槁不荣⑥。贼风数至，暴雨数起，天地四时不相保⑦，与道相失，则未央绝灭⑧。唯圣人从之，故身无奇病⑨，万物不失，生气不竭。

　　逆春气，则少阳⑩不生，肝气内变。逆夏气，则太阳不长，心气内洞⑪。逆秋气，则少阴不收，肺气焦满。逆冬气，则太阴不藏，肾气独沉⑫。夫四时阴阳⑬者，万物之根本也。所以圣人春夏养阳，秋冬养阴⑭，以从其根。逆其根，则伐其本，坏其真矣⑮。故阴阳四时者，万物之终始也，死生之本也。逆之则灾害生，从之则苛疾不起。是谓得道。道者，圣人行之，愚者背之。从阴阳则生，逆之则死，从之则治，逆之则乱。反顺为逆，是谓内格⑯。

　　是故圣人不治已病治未病，不治已乱治未乱，此之谓也。夫病已成而后药之，乱已成而后治之，譬犹渴而穿井，斗而铸兵⑰，不亦晚乎？

注释

①藏德：即隐藏，使不外露。德，这里指自然界中促进生物化作用的力量。

②天气，清净光明者也，藏德不止，故不下也。天明则日月不明：张景岳："惟天藏德，不为自用，故日往月来，寒往暑来，以成阴阳造化之道。设使天不藏德，自专其明，是则大明见则小明灭，日月之光隐矣，昼夜寒暑之令废，而阴阳失其和矣，此所以大明之德不可不藏也。所喻之意，盖谓人之本元不固，发越于外而空窍疏，则邪得乘虚而害之矣。"

③空窍：即"孔窍"。空，通"孔"。

④不精：即"不晴"。精，通"晴"。

⑤不施：不得生长。

⑥菀槁不荣：生气蕴积不通而枯槁失荣。

⑦天地四时不相保：春、夏、秋、冬不能保持阴阳变化的正常规律。

⑧未央绝灭：即生命到寿命的一半就死了。

⑨奇病：即重病。

⑩少阳：指春季。根据阴阳学说春季为少阳，夏季为太阳，秋季为少阴，冬季为太阴。

⑪内洞：内虚。洞，空，虚。

⑫独沉：衰惫。

⑬四时阴阳：指春温、夏热、秋凉、冬寒的四季变化和一年阴阳变化规律。

⑭春夏养阳，秋冬养阴：春夏保养心肝，秋冬保养肺肾。

⑮坏其真：即"坏其身"。真，有"身"义。

⑯内格：古病名。即关格，临床表现为水谷不入（关闭），二便不通（阻格）。

⑰兵：泛指兵器。

纪老师说 ● ● ●

这是《四气调神大论篇》的第二段。讲究的是我们要踏着四季时令的点儿走，不要逆着来。

那么，逆着来的后果是怎样的呢？这第二大段讲的就是逆着来的后果。

"天气，清净光明者也，藏德不止，故不下也。"

天气是清净光明的，看似空无一物，实则包蕴万物，所谓天地有大美而不言。

周易系辞传的最后一句话是这样说的，"吉人之辞寡，躁人之辞多"，说的是有吉德高尚之人，自知为善不足，不得已不讲话；躁竞之人，急于自售，牢骚满腹，故其辞多。这种对比我们的生活中也有，十分鲜明。你看真正有品德修养的人，没有喋喋不休的；那些嘴巴不停的人，往往十分浅薄。

若只是这些外化表现也就算了，那些品德高尚、话也说得少的人，把自己的好德行越包藏起来，越被人看上去厚重，对他越加敬重；那些心浮气躁的人，天天说啊说，不停标榜自己，反而被人越看破绽越多，别说敬重了，根本就不招人待见。

至于老天爷，你骂它，没用，它一句话也不说；你夸它，也没用，它还是一句话都不说，它就那么含着，蕴着，藏着，一点儿都不外泄，所谓天机不可泄露，越是这样神秘莫测，越是被万民崇仰，所谓"人在做，天在看"，明明知道老天爷看了也就看了，它什么也不说，可是你就是心里害怕，有敬畏，觉得举头三尺有神明，能不做坏事的时候就尽量不做坏事，做了坏事也会惴惴不安，觉得天上有眼。

所以，无论我们生活在哪一个时代，占据什么样的地位，无论心里有多少欲求还未得到满足，无论多么普通微细，也是需要偶尔忘情的，多抬头看看清净光明的天空，它是仁慈的，对每一个生灵都有悲悯和启示。不要心机用尽，无法回头。

《列子·天瑞》记载了杞人忧天的故事："杞国有人忧天地崩坠，身亡所寄，废寝食者。又有忧彼之所忧者，因往晓之，曰：'天，积气耳，亡处亡气。若屈伸呼吸，终日在天中行止，奈何忧崩坠乎？'其人曰：'天果积气，日、月、星、宿，不当坠耶？'晓之者曰：'日月星宿，亦积气中之有光耀者，只使坠，亦不能有所中伤。'其人曰：'奈地坏何？'晓之者曰：'地，积块耳，充塞四虚，亡处亡块。若躇步跐蹈，终日在地上行止，奈何忧其坏？'其人舍然大喜，晓之者亦舍然大喜。"

"天明则日月不明，邪害空窍。阳气者闭塞，地气者冒明。云雾不精，则上应白露不下。"

如果好好的天，太阳暗昏昏的，月亮阴沉沉的，想想看，是不是恐怖片里的景象？到处邪气乱冒，愁云惨雾，完了，这个星球不正常了，要发生灾难了。生有孔窍的生物，包括人，就会被邪气侵害。我们凭着两只眼睛、两个鼻孔、两只耳朵、一张嘴和外界发生关联，发生能量转换的，现在外边的天地不再是正气，而是有毒的、邪恶的能量，人不受伤才怪。

去年快过年的时候，有一天夜里，要开车出门办一件急事，一出门，好家伙，那个雾霾，能见度不是说五十米，十米八米，直接就是不足一米，就是掉进浆糊桶里。天天走的路，居然不知道自己走到了哪里。前后左右都是雾，平时开车十分钟的路，我走了两个小时，而且，是开着导航走的，我在自己家门口迷路了！

愁云惨雾，日月无光，人也跟着没有精神。大家应该都有这个体会，天气不好的时候，心情也会很压抑。如果是火山喷发，云遮雾罩，把天和地阻隔开，无法交流，地表的植物、动物都无法生存，人当然也就无法生存了，"万物命故不施，不施则名木多死"。如果是大地震，山摇地动，或者大暴雨，一下好几个月的雨，天地状态都出问题，人啊、动物啊、植物啊，都会出问题。大瘟疫暴发、流行，死尸堆积成山。

《百年孤独》里那个名叫马孔多的小镇，经过了大雨和大旱的灾难，作者把这两种灾难都做了详尽的描写："雨，下了四年十一个月零两天。有时，它仿佛停息了，居民们就像久病初愈那样满脸笑容，穿上整齐的衣服，准备庆祝晴天的来临；但在这样的间隙之后，雨却更猛，大家很快也就习惯了。隆隆的雷声响彻了天空，狂烈的北风向马孔多袭来，掀开了屋顶，刮倒了墙垣，连根拔起了种植园最后剩下的几棵香蕉树。……暴雨把一切都搅乱了，甚至不会孕育的机器，如果三天不擦一次油，齿轮之间也会开出花朵；锦缎绣品的丝绒也会生锈；湿衣服也会长出番红花颜色的水草。空气充满了水分，鱼儿可以经过敞开的房门钻进屋子，穿过房间，游出窗子。

星期五下午两点，吉祥的红太阳普照大地，它像砖头一样粗糙，几乎像水那样清澈。从这一天起，整整十年没有下雨。马孔多成了一片

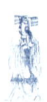

废墟。街道上是一个个水潭，污泥里到处都露出破烂的家具和牲畜的骸骨，骸骨上长出了红百合花。……雨后活下来的那些人——全是早在香蕉公司侵入之前定居马孔多的人——都坐在街道中间，享受初露的阳光。他们的皮肤仍像水藻那样微微发绿，下雨年间渗进皮肤的储藏室霉味还没消失，可是他们脸上却露出愉快的微笑。

八月里开始刮起了热风。这种热风不但窒息了玫瑰花丛，使所有的沼泽都干涸了，而且给马孔多生锈的锌板屋顶和它那百年杏树都撒上了一层灼热的尘土。……天气发疯似的热——那天晌午热得那么厉害，竟使鸟儿都迷失了方向：有的像一颗颗子弹飞快地钻进屋里，有的穿过窗上的铁丝网，死在一间间卧室里。

最初，人们都认为鸟是死于瘟疫的。家庭主妇们忙拿出全身的劲儿，清扫房间里的死鸟——午休的时候鸟死得特别多；男人们则一车一车地把死鸟扔下河去。

……几天以后，奥古斯托·安格尔神父，一个最新炼丹术的专家，来到这个市镇，他一本正经、大胆粗鲁，一天几次亲手敲打各式各样的钟，使教徒的心灵一直处于振奋状态；他还从这一家走到那一家，唤醒一个个贪睡的人去听弥撒。然而没过一年，奥古斯托·安格尔神父就不得不承认自己失败了：他也无力抵御滞留在空气中的惰气，无力抵御滚烫的灰尘——它到处弥漫，使得一切都显出衰老的样子。热得不堪忍受的午休时刻，摆到午餐桌上的肉丸子，总要使他昏昏欲睡。"

天地机能不正常，搞乱了人间，就是这样的地狱一般的景象。所谓"白露不下，则菀槁不荣"，"贼风数至，暴雨数起，天地四时不相保，与道相失"，结果就是"未央绝灭"，人没活到寿数，植物、动物没活到寿数，就死了，绝了，灭了。

在这种天地大变的动荡中，只有一种人能够不得千奇百怪的病，保持机能稳定，该怎么活就怎么活，这种人就是圣人。"唯圣人从之，故身无奇病，万物不失，生气不竭"。

"逆春气则少阳不生，肝气内变。"

少阳指的是胆，肝和胆互为表里，肝胆相照，它们是一对组合。胆储存的胆汁是肝分泌的。如果吃的东西太过油腻，胆汁就会帮助消化，所以我们吃了肉，可以吃点儿苦的东西助消化。如果胆汁分泌不够，就用一些外力助消化。

逆了春气，少阳不生，肝气就会出问题，胆功能就会衰退，胆汁分泌不好，会得胆结石。春天是生机萌发的时节，强行压抑自己的生机，胆汁不分泌，沉淀形成胆结石，甚至胆管内都出现结石，甚至肝管内都出现结石，胆、肝都伤了。

上了年纪的人，得结石的特别多，为什么？人一辈子不可能永远都恣意纵情对不对？总有在矮檐下低头做人的时候，这样小心翼翼地做人，肝胆受伤，结石就多。还会出现胆囊息肉，甚至胆萎缩。

要保护胆，就是不要逆春气，别压抑自己的胆气。还有，按中医的做法，要敲胆经。《黄帝内经》说："十一脏皆取决于胆，"胆气壮的人，能打架，也能打仗。胆气不壮的人，甚至切了胆的人，块头再大也没用，打不了架，也打不了仗。

中医认为，肝主筋。全身的筋脉都需要肝血的滋养。若是肝血虚，筋失所养，就会出现腰酸、腿抽筋等问题，严重的情况下还会导致浑身乏力。有的患者还会出现目眩、眼干、耳鸣、双肋疼痛、五心烦热、潮热盗汗等问题。一般来说，通过筋脉的三个症状可以看出肝脏有问题：一是半夜腿抽筋。抽筋也就是肌肉痉挛，肝血对筋脉有滋养功能，如果

肝血不足就会引起筋脉失养，由此容易导致腿脚抽筋。由于肝血不足所导致的腿脚抽筋，往往多发生在丑时，也就是凌晨1—3点这个时间段。这段时间是肝经所主的时间，肝血不足，筋脉失养，由此容易抽筋。可以吃点牛蹄筋，有一定的强筋功效。饮食上可以适当吃一点猪肝、木耳。还可以食指和拇指相对，对小腿进行揉捏，对于缓解腿抽筋有帮助。二是身体倦怠乏力，精力、体力常觉不足。中医认为肝主筋，若是肝功能异常，则血不养筋，容易疲倦。中医建议可以食用桑葚、柠檬等，因为酸入肝，酸主筋，适当吃点酸味食物能起到滋补肝血、荣养筋膜的作用。三是筋骨酸痛。常见原因一是肝血不足，一是肝经内有湿邪。肝血虚弱，筋失所养，自然就容易筋骨酸痛。另外，风湿内聚，久恋不去，也是造成筋骨酸痛的主因。若是肝血不足导致的筋骨酸痛，除了可以食用养肝补血的食物之外，可以经常按揉三阴交、血海、足三里等穴位，有较好的补血功效。如果是风湿所致，除了筋骨容易酸痛之外，关节还容易变形，可以用龙胆草、苦胆、秦皮来进行调理，能起到燥湿的作用。

"逆夏气，则太阳不长，心气内洞。"

夏天是一个热力勃发的季节，逆了夏气，这人心肠会硬，会冷，说话做事会让人觉得不可接受。

拿理学家来打比方吧，比如理学家讲克己复礼，什么叫克己？就是压制心里的想法和思绪，把波涛汹涌的思绪强行抹平，看起来是一脸平静，好像自己感受起来也是挺平静，其实不然，水底下不定藏着多少结成块的东西，结果搞得心如铁石。

所谓的复礼，就是要坚持"礼"，坚守"礼"，不光自己坚持和坚守，也要让别人坚持和坚守。中国古代的旌表牌坊，就是表彰那些守寡的妇人的。那些妇人平时过的什么日子理学家不会设身处地去想去同情，而是一味要求她们克己复礼。

但是，要求人的和被要求的，心里都藏了许多的负面情绪。一味讲"存天理，灭人欲"，难道人的欲望真的能够灭掉吗？既然不能，那就不能硬性地去灭，而要去引导，去疏泄。当然不是说要顺着欲望恣意妄为，那样也就天下大乱了。凡事要讲一个度。

至于在生活方面，逆夏气的时候太多了：吃冰棍、开空调、用冰箱都是把勃发的热力给硬生生压制住。

《黄帝内经·素问·四时刺逆从论》云："夏者，经满气溢，入孙络受血，皮肤充实。"本来夏天就是人体阳气旺盛、气血充盛、经络充盈，阳气外浮于体表，人体腠理疏松，汗孔开泄，以适应暑热的气候。我们的汗这时候要顺势排出。结果，我们面临的诱惑太大：天气太热了，想吃冰激凌、喝冰镇饮料、喝冰啤酒。但是，"升明之纪……其候炎暑，其令热，其藏心，心其畏寒……"虽然体表阳气充盛，但是却伏阴在内，夏天的体质是外热内寒，中焦脾胃功能相对较弱，脾胃喜暖，冷饮甚至冰水、冰块直接下肚，结果就是外邪直中。我们的脾喜燥恶湿，我们这么冷饮、冰食、冰啤酒一吃一喝，直接损伤脾胃阳气，导致中焦寒湿凝结，使脾胃运化功能直线下降。

还有，天气太热了，控制不住要开空调，宗旨就是不能出汗！尤其女孩子，出了汗会花了妆，汗流浃背的，多难看！可是，夏天本来就是该发散、该出汗的季节，该出的汗你不让它出来，后果是很严重的。一个劲儿地呆在室内吹空调，寒主收引，会导致人体气机收敛，腠理闭塞，汗液不能正常排出，身体本身的卫阳会被抑制，无从宣泄，结果导致内热——身体本该排出的热和汗，都被抑制在身体里了，不得不拿冷饮压制。结果吃冷饮就伤脾胃阳气，这就是恶性循环。所以，要适度运动，适度出汗，这样有助于人体气血流通，可促进阳气的运行和宣达气机，保持腠理的通畅，使暑湿随汗而解，这样在秋天就不会得疟疾了。

另外，夏天宜吃苦瓜，有的朋友就认准了苦瓜，天天吃，顿顿吃，这样又过了头。在炎热的夏天适量吃苦味食物，的确有助于祛除暑气，也防止阳亢。不过物极必反，苦味具有清泄火热、通泄大便的作用，如果大量吃苦味，又会损脾胃阳气；而且苦入心，能助心火而伐克肺气（火克金），到了秋天，会容易引起咳嗽等毛病。

还有，天气热的时候，人们的火气就大，动不动就想生气。一生气就动了肝阳之气，扰动心火，火上浇油，极度伤身。

那么，夏天应该怎么办呢？这本来就是一个发散的季节，想爱大胆爱，需要付出就大胆付出，钱该花别一个劲儿省着，汗该出别一个劲儿憋着。俗话说"冬吃萝卜夏吃姜"，夏天多吃一些姜，可以助发散；夏天易伤津耗气、易怒，发完脾气或者出了一身汗后，可来一碗生津止渴的酸梅汤。

还有爱美的女孩穿露脐装不好。建议夏天无论多热，睡觉的时候，都要穿睡衣，不要赤身露体，尤其不要露肚皮。实在怕热，穿一个小肚兜也可以。这一点贾宝玉就很讲究，或者说服侍他的人讲究，袭人讲究。夏日的一天，宝钗去看宝玉，宝玉在床上睡着了，袭人坐在身旁，手里做针线，做的就是一个白绫红里的兜肚，上面紮着鸳鸯戏莲的花样，红莲绿叶，五色鸳鸯。"宝钗道：'嗳哟，好鲜亮活计！这是谁的，也值得费这么大工夫？'袭人向床上努嘴儿。宝钗笑道：'这么大了，还带这个？'袭人笑道：'他原是不带，所以特地做得好了，叫他看见由不得不带。如今天气热，睡觉都不留神，哄他带上了，便是夜里纵盖不严些儿，也就不怕了。'"

所谓的"心气内洞"，先伤小肠，然后伤心，伤到"心气内洞"的地步。我们平常人，有平常的心窍就可以了，不能漏。心是藏神的地方，心窍漏了，人就迷迷糊糊，跟丢了魂一样。留心你自己的精神状态，任何精神方面的异常，都有物质方面的原因。

"逆秋气，则少阴不收，肺气焦满。"

秋天本来就是收敛的季节，少阴不收，可不就出问题了？

秋天是吃水果的季节，要多吃水果。年轻时读老舍的《四世同堂》，对他写的北平的中秋水果真是流口水："中秋前后是北平最美丽的时候。天气正好不冷不热，昼夜的长短也划分得平均。没有冬季从蒙古吹来的黄风，也没有伏天里挟着冰雹的暴雨。天是那么高，那么蓝，那么亮，好像是含着笑告诉北平的人们：在这些天里，大自然是不会给你们什么威胁与损害的。西山北山的蓝色都加深了一些，每天傍晚还披上各色的霞帔。

在太平年月，街上的地摊和果店里都陈列出只有北平人才能一一叫出名字来的水果。各种各样的葡萄，各种各样的梨，各种各样的苹果，已经叫人够看够闻够吃的了，偏偏又加上那些又好看好闻好吃的北平特有的葫芦形的大枣，清香甜脆的小白梨，像花红那样大的白海棠，还有只供闻香儿的海棠木瓜，与通体有金星的香槟子，再配上为拜月用的贴着金纸条的枕形西瓜与鸡冠花，可就使人顾不得只去享口福，而是已经辨不清哪一种香味更好闻，哪一种颜色更好看，微微的有些醉意了！

那些水果，无论是在店里或摊子上，又都摆列的那么好看，果皮上的白霜一点也没蹭掉，而都被摆成放着香气的立体的图案画，使人感到那些果贩都是些艺术家，他们会使美的东西更美一些。况且，他们还

会唱呢！他们精心地把摊子摆好，而后用清脆的嗓音唱出有腔调的'果赞'：'唉——一毛钱儿来耶，你就挑一堆我的小白梨儿，皮儿又嫩，水儿又甜，没有一个虫眼儿，我的小嫩白梨儿耶！'歌声在香气中颤动，给苹果葡萄的静丽配上音乐，使人们的脚步放慢，听着看着嗅着北平之秋的美丽。"

吃东西上也要适当进补。还有，秋天阳气不够，展望前路，寒冷的冬天正在路上，所以难免有悲伤的情绪，所谓好花不常开，好景不常在。如果过于悲伤，伤的就是太阴，也就是手太阴肺经。肺气焦满，要么拉肚子，要么便秘。还会流鼻血，就是不流鼻血，也会觉得鼻内干燥，呼吸都难受。这个我非常有体会，每到秋天，鼻子就干，实在不行，就蘸点水往鼻子里吸一点，缓解一下。中医建议我吃梨，再蒸点贝母吃，鼻子就又湿润了。还可以经常按摩一下鼻翼两侧的迎香穴。

"逆冬气，则太阴不藏，肾气独沉。"

冬天到了，如果不好好闭藏自己，会直接伤肾，结果是肾气独沉。肾是藏精的，肾伤后，会漏精。这时候就需要补肾。补肾不是催发肾精，不是提升欲望，不是要吃那种所谓的"大补"的药，而是要用生地黄、地骨皮等凉性的药。如果症状不重，那就早睡晚起，吃五谷杂粮，身体有自我修复的功能。补过头，出现肾结石，就不好了。

"夫四时阴阳者，万物之根本也。所以圣人春夏养阳，秋冬养阴，以从其根。逆其根，则伐其本，坏其真矣。故阴阳四时者，万物之终始也，死生之本也。逆之则灾害生，从之则苛疾不起。是谓得道。"

"四时"，想想看，这是多么美的词汇。四季分明，物产交错，什么节令做什么饭，什么气候吃什么果。我们要对四时变化感应鲜明，不能浑浑噩噩。"感知"这个东西可不是带刻度的，不是仪器仪表，它是完完全全取决于你自己的感觉、知觉，听上去很玄，但是，却实实在在地存在。

有的人感知不明显，有的人感知特别明显。圣人的感知就特别明显。

《黄帝内经》把做人分成四个层阶，最高层阶的是真人，他们能够提挈天地，把握阴阳，也就是能够像上帝、佛祖那样，能够拨转星辰，把世界改头换面。这种摧天坼地的力量，绝大多数的人都不行。真人以下是至人，这些人好比会飞的神仙，既有游行天地的神通，又能视听于八达之外的感知能力。至人以下就是圣人，圣人不再是和凡人拉开距离，不理凡俗的神仙，他们不是《三生三世十里桃花》里的那些个上神啊、上仙啊什么的，他们算是到凡间体验生活的神仙，"适嗜欲于世俗之间"，凡人吃什么，他们也吃什么，凡人干什么工作，他们也干什么工作。但是他们比凡人了不起的一点就是能够和于阴阳，和于阴阳的标志就是随着天地之间季节转换的步调走，"春夏养阳，秋冬养阴"。

这个其实看上去蛮简单，也蛮好理解的。冬天过去啦，日照时间一天比一天长啦，阳气越来越足啦，我们当然是要养阳啊。然后，到了秋冬，日照时间越来越短，天黑得越来越早，太阳早早就不肯露脸了，我们当然就要养阴。

这个养，就是我们现在天天讲的"养生"的"养"。"养生"被我们快讲滥了，讲烦了，讲得臭大街了，可还是要讲。

你这辈子有的生命就像一棵花树，你好好地养它，顺着天地的气息走，你这棵树长得就壮，开花就多，花期就长；你逆着天地的气息走，你这棵树就长得弱，开花少，花期短，说不定早早就枯萎了。

春天阳气萌动，敏感的人会感觉到自己的心里也痒痒的，哎呀，

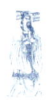

好想谈场恋爱。有的人会疑惑：莫非是我不正常？为什么总感觉有点想哭，有点想笑，有点小憧憬，想谈场小恋爱？不是，这个很正常。春天就是发情的季节，人是感情动物，当然会感受到春情萌生。当然，我们不是动物，不能乱爱，也不能随便播种收获，但是，这种心理是正常的，我们要明白这一点。

夏天阳气勃发，热力四射，敏感的人也会感觉自己有使不完的劲，不是想不想谈恋爱了，而是想着要好好地建一场功，立一场业，好不辜负大好年华。所以你看原来的那种老宣传画，筋肉虬结的壮年男子，头上包着头巾，穿着汗褡背心，攥着拳头，鼓起胸膛，目光热烈，直视前方，看起来就是想要大干一场的模样。为什么不画他穿着大厚棉袄的模样？因为那样气息不和。夏天就该是这样的模样。到了冬天，穿上大厚棉袄，就不是攥着拳头、鼓起胸膛、大干一场，而是袖着袄筒子，蹲在墙根，下下象棋，晒晒太阳，唠唠家常。为什么？因为夏天是养阳，到了冬天，该是养阴了。

所以春天和夏天，吃东西要注意，不能因为天气越来越热就吃冰棍、喝冷饮。越是夏天，越要发汗，多吃些姜就好。

到了秋天，天高气爽，这时候是要养阴的，多吃些滋阴润肺的东西。天地生人，它也养人，知道秋天干燥，就出产好多滋阴的水果，应有尽有，人要多吃些。夏天不能多吃肉，到了秋天就要贴秋膘。

到了冬天，寒风凛冽，要窝冬。如果你到了秋天不养阴，拼命运动，流大汗，要不然就跑去冬泳，那就有大麻烦，"坏其真"，坏了自己的根本。坏了根本，就闹毛病。

"道者，圣人行之，愚者背之。从阴阳则生，逆之则死，从之则治，逆之则乱。反顺为逆，是谓内格。"

道，圣人身体力行；愚民相左相背。

天地大道，至简至公。这个道理其实大家都懂，但是圣人就能够身体力行，我们普通人就至繁至私。这一点别不承认，我们活得就是太繁琐，私心太重。

我们要学会过一种简单随顺的生活，不要和天地至简的大道逆着来。

沿着正直的道路前进，不环顾别人的歧途曲径，避免烦恼倍生。

与宇宙和世界和谐的东西，也要与我和谐，与宇宙和世界恰如其时的事，于我也是恰如其时。

我闻花香，像花一样盛开，吃果子，像成熟的果实一样发出香气，我也是自然的一枚果实。

只做必要的事情，必要的事情总是很少，做完之后可以有足够的时间沉思。

不成为任何人的暴君，不成为任何人的奴隶。

人们代代婚育、生病、死亡、交战、饮宴、贸易、耕种、奉承、自大、多疑、阴谋、诅咒、抱怨、恋爱、聚财，然后代代不复存在。日光之下并无新事，所以不过分关注小事。

既已不久人世，努力朴素单纯。

不断回到自身，和不好的环境也能达到较大的和谐。

体重和生命的长度都是分派好的，所以不企图改变命定的份额，不增肥，不减重，不因为想长寿而做很大的努力，吃很多的药。

不因未来的事困扰现在的你，假如它必然发生，那就无法阻挡，假如它未必发生，就是杞人忧天。

不横眉立目，不蹙眉苦愁，因为这样的神态都是不自然的，会丧失天然的美丽清秀。

眼里有星球运动，少些邻里纷争，眼里有缩微的世界，少些尘世的芜秽荒杂。眼光更高远，灵魂才更自由。

果子坏了，扔掉它。脚上有刺，拔掉它。不去问个不停：果子为什么坏掉，脚上为什么会有刺。

不对的，不做，不真的，不谈。

能够这样做，这就算是知"道"而且行"道"了。你的内心达到和平，不再做自我斗争，不起内乱，也就不伤自己的心神，身体也就轻健。

一直特别喜欢庄子这个人物，但是庄子也不是凭空出现的。

那个时代草木葳蕤水汽多，禽飞兽走有天和。可是那个时代也不是天堂。即便地广人稀，只要有人在的地方，人间种种规则便是同样适用的。人们一样爱当官，爱钱，爱美色——爱用这些东西来证明自己是有用的。

所以，即使庄子生在那个时代，他也是一个异类，需要突围。

他营造了一个世界，命名为乌何有之乡，在里面种了一棵大椿树，结了一只大葫芦，养了一只鲲鹏，变成一只蝴蝶，一边做梦一边说，是我梦蝴蝶呢？还是蝴蝶梦我？

那棵大树真大！盘曲虬结无用处，人人弃之不顾，他却奉之为宝，因它无所可用而尽天命，且它的大树底下，荫蔽了多少人哪，哪朝哪代没有人在它的树下歇过凉呢？

那只葫芦真大！装水举不起，剖瓢又无处放，别人想打碎它，省得占地方，庄子却放之于四海，骑上它遨游天下，风吹衣袂无牵挂。

那只鲲鹏抟扶摇而上者九万里，一翅膀能从北冥飞到南冥。真大啊，真大。

所以庄子是崇尚大的。

因为他的心大。心大了，寻常人等视为鲜美可口的功名利禄，就不在他的话下。惠子相梁，庄子往见，旁人进谗言说庄子要来取而代你啦，他就害怕。庄子说凤凰非梧桐不止，非练实不食，非醴泉不饮。猫头鹰得腐鼠，凤凰过之，猫头鹰仰而视之曰'吓！'"今子欲以子之梁国而吓我邪？"

我们爱清高，更爱功名；爱自由，更爱有用，抢着当参天大树，好叫人锯了做房梁；他却是奉无用为至用，奉无价为至价。

孔子好比是仙丹，到处奔波讲学求官，在世情的熔炉里生生熬炼，一个入世的英雄就诞生了。释迦好比是嘉树，原本是红尘中的王子，却不忍见凡间苦难，是以出家面壁凡有九年，一朝得道，创立教门，教众绵延。

庄子的生平却是叫人摸不着头脑。他只是一个小小的漆园吏，生活中既没有发生惊天动地的大事，也没有过颠沛流离。据说他拜老子为师，受其点化，又得《道德经》真传。可是老子点化他也不过三言两语，论著当时未必有，是老子骑青牛出函谷关，才遗下道德真言五千字。就算是当时已有，又能怎样呢？也不过五千个字而已。现在典籍满坑满谷，也不见出一个半个庄子。

一直喜欢《儒林外史》里的那个王冕。幼时学得画荷花，性情也染上荷花香。不满二十岁就把那天文地理，经史上的大学问，无一不贯通。却不求官爵，不交朋友，终日闭户读书。"又在楚辞图上看见画的屈原衣冠，他便自造一顶极高的帽子，一件极阔的衣服，遇着花明柳媚的时节，乘一辆牛车载了母亲，戴了高帽，穿了阔衣，执着鞭子，口里

唱着歌曲，在乡村镇上以及湖边到处玩耍。"奉养得母亲辞世，听得朝廷行文要征聘他出来作官，若是放在旁人身上，便是手之舞之，足之蹈之，他却是收拾收拾，连夜逃之。文人学士都称他作王参军，究竟王冕何曾做过一日官？

这是一个真正的活明白了的人，庄子一脉的人物。

现世里一定还有那样的人在。也许他不读书、不识字，或许很高贵，或许很卑微。可是自由是一粒种，只要一颗真心在，就是养得它发芽的厚土和清水——庄子也未必是师承任何人，他只是肯听见、明了、遵从自己那浩瀚、无穷、宽广的内心。而他的内心，是骑坐在"道"的身上，随着这条叫作"道"的真龙入雾腾云。

其实，不用想那么复杂，你一根筋地去做一件事情，心无旁骛，也就能够到"道"的境界，比如电影《阿甘正传》里的那个一根筋的阿甘。

我看到一篇影评，确实把他引为老子"无为"思想的同道人：

"本片最吸引人的地方就在其隐藏在主人公行为下的哲学，让我们暂且称其为'Gumpism（阿甘哲学）'吧。仔细思考一下阿甘哲学的本质，你会惊奇地发现阿甘哲学和中国古代历史上两个著名的思想有异曲同工之妙。一个是道教老子提倡的'无为'思想。任凭周围的世界如何变化，阿甘总是我行我素。他从来不是事件的发起者，只是像风中的羽毛一样响应着那些事件，始终保持着自己思想的纯净和无忧无虑。而那些尝试去改变，与历史进程作斗争的人都最终受到了相应的惩罚。阿甘的处世态度，就是一种被动的、自愿的、随波逐流的态度。

无为思想之所以在本片中得到推崇，是因为理性——这种做任何事都必须有理由的原则的集合——被证明是容易犯错误的。拿布巴为例，在临死的时候，布巴问阿甘'为什么'，阿甘只是简单地回了句'你要死了'，英文原文更简单，就是'You died'。这种回答拒绝了给布巴的死提供任何解释，而事实上阿甘完全可以从政治、经济、社会等各方面给予布巴越战起因的深层次的解释，他不这样做的原因就是：在布巴只有几秒钟存活时间的状况下，一切解释都是多余和毫无意义的。或者也可以理解为，越战本身就是一场错误的战争，没有人能给出一个合适的理由来解释它为什么发生。片中还有一个例子就是美国前总统约翰·肯尼迪的遇刺事件，本片同样没有给出任何解释，从历史的角度来看，这一安排是十分合理的，因为数十年来美国人一直未能弄清肯尼迪遇刺的真相，所以影片里如果给出任何解释都将会是很愚蠢的。阿甘在理性（rational）和合理性（reasonable）之间，选择了后者作为自己的人生哲学。

阿甘哲学还有一个重要的特征就是它的不可表征性。当阿甘准备在华盛顿纪念堂前进行反战演说时，话筒的电源正好被周围的人群不小心给切断了，当话筒恢复有声状态时，阿甘刚好已经说完了。在场的观众和银幕前的观众都没能知道阿甘究竟说了些什么。阿甘跑遍全国的壮举吸引了许多忠实的追随者，当被问及是何种宗教信仰让阿甘坚持下来的时候，阿甘什么也没有说。阿甘式的真相，是由它的不可表征性来定义的。"

"道"，本身就是不可表征的，它非常简单，但却是"不可说，不可说，一说便是错"。那就什么也不说，你去打开身上的每一个感知的毛孔，然后顺着感知指引的方向走。感觉才是最准确的语言。

"反顺为逆，是为内格"，内格，就是内斗，自己和自己斗得不亦乐乎，不消停，就是内心冲突激烈，内心戏特别丰富。这样的人，会给

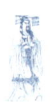

自己带来灾难。最好就是顺着天性来，人活几十年，不就是为的五个字么：我为我的心。这个看起来和时下流行的"成功学"相悖，事实上，能够做到"我为我的心"才是真正的成功呢。

心是不说谎的。得了名的人说出名无趣，得了利的人又说发财无趣，那这样的活法大抵就是无趣。真正的有趣是想出名的人出了名，体味到出名的趣味；想发财的人发了财，体味到发财的趣味。这个"味"有了，像舌尖上吮着一枚几千斤重的青橄榄，这个活法就算成功了。所以对于钻营求官也好，谋求发财也罢，沽名钓誉也中，都不必去骂，只要人家觉得有趣，且又不祸国殃民，就是成功。对于辛苦谋生的人也不必去怜，对于挂冠归里的人也不必去敬，只要人家觉得活得有趣，那就是成功——人家的成功与你何干，作什么翻唇弄舌、评长道短？

陶渊明回了家，喝着薄酒，看着庭院里的树枝，在自家的小园子里转悠转悠，看看天，看看云，看看鸟。天晚了，还不愿回屋。不要高朋满座，不要你来我往，就这么出门访访田野沟壑，林木清泉，和田地里干活的老农谈两句天。他在那个社会的普遍价值体系里，算是失败的吧？可是这样的活法却赢得了自己的欢心。

陈忠实去世了，他的《白鹿原》写得实在是好。我到现在也搞不明白他做过什么样的官，担当个什么职位，因为他在官位上毫无建树。他就是写小说的人，他就喜欢写小说，让他在当官和写小说二者选一，他必选写小说，因为不写会要了他的命；若是为做官而弃写小说，他会不开心。

濮存昕不爱当北京人艺的副院长，他就爱做演员："让一个演员介入管理，真的不行，这是把我毁掉。我自始至终都是演员，我自己评定自己，我那点水平，撑不起人艺的发展方向。"哪个是成功，做演员还是做院长？很显然大家都认为是做院长，可是让他做院长，不让他演戏，他会死，会病。你说对于他的心来说，哪样才是成功？

无论什么境地，什么情况，悠游卒岁也好，官高位显也罢，发大财也好，戴着草帽下大田也罢，你的活法应了你的心，就是成功了。哪来的什么成功学？人生目标就是五个字：我为我的心。

"是故圣人不治已病治未病，不治已乱治未乱，此之谓也。夫病已成而后药之，乱已成而后治之，譬犹渴而穿井，斗而铸兵，不亦晚乎？"

扁鹊见蔡桓公的故事，我们从小就学过。

扁鹊见蔡桓公，立有间，扁鹊曰："君有疾在腠理，不治将恐深。"桓侯曰："寡人无疾。"扁鹊出，桓侯曰："医之好治不病以为功。"

居十日，扁鹊复见曰："君之病在肌肤，不治将益深。"桓侯不应。扁鹊出，桓侯又不悦。

居十日，扁鹊复见曰："君之病在肠胃，不治将益深。"桓侯又不应。扁鹊出，桓侯又不悦。

居十日，扁鹊望桓侯而还走。桓侯故使人问之，扁鹊曰："疾在腠理，汤熨之所及也；在肌肤，针石之所及也；在肠胃，火齐之所及也；在骨髓，司命之所属，无奈何也。今在骨髓，臣是以无请也。"

居五日，桓公体痛，使人索扁鹊，已逃秦矣，桓侯遂死。

这个蔡桓公，就这么傻，说什么"医之好治不病以为功"，其实，能够治未病的医生，才是好医生，圣人级别的医生。

我们讲，好的帝王治理国家，讲究"垂拱而治"，看起来是垂衣拱手，毫不费力，那是因为他们有一颗圣明的心，能够及早预见问题，及早处理问题,把问题消灭于无形。所以,别人看他省心,他自己治理国家的时候也省心。

我们对待自己的身心,就应当像帝国对待自己的国家一样,不是哪儿出了乱子再治哪儿,应该是能够顺应天地和时势,让它不出乱子;或者在它即将出乱子的时候,就已经发现它要出乱子,然后先下手为强。

现在年轻人患癌症挺多的,所以平时不要掉以轻心,要治未病。一个27岁的年轻人,患上了急性T淋巴细胞白血病,俗称血癌。他用自己的亲身经历给大家上了一课:"2016年5月生病至今,我一直在思考一个问题,为什么我会得这个病?没有怨天尤人,只能说咎由自取,种种迹象,铁一般的事实告诉我,都是因为我懒!

现代医学已经证实,每个人身上都有癌症基因,发病与否取决于原癌基因是否被激活。我想我的懒,让我身体内的癌症基因天时地利,电光火石般地被激活了。

我是一个对自己很苛责的人,经常会给自己很大压力,总是很焦虑,焦虑到整夜整夜睡不着。睡眠差导致我不会起来吃早餐。

我大学毕业后在广州工作,一线城市的生活压力也大,吃饭基本都是外卖。晚上好不容易有点时间,更不想轻易结束这短暂的欢乐时光,没有时间好好吃饭,没有时间好好锻炼,没有时间好好休息,也不想花这个时间。

我想我的描述你都懂,因为当今社会的年轻人有多少个人不是自诩懒癌晚期、熬夜、喝酒、暴饮暴食,有一餐没一餐是常态,能坐着不会站着,能躺着不会坐,能坐电梯不会走楼梯,懒癌请自动对号入座。"

为此,他还提出几点防癌——不是抗癌啊,是防癌建议:

一、不熬夜。

二、按时吃饭。

三、不要久坐，一个小时起来活动一下。

四、学会疏导情绪，不是不许自己生气，而是让自己没气可生。

五、适当进行养生，小酌可以，不要抽烟，喝白开水，不喝饮料。每顿七分饱，晚饭更要吃得少。多吃菜少吃肉。

就这简单的几点，就能防病了，多好。可是对照一下自己，你能坚持几条？

那，再进一步，如果病已生，乱已成，怎么办？难道说就是晚了，等死了吗？

不对，不应该这样想。

这里转述另外一个癌症病人的体验：他腹胀、胃口不好，隐疼，去医院体检，结果查出胃癌。病人虽然貌似积极配合，若无其事，内心却是逐渐沉寂，无助，绝望，感觉濒临崩溃，被泰山压顶般地恐惧："因为癌症是和死亡、无可救药紧密联系的，所以对于死亡的恐惧笼罩了生命的一切！每当有什么事分散了一下注意力，心情变好一点，猛然想起自己已经是癌症病人，立即猛然心头一堕，立即心灰意冷！这是让自己最难受、让一切活力尽失的根本。"而且，想到种种生命的遗憾，感到深深的悲哀："孩子还没有结婚，孙子还没有见面，我就走完人生吗？我还有好几个人生计划，准备实行，就这样撒手吗？……人间美好，科技发展，就这样和我再无关系了吗？我想活着，继续天伦之乐，继续享受生活的一切，包括成功，失败，沮丧……甚至被追债都无所谓，那是生活！是令人留恋的生活！但是，我就这么告别吗？"经过了化疗、放疗，解决不了根本问题，而且副作用巨大，还要在一度治疗之后随时准备扩散，复发，这些都让人看不到一丝希望。胃口没有了，快乐没有了，欲望消失了，人，成了等死的动物，已经不再是原来意义的人。无论周围人怎么看自己，自己也觉得他们是笑话、鄙视自己的，自己是人生的失败者！

以上就是癌症的残酷体验。

所幸这位病人醒悟了，他觉得解决心理问题，其实比放疗化疗还重要。真正的治病，是从内心解脱开始。无论得的是什么病，所谓"病有千般，不离阴阳。人有万种，总是名利"。真正治病，必须由心入手才能根本痊愈。

就如一名老中医所讲，疾病是体内五毒焚烧的结果，五毒包括怨恨恼怒烦，是人生的心灵痛苦和无穷疾病的来源。所有的病都是由自己造成的，由身造，由性造，由心造。而祛病也必须由身、性、心开始。单纯地依赖药物和手术，只是治身的层次，不可能达到治性和治心的效果。

得了重病的情况下，一定要懂得，养心即治病。

中医认为：心主神，心为五脏六腑之大主。心藏君火，君火以明，主不明则十二官危。心之神可统五脏之神，包括脾之意，肺之魄，肾之志，肝之魂，皆由心神所主管。如果能把心神调整好，那五脏之神皆可得到调整。

唯物主义哲学讲精神影响物质。精神是形而上的东西，却影响着形而下的身体。从中医的角度来看，精神决定着身体的健康。只要精神健康，则五脏六腑就能趋向于健康。

所以说，养心即治病。

调养心神的方法有很多。比如心理上的治疗，让病人的心神获得解脱。或者心中充满善良和爱意，这也是平衡心神的办法。或者一心向善行善，借由心中的善念来引导脏腑气机平衡，亦有效果。

对于人类的大多数疾病来说，爱是一种非常好的治疗剂。爱人，尤其是从心底去爱人、宽恕人，以此来终结自己的五毒内焚，结果也能终结我们自己的疾病。

所以，我们要爱人、爱每个生命、爱这个世界，以爱的心态来对待我们周围的花草树木，飞鸟走兽。因为爱而珍惜，珍惜自己的生命，同时也珍惜每个生物的生命。不害己，也不害人，不害其他生命。让爱心把自己融化到万事万物当中，这样就能使我们的心灵充满快乐，能让我们的身体恢复健康，因为当我们处于爱的状态，那是最平静、最详和、最有利于康复的状态。此时心身全部得到放松，五毒的内灼可以被彻底地消灭于无形之中。

除了爱，还要快乐。快乐是治病的关键。

朋友们想一想，你有多久没有微笑了？有多久没有开心地面对这个世界了？你在烦什么？在跟谁过不去？你又从这不开心、不快乐中得到了什么？无非疾病罢了，无非痛苦罢了。

如果每天都愉快，都真心快乐，就能让心神得养，"阴平阳秘，精神乃治"，于是脏腑安定，气血和调而病痛减轻。

生了大病的人，不仅病痛折磨，而且心灵不安。长此以往，恶性循环。所以，要治病，先想办法让自己的精神好起来，让精神好起来的办法就是让自己快乐起来，以快乐的心态来对待自己的疾病。不烦恼，不忧愁，不恨怨，让快乐渗透进身体的每个器官、组织和细胞，五毒侵袭不到肌体，疾病也会减轻，甚至彻底痊愈。

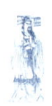

纪连海谈 黄帝内经

生气通天论

原文

黄帝曰：夫自古通天者，生之本，本于阴阳。天地之间，六合之内①，其气九州、九窍②、五藏、十二节，皆通乎天气。其生五③，其气三④，数犯此者，则邪气伤人。此寿命之本也。

苍天⑤之气，清静则志意治⑥，顺之则阳气固。虽有贼邪⑦，弗能害也，此因时之序。故圣人传⑧精神，服天气而通神明⑨。失之则内闭九窍，外壅⑩肌肉，卫气⑪散解，此谓自伤，气之削也。

阳气者若天与日，失其所则折寿而不彰⑫。故天运当以日光明，是故阳因而上，卫外者也。

因于寒，欲如运枢⑬，起居如惊⑭，神气乃浮。因于暑，汗，烦则喘喝，静则多言⑮，体若燔炭，汗出而散。因于湿，首如裹⑯，湿热不攘⑰，大筋緛短⑱，小筋弛⑲长，緛短为拘⑳，弛长为痿。因于气，为肿，四维㉑相代，阳气乃竭。

阳气者，烦劳则张㉒，精绝㉓，辟积㉔于夏，使人煎厥㉕。目盲不可以视，耳闭不可以听，溃溃乎若坏都㉖，汩汩㉗乎不可止。阳气者，大怒则形气绝，而血菀于上㉘，使人薄厥㉙。有伤于筋，纵，其若不容㉚。汗出偏沮㉛，使人偏枯㉜。汗出见湿，乃生痤痱㉝。高梁㉞之变，足生大疔，受如持虚。劳汗当风，寒薄为皶㉟，郁乃痤。

阳气者，精则养神，柔则养筋。开阖不得，寒气从之，乃生大偻

㊱。营气不从，逆于肉理，乃生痈肿。陷脉为瘘㊲，留连肉腠㊳，俞㊴气化薄，传为善畏，及为惊骇。魄汗㊵未尽，形弱而气烁㊶，穴俞以闭，发为风疟。

故风者，百病之始也，清静则肉腠闭，阳气拒，虽有大风苛毒㊷，弗之能害，此因时之序也。

故病久则传化㊸，上下不并㊹，良医弗为。故阳畜㊺积病死，而阳气当隔，隔者当泻，不亟正治，粗㊻乃败之。故阳气者，一日而主外。平旦阳气生，日中而阳气隆，日西而阳气已虚，气门㊼乃闭。是故暮而收拒，无扰筋骨，无见雾露。反此三时㊽，形乃困薄。

注释

①六合之内：六合，即东西南北四方及上下；六合之内，代指天地之间。

②九州、九窍：九州，古代把中国地区分为冀、兖、徐、青、扬、豫、荆、梁、雍九个区域，简称九州；九窍：指眼、耳、口、鼻及二阴；十二节：四肢各有三大关节，上肢：腕、肘、肩；下肢：踝、膝、髋，共十二节。

③其生五：其，指天之阴阳。五，指金、木、水、火、土五行。

④其气三：指阴阳之气各有三，即三阴三阳。

⑤苍天：天空，天气。

⑥治：平和调畅。

⑦贼邪：贼风邪气，泛指外界致病因素。

⑧传：通"抟"，专一，集中。

⑨服天气：即《上古天真论》之"呼吸精气"，吸收天地之气。神

明：指阴阳的变化。

⑩壅：阻塞。

⑪卫气：属于阳气的一种，如同保卫于人体最外层的樊篱，所以称"卫气"。

⑫折寿：短寿。不彰：不明。彰，明，著。

⑬运枢：因天寒，当深居周密，如枢纽之内动，不应烦扰筋骨，使阳气发泄于皮肤，而为寒邪所伤。

⑭惊：妄动。

⑮烦则喘喝，静则多言：指阳证热证的一种表现。喝，是指喘促而发出的一种声音。

⑯首如裹：头部沉重不爽，如有物蒙裹。

⑰攘：排除。

⑱緛短：收缩。

⑲弛：松懈。

⑳拘：蜷缩不伸而拘挛。

㉑四维：古人认为天由四柱支撑，称作"四维"。这里指人的四肢。

㉒张：亢盛而外越。

㉓精绝：是指水谷精气衰竭。因阳气亢盛而导致阴精伤耗。

㉔辟积：病久积累。辟，通"襞"，裙褶。这里引申为累积。

㉕煎厥：病名。因为这种厥的发生不是偶然的，而有其一定的原因，如物之煎熬而然，因此称煎厥。临床表现为耳鸣、目盲、突然昏厥。

㉖溃溃：溃决。都：水泽所聚之处。

㉗汩汩：象声词，形容水势汩汩而不可遏止。

㉘血菀于上：血淤于头部。菀，蕴淤。

㉙薄厥：即"暴厥"，发病急骤之厥证。

㉚不容：肢体不能随意运动。

㉛汗出偏沮：汗出偏于身体半侧。

㉜偏枯：半身不遂。

㉝痤：小疮疖。痱：汗疹。

㉞高：同"膏"，指肥甘之味。梁：同"粱"，即细粮、精米。

㉟皶：粉刺。

㊱大偻：曲背。

㊲陷脉：邪气深入脉中。瘘：凡日久成脓溃漏，都叫作"瘘"。

㊳留连：留滞。肉腠：肌肉纹理。

㊴俞：通"腧"，经络的孔穴。

㊵魄汗：自汗。魄，本意是与人体同时存在的生理本能，如目视耳中的。熟语有"体魄"一词。这里的"魄"可理解为"体"，魄汗，即体汗、自汗。

㊶气烁：气消。

㊷苛毒：厉害的毒邪。

㊸传：病邪传入其他经络或脏腑。化：变生其他病证。

㊹上下不并：上下之气不相交通。

㊺畜：同"蓄"，蓄积。阳气蓄积之后就乖隔不通，所以说"阳气当隔"。

㊻粗：粗工，技术低下的医生。

㊼气门：汗孔。中医认为肺主气，司呼吸，外合于皮毛，故皮肤的

147

汗孔称为"气门"。

㊽三时：指平旦、日中、日暮。

纪老师说 ●●●

所谓的《生气通天论》，生气，不是发脾气，是我们活着的气息，指生命力、生机。

我们通常好说"风气"怎样怎样，春天了，有的老人们就会说："春天风气高，容易发病，"基本上指的是春天多风，干燥，病菌易传播，所以人们爱生病。

又有人会批评现在社会风气不正，歪风邪气盛行。这里所谓的风气，就跟靠风力传播的病菌一样，一个人做了不好的事，没有受到惩罚，反而尝到甜头，于是大家纷纷群起效仿，跟一阵风一样，到处传播不健康的气息，使人的思想染病，所以说风气不正。

所以，风起的是一个传播作用，无气不成风。

佛家讲四大：地、火、水、风。风这种东西是透明的，天地间没有任何一个参照物，你置身包裹严密的室内，就丝毫感觉不到有风无风。想要判断风的有无，你要看树枝有没有在动，塑料袋有没有飘起来，猫猫狗狗的毛有没有被吹起来或者侧耳听一听有没有风声。如果一点儿特征也没有，我们可以说："现在没有风"。事实上，怎么会没有风呢？只不过是风没有刮起来而已，它在静止的状态下，就称作"气"。

就像人的思想和行为的关系。你打架了、骂人了、偷盗了或者给抱小孩的妇女让坐了，扶老人家过马路了，这些都会外化为你的行为，我们都能看得见，能够感觉得到，我们看不见的是你头脑里的思想，这些才是真正推动你的行为的动力。外化的行为可以称为"风"，头脑中的思想可以称为"气",二者内在逻辑关系紧密。

上次我见到一个男士,四十多岁,初次见面,一打眼就十分诧异:这个人的脸上蒙着一层黑灰的气色,像雾一样,朦朦胧胧。我心里一惊。后来不等我问,他就说了,他开车载着妻子和两个孩子回老家,在高速公路上出了车祸,副驾驶席上的妻子当场死亡,后座的两个孩子也受了重伤,他在驾驶位,伤得轻一些。如今丧事刚办完不久。我这才明白,他脸上是一股子霉气。

我们通常会说人逢喜事精神爽,你走在大街上,确实会见到有人红光满面,额头亮堂堂。上面那位男士,脸上蒙的是一层霉气,而有喜事的人,脸上蒙的就是喜气、生气。生的气息非常动人,也非常吸引人,所以人们会围绕在生气足的人身边,流连不去。而病气、霉气让人不由自主地感到压抑、想逃避。我的老父亲病重的那些日子,我天天往老家跑,回家给他擦擦身子,喂喂水。他不喊,不叫,不累人,就那么躺着。到最后那几天的时候,不管你信不信,满屋的病气,压得我根本在屋里待不住。

所以,"生气通天"的意思,大约就是天地本身生生不已,人的生命也是这样,死生交迭,新旧更替,生生不已,恰合了天地本身生生不已的大体意思。

"夫自古通天者,生之本,本于阴阳。天地之间,六合之内,其气九州、九窍、五藏、十二节,皆通乎天气。其生五,其气三,数犯此者,则邪气伤人。此寿命之本也。"

自古以来,凡是能够通达天地宇宙大智慧的人,他们的智慧本源,都在于"阴阳"二字。《西游记》里,大鹏魔王有一个宝贝,叫阴阳二气瓶,内含阴阳二气,能装仙圣,片刻化为浆水,这个瓶子悟空也不敢小瞧。

这日三只大妖怪把悟空捉住,商量着要把他装进瓶子里,"点三十六个小妖,入里面开了库房门,抬出瓶来。你说那瓶有多大?只得二尺四寸高。怎么用得三十六个人抬?那瓶乃阴阳二气之宝,内有七宝八卦、二十四气,要三十六人,按天罡之数,才抬得动。不一时,将宝瓶抬出,放在三层门外,展得干净,揭开盖,把行者解了绳索,剥了衣服,就着那瓶中仙气,嗖的一声,吸入里面,将盖子盖上,贴了封皮,却去吃酒道:'猴儿今番入我宝瓶之中,再莫想那西方之路!若还能够拜佛求经,除是转背摇车,再去投胎夺舍是。'"

于是大小群妖一个个笑呵呵地都去贺功。"却说大圣到了瓶中,被那宝贝将身束得小了,索性变化,蹲在当中。半响,倒还荫凉,忽失声笑道:'这妖精外有虚名,内无实事。怎么告诵人说这瓶装了人,一时三刻,化为脓血?若似这般凉快,就住上七八年也无事!'咦!大圣原来不知那宝贝根由:假若装了人,一年不语,一年荫凉,但闻得人言,就有火来烧了。大圣未曾说完,只见满瓶都是火焰。幸得他有本事,坐在中间,捻着避火诀,全然不惧。耐到半个时辰,四周围钻出四十条蛇来咬。行者轮开手,抓将过来,尽力气一撅,撅做八十段。少时间,又有三条火龙出来,把行者上下盘绕,着实难禁,自觉慌张无措道:'别事好处,这三条火龙难为。再过一会不出,弄得火气攻心,怎了?'他想道:'我把身子长一长,券破罢。'好大圣,捻着诀,念声咒,叫'长!'即长了丈数高下,那瓶紧靠着身,也就长起去,他把身子往下一小,那瓶儿也就小下来了。行者心惊道:'难!难!难!怎么我长他也长,我小他也小?如之奈何!'说不了,孤拐上有些疼痛,急伸手摸摸,却被火烧软了,自己心焦道:'怎么好?孤拐烧软了!弄做个残疾之人了！'忍不住吊下泪来，"一个瓶儿，把悟空弄哭了。这瓶里的阴阳二气是有多厉害。

咱们中国的阴阳五行学说，就是基于阴阳二气。这种思想认为物质世界是在阴阳二气作用的推动下孳生、发展和变化；金、木、水、火、土是构成物质世界的五大元素，且相生相克，不断变化。所谓的阴阳对立，其实就是我们经常说的二元对立法则，上与下对立，天与地对立，动与静对立，升与降对立，黑与白对立，善与恶对立……上是阳，下是阴；天是阳，地是阴；动是阳，静是阴；升是阳，降是阴；白是阳，黑是阴；善是阳，恶是阴……那么问题来了：只要天不要地行不行？只要上不要下行不行？只要动不要静行不行？只要升不要降行不行？只要白不要黑行不行？只要善不要恶行不行？

答案是：不行。

不信你可以试想以下这种情景：你置身于一处白房子里面。纯白的。白顶，白墙，白灯，白光，白窗帘，白窗纱，白桌子，白椅子，白地板。所有的一切可以看见的地方全都是白。周围寂静，没有哪怕一丝声音。你穿着同样的一身白色，皮肤也是白色，头发也是白色，所能看到的身上的一切都是白色。然后，进入了这个地方，你猜会怎样？

首先，你会变瞎。因为没有哪怕一丝的色差，可以把你和这些东西分开，你不知道哪里是这面墙，哪里是那面墙，你抬腿碰到了椅子，要用手一点点摸过去，才发觉撞痛你膝盖的是什么东西。你分不清你举高的手臂和天花板的距离有多远，你也分不清白色的地板和白色的灯之间隔着怎样的空间。你拉开窗帘，撩起窗纱，结果窗外也是一片白色。白色的树，白色的花，白色的路，白色的沙，白色的水，白色的楼，白色的汽车，行走的白色的人。可是这些你真的能够一直看见吗？看一会儿,你就发觉自己什么也看不见了,眼前一片茫茫,树、沙、人、车、虫,都隐没在这一片白茫茫的雾下。回头看房间,房间里也什么都看不见了,甚至伸出手,你看不见手,撩起长发,你看不见长发,掀开衣服,你看不见身体,哪哪儿都是白,令人绝望。你闭上眼睛,打算阻隔这片白色,可是紧闭的眼帘透过光,也是一片白,甚至你的血液都是白色的。

你开始如饥似渴地想念赤橙黄绿青蓝紫,想象着自己把椅子涂成蓝色,桌子涂成绿色,天花板涂成血一样的红色,地板涂成鬼一样的黑色,窗帘涂成浓紫色,窗纱涂成深深的鸦青色,只要看不见白色就好,只要看不见白色就好。就是自己的身体,你都想象着一只眼睛是黄色,一只眼睛是蓝色,嘴唇是绿色,头发是橙色,一条腿是红色,一条腿是青色,血管里流的血是紫色……这种想象如饥似渴。

而窗外流动的河流,上帝啊,求求你们,把它们变成任何一种颜色吧,只要不是白色。

于是,一眨眼间,你的房子变了。天花板是乳白色,地板是蛋青色,窗帘和窗纱是浅紫色,桌椅是谐调的亮棕,桌面上还镶着棕白相间的菱形块儿。外面的车有红色、黄色、绿色、紫色以及最普通的黑色,行人的衣服也有各种各样的颜色,还有树是绿的,草是绿的,花是红的黄的,蝴蝶翅膀上带着彩色斑点翩翩飞过。

你深呼一口气:真好啊,真好。

可是,这不就是我们日常生活的世界么?

我们不是觉得它很不好,很潦倒?甚至觉得它很混乱,很肮脏?不是急于逃离?不是向往纯洁?为什么到了一个洁白得不行不行的地方,我们又那么呼天抢地要冲出去?

所以，你说天堂好不好？天堂里到处是翩翩歌舞，人人都热情善良，时时都和风细雨，处处都助人为乐，这个地方真好。那么，你愿意一直一直待在那里么？一年？十年？一万年？十万年？永永远远？就像待在一间纯洁的白房子里，窗外也是一模一样纯洁的白色世界。反正我不会。我受不了。

在一个没有真与假、善与恶相对，美与丑、好与坏并存的世界，我迟早会因为无法界定自己是谁而发疯：大家都做着一样的事，无好无坏；大家都说着一样的话，无好无坏，大家都有着同样的心思，无好无坏，那么，我是谁？我成了整体的一部分，却没有办法像水滴一样从整个大海里剥离。

要想剥离和界定我是谁，我必须把自己投身在这样一个世界：大家都做这件事，而我不做这件事，由此知道我是谁；大家都这么想，而我不这么想，由此知道我是谁；大家都说这种话，而我说那种话，由此知道我是谁。由我清晰而坚定地知道"我是谁"，来构建出属于我自己的独一无二的世界，这方是我生存的意义。

《般若般罗蜜多心经》里讲："舍利子，是诸法空相，不生不灭，不垢不净，不增不减。是故空中无色，无受想行识，无眼耳鼻舌身意，无色声香味触法，无眼界，乃至无意识界。无无明，亦无无明尽，乃至无老死，亦无老死尽。无苦集灭道，无智亦无得。"这大概也就是我们置身其中的白房子，什么都有，却是什么都"空"，一切隔断和差异都不存在，就是一片白白白。

在这个地方，刚开始必定是好的：你想想，外面喧嚣、纷乱如丛生荆棘，乍进此地，宁静安乐如微灯朗月照映一个疏影梅花的世界。可是一直待下去就不好，不行，不愿意。所以佛家讲开悟，悟了之后，就知道这个白房子真的存在,心里可得大宽解,觉得生时有盼头,去时有去处;可是开悟了之后呢,还是该干什么干什么,只是和以前揣了不一样的心思:开悟之前砍柴挑水是苦工,是使役;开悟之后砍柴挑水是喜悦,是自在——因为那个白房子是我的,当我累了倦了,我就回去了;当我休息够了,又可以满心喜悦地回来。

更有趣的是,这个白房子未必在别处,但是它一定会在你的心里。

而这世间,除了阴阳的互相对立,互相依存,更多的,其实是中间地带,就好像白与黑之间的灰色地带。不过,灰色人生也批层分次,有一种人生,非常暗,特别灰,挣扎在地狱,活不起来死不去,哪怕你是玉马金堂春富贵,人生质量有时候就是和地位不成比例。例子太多,不胜枚举,不信你问地底下那慨叹"来世再不生帝王家"的冤魂苦鬼。

有更多种人生或者无量数的人生也是灰。像是老年古代人们盖的靓蓝藏青的粗布被子洗掉了色,乌涂涂的,说白不白,说黑不黑,东一块西一块,不鲜亮,不沉厚,不匀实,皱巴巴,脏兮兮。这,是我们大多数人的日子。热闹,世俗,丰厚,斑驳,无底气,坚持和妥协永远只遵循一条最实惠的道理,梦想和现实只是下巴颏儿到脚面的距离。

还有一种人生也是灰,但是说深不深,说浅不浅,像一匹波光一折一闪的好绸缎;又像电影《花样年华》里的苏丽珍,一段说不清道不明的感情,一段抛不脱撇不开的人生责任,一时坚持不下去的放任,抵抗不了的妥协,到最后剩下的,却只是望向那个人搬空的房间时鼻子嘴巴眼睛全微微发红的隐忍的痛。这样的人生,没有铁,没有血,不会号叫得声嘶力竭,浅浅的,柔柔的,像人眼睛里掉下的一滴泪,漂亮,绝望,适合远距离观赏,落实到自己身上最好有多远避多远,急急如律令,退散!

所以说，真正的人生真不是非黑即白，就像男人也不是像歌里唱的"久不见莲花，开始觉得牡丹美"，更多时候，是看着莲花，憧憬牡丹，牡丹相伴，又想起莲花来，永远在两条线的中间摇摇摆摆。尴尬的灰色地带。

无论什么样的灰，其实都代表两种姿势的融合：接受和拒绝。用一张白纸的底色，接受一点一点的黑暗濡浸，再用一点一点的努力，刷白一层一层的暗黑侵袭。可是纵然豪情满怀，说什么世事如棋，起手当思好结局。人生如戏，开场须要美团圆，到最后，还是亮红中那一抹深深浅浅的灰。所以，人生一世，哪怕不去茹嚼蕊，一生活得洁白如鸽子毛，但就是沾染成灰，起码也要宅心慈悲，不逼人到死。一句话，让自己蒙上一层珠光，仁厚温暖，光润一些。

所以《黄帝内经》了不起，细细咂摸它的滋味，不但是讲说的医理，更是讲说的人生哲理和智慧。

《庄子·齐物论》说："六合之外，圣人存而不论；六合之内，圣人论而不议；春秋经世先王之志，圣人议而不辩。"所谓六合，就是好像整个世界是有六个面的盒子，天、地是两个面，东、西、南、北是四个面，盒子里面就是我们生存的世界——六合之内；盒子外面，就是庞大得让我们无法想象的宇宙，就是六合之外。这么大一个宏观世界和我们的区区人身，阴阳之气是相互呼应的。

"其气九州"，《楚辞·离骚》有"思九州之博大兮，岂惟是其有女？"陆游《示儿》有："死去元知万事空，但悲不见九州同"句，龚自珍《己亥杂诗》有"九州生气恃风雷，万马齐喑究可哀。"上古的中国地区分为九州，一般这九州指的是：冀、兖、青、徐、扬、荆、豫、益、雍。

 纪连海谈 黄帝内经

《三生三世十里桃花》热播，"四海八荒"这个词也热起来，大家动不动就说四海八荒什么的，汉代刘向在《说苑·辨物》中说："八荒之内有四海，四海之内有九州。"据唐代训诂学家颜师古解释："八荒，乃八方荒芜极远之地也。"《尔雅·释地》说："九夷、八狄、七戎、六蛮谓之四海。"也有人认为，"四海"是围绕"九州"四面的海。总的说来，世界是大的，像洋葱一样，一层层包起来的。人，在这四海八荒，浩浩荡荡的天地宇宙间，形体极小，但是却和这四海八荒阴阳之气相呼相应。

所以南怀瑾先生说："拿我们中国的地理比喻自己的身体内部。人有九窍代表九州，头上七个洞，两个眼睛，两个鼻孔，耳朵两个孔，一个嘴巴，下面两个。内部有五脏，有十二气节所走的十二个气，'皆通乎天气'。所以人体的组织同天地的组织差不多一样。"

"其生五，其气三"，五是五行，代表了心肝脾肺肾，也就是金木水火土。三是天气、地气，还有中间的运气。运，是运动的运，运行的运。算命的口中所说的运气，指的就是生命之间流动的气。运气不可能是静止的，一时运气好，一时运气歹。如果我们的生活违反了五行天地之间的气，完蛋了，邪气上来了，运气歹了，要出问题了。大冬天的搞冬泳，就是逆五行天地之气而行之，这和大夏天穿棉袄是一个道理。如果老是出问题，运气歹，则命不久矣。

我们要顺着清净的苍天之气行事，才能心平气和，阳气稳固。你的阳气稳固了，就算有什么邪气，也侵害不着你了是不是？所以先要固本清元，才能贼邪不害，这件事很重要。一个朋友讲自己有一年春夏之交，天气也热起来，他穿了一身薄一些的衣裤，外面套了一件外套，但是这个外套有一个特点，就是它的袖子比较短，露出半截胳膊。当时大

太阳底下也不觉得怎样，但是以后连续几年，两只下臂着凉都会疼。这就是没有顺着苍天之气行事，俗话说春捂秋冻，俗话是含着智慧的：你没有捂，让胳膊冻了，邪气侵害，就有了问题。

"故圣人传精神，服天气而通神明，失之则内闭九窍，外壅肌肉，卫气散解，此谓自伤，气之削也。"

这里是说得道的人，他能够保持精神，和天气相应和，而不是逆天气而动，这样自然就能够精神明达，头脑清亮。如果违背了天道，那你就会鼻子不通，耳聋眼花，肌肉也硬梆梆地僵硬起来——不是健康的硬朗，而是僵直、僵硬，血压、血脂、血糖也会升高。"卫气"是你周身一道护身罡气，它也消散了，不能保护你了，你就受伤了。而这个受伤，不是别人造成的，是你自己造成的。

"阳气者若天与日，失其所则折寿而不彰。"

人身上的阳气，就好比蓝天和天上高挂的太阳，它是至高无上的，有了它，你才有阳寿，没有它，你就短命。那么，什么是阳气呢？

在我们绵延几千年的中医文化中，阴指的是人身，阳指的是人体的能量。我们一出生，就随身携带一个阳气袋，活一天，就消耗一天，哪天阳气消耗完了，人就死了。古人说过，有形之躯壳，皆是一团死机，全赖这一团真气运用于中，而死机遂成生机；人身立命就是一个火字，真气命根也，火种也，人活一口气，即此真气也。大体就是这个意思，就是说，人降生时，这个躯壳是死的，让它活过来，就是这一口气，所谓"三寸气在千般用，一旦无常万事休"。这一口气，就是阳气，就是人生命的火种。这就是《黄帝内经》里说的"阳化气，阴成形"的意思。

《黄帝内经·素问》里说："阳者卫外而为固也"，阳气，就是卫气，就是卫护我们的身体，使我们能够抵御外邪的一股能量和能力。就好比太阳可以抵御黑暗，热力可以驱散阴寒。所以《黄帝内经》才会说："阳气者，若天与日，失其所，则折寿而不彰。"

阳气一方面来源于父精母血，是先天继承；一方面来源于水谷之精。我们吃的饭，喝的水，都能够转化为阳气，维持我们机体的正常运转。《红楼梦》里，一日，宝钗去看望病中的黛玉，宝钗劝她再请一个高明的医生来瞧瞧病，一发治好，不然"每年间闹一春一夏，又不老又不小，成什么？不是个常法。"黛玉道："不中用。我知道我这样病是不能好的了。且别说病，只论好的日子我是怎么形景，就可知了。"宝钗点头道："可正是这话。古人说'食谷者生'，你素日吃的竟不能添养精神气血，也不是好事。"

宝钗是个有智慧的人，没见她研读《黄帝内经》，她也知道我们吃的五谷果菜可以添养精神气血，也就是可以加增我们的阳气。

我们正常的生活起居，工作劳动、运动、喜怒忧乐等情绪波动、冬穿棉夏穿单、受伤后的复原等，都要消耗阳气。什么时候收不抵支了，阳气就会衰竭。黛玉早早就死去，就是因为她平时多忧恼，心志消耗阳气过大，而平时又十顿饭只好吃五顿，且素日吃的不能添养精神气血，导致阳气衰竭，一命呜呼。

我们不是林黛玉，但是，我们到了四十岁之后，也会普遍性地出现阳气不足的情况。愈活到后来，阳气损耗愈甚。如果永远都收大于支，那我们就能够长生不老了。就算做不到长生不老，保阳气，益阴精，延年益寿的工作还是要做的，比如散步啊，慢跑啊，这样可以使全身的经络、气血、骨骼、肌肉动起来，有助于调节五脏六腑的功能，促进新陈代谢。

另外，要注意平时生活保有规律，最好在晚上12点之前入睡。子时，也就是晚上23点到午夜1点，这是人体阴阳交接之时，阴气最盛、阳气最弱，此时不睡，阳气耗散格外快。"阳气尽则卧，阴气尽则寐"，若阳气尽你还不卧，阴气尽你还不寐，那就是和自然规律反着来，结果就是第二天起床头脑昏昏沉沉。年过四十，你熬一次夜，两三天才能缓过劲来，就是这个道理。

我们现代人大多都阳气不足，主要就是夜生活太丰富，电视、电影、手机、电脑太普及，舍不得睡的结果就是阳气耗损厉害，早晨顶着一双熊猫眼强撑着去上班，工作效率高才怪。而且吃东西不节制，夏天拼命喝冰镇饮料，拼命吹空调，阳气伤得厉害。

怎么办呢？三国时期的名医华佗创编的《五禽戏》里面有一句名言："动摇则谷气消，血脉流通，病不得生"，就是说，人不要死待在一个地方不动，身体没事就要动一动，摇一摇，就气血流通，百病不生。身体常动常摇可升阳，我们现在以脑力劳动为主，大脑风暴倒是时常呼呼地刮，脑筋和精神动荡不安，身体却稳如泰山，一屁股坐在椅子上，死赖着不起来。这样更是伤阳。本来我们讲的是头脑安详，精神安泰，身体常动，方得阳升，如今全是反着来的。

所以，平时要多修心，修到泰山崩于前而色不变，麋鹿兴于左而目不瞬的精神境界，修到没事身体动一动，摇一摇的身体境界，卫气就巩固了，寿命自然长久。

还有，阳气就是高兴、欢喜、开心、快乐。所以我们说神经大条的人一般身体都比较好，也长寿，因为他不会见花流泪，见月伤心，多愁善感，阳气也就不受损失。在这方面我们可以拿黛玉和宝钗比较，宝钗心就比较宽宏，没那么多烦恼；也可以拿黛玉和史湘云比较，史湘云也

是打小父母双亡，日子过得也不好，但是她"英豪阔大宽宏量"，也没那么多烦恼，所以宝钗和湘云天生的就会比黛玉长寿。

"故天运当以日光明，是故阳因而上卫外者也。"

阳气充满的时候，你的身体就像是被太阳照得亮堂堂的。所以，要学会时刻关注你自己的身体情况，用句比较诗意的话来说，听得懂你的身体说话，听得见你的身体诉求。

"因于寒，欲如运枢，起居如惊，神气乃浮。"感觉到冷的时候，要加衣，感觉到热的时候，要减衣。晚上凉了，要盖被。所谓起居若惊，就是一静一动，都要小心在意，不可疏忽。比如晚上起夜，要披一件衣裳；有人睡觉时习惯把胳膊放在被子外面，可是这样胳膊就会受凉，怎么办？要么你把胳膊收进去，要么你就再给胳膊盖一层薄毯或者薄被，告诉它，你是小心在意它的。你把自己的身体保护好了，阳气就不受扰动；保护不好，外面寒邪、风邪、热邪一来，内外夹攻，神气乃浮，就会生病。

"因于暑，汗，烦则喘渴，静则多言"。盛暑天气，如果不停出汗，嘴巴发干，静坐着他也静不下来，一个劲地说话，这就是阳气浮动，暑气外浮了。"体若燔炭，汗出而散"，身体燥热，像是在火上烤，这时候，要多出汗，才能把这团邪气散开。

"因于湿，首如裹，湿热不攘，大筋緛短，小筋弛长，緛短为拘，弛长为痿。"外面湿度太高，脑袋就像裹着一个什么湿东西一样，又湿又热，这样就非常难受。

"因于气为肿，四维相代，阳气乃竭"，如果伤于邪气，就会浮肿，就会中风。结果就出现偏瘫、肿瘤等病症。

"阳气者，烦劳则张，精绝，辟积于夏，使人煎厥。"阳气是在人心烦劳碌，精疲力尽的时候，一时怒张，若是遇上盛夏溽暑，格外容易互相催发，严重的可以使人昏厥。

还是拿《红楼梦》里的林黛玉为例。这天贾母带着宝玉、黛玉等一大家子人去庙里打醮，张道士张罗着要给宝玉说亲，宝玉不高兴。黛玉也中了暑。第二天，宝玉也不再去庙里玩了，来看望黛玉，黛玉怕他有个好歹，因说道："你只管看你的戏去，在家里作什么？"宝玉就恼了，只当是黛玉奚落张道士给他提亲的事。若是平时也就罢了，偏偏天气热，肝火旺，想得也差，于是就沉下脸来，说："我白认得了你。罢了，罢了！"林黛玉平时身体就弱，阳气本身就虚浮，天气热，暑气熏蒸，本来已经病了，烦躁的人，哪里禁得起宝玉的硬话，也就回敬回去："我也知道白认得了我，那里像人家有什么配的上呢。"结果两个人就互相炸毛，你说我一句，我说你一句，说得都怒起来。宝玉气得赌气向颈上抓下通灵宝玉，咬牙恨命往地下一摔，道："什么捞什骨子，我砸了你完事！"偏生那玉坚硬非常，摔了一下，竟文风没动。宝玉见没摔碎，便回身找东西来砸。林黛玉见他如此，早已哭起来，说道："何苦来，你摔砸那哑吧物件。有砸他的，不如来砸我。"二人闹着，紫鹃雪雁等忙来解劝，见劝不下来，又叫袭人，袭人忙赶了来，把玉夺下来，见宝玉脸都气黄了，眼眉都变了，从来没气的这样，便拉着他的手，笑道："你同妹妹拌嘴，不犯着砸他，倘或砸坏了，叫他心里脸上怎么过得去？"林黛玉一边哭着，一边听了这话说到自己心坎儿上来，可见宝玉连袭人不如，越发伤心大哭起来。心里一烦恼，方才吃的香薷饮解暑汤便承受不住，"哇"的一声都吐了出来。紫鹃忙上来用手帕子接住，雪雁忙上来捶。紫鹃道："虽然生气，姑娘到底也该保重着些。才吃了药好些，这会子因和宝二爷拌嘴，又吐出来。倘或犯了病，宝

二爷怎么过的去呢?"宝玉听了这话说到自己心坎儿上来,可见黛玉不如一紫鹃。又见林黛玉脸红头胀,一行啼哭,一行气凑,一行是泪,一行是汗,不胜怯弱。宝玉见了这般,又自己后悔方才不该同她较证,这会子她这样光景,我又替不了她。心里想着,也由不得滴下泪来了。袭人见他两个哭,由不得守着宝玉也心酸起来,又摸着宝玉的手冰凉,待要劝宝玉不哭罢,一则又恐宝玉有什么委曲闷在心里,二则又恐薄了林黛玉。不如大家一哭,就丢开手了,因此也流下泪来。紫鹃一面收拾了吐出来的药,一面拿扇子替林黛玉轻轻的扇着,见三个人都鸦雀无声,各人哭各人的,也由不得伤心起来,也拿手帕子擦泪。四个人都无言对泣。

这一场戏实在热闹,说起来还是内外相凑的缘故。大夏天的,极容易动肝火,发脾气,甚至于"目盲不可以视,耳闭不可以听,溃溃乎若坏都,汩汩乎不可止"。

"阳气者,大怒则形气绝,而血菀于上,使人薄厥。"我们来看一则新闻:2014年9月9日下午4时30分许,郑州市一辆919路公交车行驶至中原路秦岭路路口时,车上一名老人突然倒地猝死。据车上一位乘客告诉记者,当时他在车厢的尾部,并未注意到老人是从哪个站上的车,在车行至建设路文化宫路站时,他注意到老人和一个坐在车厢后门口座位上的小伙子发生了争执,争执内容大概是老人让小伙子让座,而小伙子没让。这位乘客说,"两人在争执中发生了辱骂,老人还动手打了小伙子四个耳光,不过小伙子并未还手。记者就此向多名乘客求证,受访乘客均证实老人动手打了小伙子。这位乘客说,"此后车行至建设路桐柏路站时,两人仍在争执,公交司机出言予以制止,随后小伙子下了公交车,不过老人并未坐下,而是站在原处,情绪仍很激动。在车行至市中心医院站时,老人倒地。司机报警后,急救人员和派出所民警先后赶到现场。老人经抢救无效死亡。后来家属赶到,急救人员在询问家属后得知,老人患有心脏病。"

这就是俗话讲的"气死人"。

《三国演义》里,诸葛亮带兵出祁山,临渭水,魏主曹睿问谁可退蜀兵,司徒王朗推荐大将军曹真,自己辅佐。王朗当时已经七十六岁,自恃年高有才,想要来日两军阵前,凭一席话,教诸葛亮拱手而降,蜀兵不战自退。

次日,两军阵前,王朗和诸葛亮各自出阵,王朗劝诸葛亮,"今我大魏带甲百万,良将千员。谅腐草之萤光,怎及天心之皓月?公可倒戈卸甲,以礼来降,不失封侯之位。国安民乐,岂不美哉!"诸葛亮在车上大笑,指着:"吾素知汝所行:世居东海之滨,初举孝廉入仕;理合匡君辅国,安汉兴刘;何期反助逆贼,同谋篡位!罪恶深重,天地不容!天下之人,愿食汝肉!今幸天意不绝炎汉,昭烈皇帝继统西川。吾今奉嗣君之旨,兴师讨贼。汝既为谄谀之臣,只可潜身缩首,苟图衣食;安敢在行伍之前,妄称天数耶!皓首匹夫!苍髯老贼!汝即日将归于九泉之下,何面目见二十四帝乎!老贼速退!可教反臣与吾共决胜负!"

结果王朗听罢,气满胸膛,大叫一声,撞死于马下。后人诗赞孔明:"兵马出西秦,雄才敌万人。轻摇三寸舌,骂死老奸臣。"

王朗这也是以生命活活地演绎了"气死人"。所以,日常生活中,注意控制情绪,否则血压升高,气昏、气死都是有可能的。

另外,还有比气死自己更严重的。有一个韩国警察,叫禹范坤,1955年出生于韩国釜山广域市,原来是首尔警察,后来被调往宜宁郡的

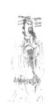

偏远村落。工作受挫,想结婚又缺钱。1982年4月26日,禹范坤睡觉时,胸口停了一只苍蝇,女友替他拍掉,结果把他吵醒。他跟女友大吵一架,又把女友暴打一顿,怒火越燃越旺,回到警局,在武器室拿了两支卡宾枪、180发实弹和7枚手榴弹。先闯到电话局杀死三名电话接线员,然后杀进一间又一间民房,大开杀戒,八个小时血洗五个村庄。4月27日凌晨5时30分,韩国武装警察把他逼上山,他抱住一家三口人质,引爆了绑在身上的手榴弹,和人质同归于尽。八小时共杀55人,致36人轻伤,6人重伤。一个重伤的孩子一周后身亡。这个事件后来被列入史上最血腥的五大枪杀案之一——一只苍蝇引发的血案。这样的事情,看似匪夷所思,其实其来有自。平时一定要注意调理自己的身体,身体健康,情绪也会稳定。

总的说来,"故阳气者,一日而主外。平旦阳气生,日中而阳气隆,日西而阳气已虚,气门乃闭。是故暮而收拒,无扰筋骨,无见雾露。反此三时,形乃困薄。"白天阳气在外,由生而隆,由隆而虚,由虚而闭。人的一些举动特别合乎阳气规律,早晨醒过来,往往第一个反应是开窗换气,要让新鲜空气进来,其实是迎接阳气,让天地阳气和自身的阳气相应相生。大中午的,太阳当头照,阳气最盛,这个时候你就是走乡路,路过坟地都不害怕,胆气自然就是壮的。但是,随着太阳倒下,暮色升起,你的胆气就会逐渐虚下来,遇见坟地你会不自觉地想要绕着走,晚上睡觉也会关窗。你身上的阳气已经很稀薄,开着窗户,外面的阴气也要进来,和你身上渐渐浓厚的阴气相应,身体就会出毛病,心里也会觉得不安。

原文

　　岐伯曰：阴者，藏精而起亟也①；阳者，卫外而为固也。阴不胜其阳，则脉流薄疾②，并乃狂；阳不胜其阴，则五脏气争，九窍不通。是以圣人陈阴阳③，筋脉和同，骨髓坚固，气血皆从。如是则内外调和，邪不能害，耳目聪明，气立如故。

　　风客淫气④，精乃亡⑤，邪伤肝⑥也。因而饱食，筋脉横解⑦，肠澼⑧为痔。因而大饮，则气逆。因而强力，肾气乃伤，高骨⑨乃坏。

　　凡阴阳之要，阳密乃固。两者不和⑩，若春无秋，若冬无夏。因而和之，是谓圣度⑪。故阳强不能密，阴气乃绝；阴平阳秘，精神乃治；阴阳离决，精气乃绝。

　　因于露⑫风，乃生寒热。是以春伤于风，邪气留连，乃为洞泄⑬；夏伤于暑，秋为痎疟；秋伤于湿，冬逆而咳，发为痿厥；冬伤于寒，春必病温。四时之气，更伤五脏。

　　阴之所生，本在五味⑭，阴之五宫⑮，伤在五味。是故味过于酸，肝气以津⑯，脾气乃绝；味过于咸，大骨气劳，短肌⑰，心气抑⑱；味过于甘，心气喘满，肾气不衡；味过于苦，脾气不濡⑲，胃气乃厚⑳；味过于辛，筋脉沮㉑弛，精神乃央㉒。是故谨和五味，骨正筋柔，气血以流，腠理以密，如是则骨气以精。谨道如法，长有天命。

> **注释**

①藏精而起亟：张景岳："亟即气也。"体内贮藏的阴精是气的来源。

②薄疾：急迫而快速。薄，迫，冲击。

③陈：陈列得宜，不使偏胜。

④客：邪气从外面侵入，如客从外来。淫：渐渐侵害元气。

⑤亡：损耗。

⑥伤肝：《阴阳应象大论》："风气通于肝。"所以说伤肝。

⑦横解：横逆弛缓。解，通"懈"。

⑧肠澼：泻脓血，即痢疾。

⑨高骨：腰间脊骨。

⑩不和：指阴阳偏胜。和，平衡协调。

⑪圣度：最好的养生方法或治疗方法。

⑫露：露水。这里引申其意，作动词，有"触冒"之意。

⑬洞泄：急泄。

⑭五味：酸、苦、甘、辛、咸。这里指饮食的五味。

⑮五宫：五脏。五脏，古文作"五藏"。"藏"本为藏物之处。古人认为，五脏是储藏精气之所，故命名为"藏"。宫。上古泛指房屋。房屋为人之居所，所以，"宫"与"藏"意义相同，故五脏也称为"五宫"。

⑯津：渡口。这里引申为"聚集"。

⑰短肌：皮肤干枯，不润泽。

⑱气抑：气郁滞不舒。

⑲濡：濡滞。

⑳厚：反训为"薄"。

㉑沮：败坏，衰败。

㉒央：通"殃"，受伤。

纪老师说

说到阴气，绝对不可小觑。

古人预期的天年寿命在一百二十岁，这一点也得到西方学者印证：美国学者海尔弗里根据细胞分裂次数来推算人的寿命，得出的结论也是人的寿命应该为120岁。可是，为什么我们现代人的平均寿命才七八十岁？而且我们不但活不到天年，就算只活到七老八十，都要饱受病痛折磨？

原因在我们自己。

所有的疾病全是自我创造的。我们得了病，却不知道我们为什么得病，也不知道是我们自己使我们自己得了病。

一个女性朋友，甲亢已经犯了三次，她还不知道她为什么会得甲亢。她对自己的思想和行为完全无知觉，她只知道她劳累，却不明白要中止劳累；她只知道愤怒，却不知道要中止愤怒；她只知道抱怨，却不知道要中止抱怨。于是这种情绪病就找上了她，一次又一次。

我们吸烟，却奇怪自己为何会得癌症；我们吃肉，而且吃肥肉，却奇怪自己为什么会血压升高，血管堵塞；我们生气，却奇怪自己为什么会得心脏病；我们拼命竞争，搞各种各样的比赛，玩弄各种各样的心机，修炼各种各样的腹黑，供楼、供车，拼命给自己施加压力，却奇怪自己为什么会中风。

我们天天担忧，而且美其名曰人无远虑，必有近忧，美其名曰未雨绸缪，结果，我们的担忧创造出伤害身体的生化反应：担忧导致恐惧，恐惧导致死亡——我们很多时候，被活活地吓死。

我们动辄憎恨，而憎恨如毒，伤害身体。我们焦虑、怨恨、自恋、自大、贪婪、批判、谴责，然后这些阴暗的、负面的情绪积累成阴气，侵蚀我们的身体。你怎么还能健康？

反思一下你自己，你有没有想过："我是不配活下去的""我的人生是失败的""我会被命运惩罚的""我活腻了"这些都积郁成浓厚的阴气，吞噬你的机体。同样是大观园，同样是娇花软柳的春天，别人都高高兴兴，黛玉却说"风刀霜剑严相逼"，结果她就被逼死了。

阴气，刚开始是虚无的东西，这样还好，趁它没有转化成物质形式之前，打散它，扭转它，消化它，改变它，否则，一旦它转化成有形有质的疾病形式，逆转起来就要很费力气，而且效果不见得明显。

还有，我们的生活方式，决定了我们有没有活下去的意志。

我们糟蹋我们的身体，对它根本很少注意，直到怀疑它出了什么问题。买一辆车子，你还要给维护保养，你对你的身体做了哪些？你有做定期的检查、一年一度的体检吗？你有看医生吗？你有做运动吗？你有没有觉得你的身体因为缺少运动变得松弛肥胖？你的饮食有没有营养搭配合理？

没有。

我们吃肥肉、吃垃圾食品、不运动、有病不看医生，对身体百般虐待，而我们的身体仍旧神奇而忠实地工作，就像缺少润滑的机器一边在岁月里努力推进，一边发出刺耳的"轧轧声"。我见过一个人，抽烟，酗酒，肚皮大得像口锅扣在身上，他吃过饭不够还要再大吃大喝一顿，然后喝得迷迷糊糊的。易激惹，易暴怒，拿菜刀追着砍人。几年后，他得了肝硬化，骨瘦如柴。

所以，如果你抽烟，你的生存意志很低；如果你喝酒，你的生存意志很低。不要找什么借口说"饭后一支烟，赛过活神仙"，也不要说什么"小酌无伤"，也不要说什么"小赌怡情"，也不要说什么"偶尔放纵一回没有事"。都有事，都有伤，都说明你并不想活够天年，活到120岁，也并不想就算只活到七老八十，也健健康康的。

生命原来该以一种全然不同的方式去度过，我们却剥夺了我们自己的权利。这是值得每个人深思的问题。

为了让自己健康长寿活过一生，要学会固护阳气。宋代医学家窦才强调"阳精若壮千年寿，阴气如强必毙伤"。

中医已经发现性格情绪与人体生病之间的关系很大。有些人总是会经常性地感冒、皮肤过敏、喉咙不适、胃痛、胃溃疡、失眠多梦、经常性头痛等，其实，这和性格情绪有很大关系。

英国研究人员发现，从胃溃疡、支气管哮喘到老年痴呆症，各种疾病都与性格特征存在着千丝万缕的联系：

急躁易怒的人易患原发性高血压。排除富贵病的不良生活因素外，高血压病人被发现更容易具有趋向好斗和急躁易怒、要求过高过急等性格特点。易犯人群表现为雄心勃勃，专心于工作，但是缺乏耐心，容易产生敌意情绪，常有时间紧迫感。同时临床还发现，此类人群与冠心病、中风、脑血管疾病、消化道溃疡关系密切。

争强好胜的人易患消化道溃疡。消化道疾病与心理、情绪、性格的关系相当密切。病人常常具有以下特点：如争强好胜，即使休息仍不能松弛；个性太过认真严谨，同时认死理太执着，不撞南墙绝不回头；情绪易波动，但惯于克制，喜怒不形于色；虽然人际关系正常，但自我控制强，

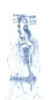

而并非天生热情、喜好社交等。

心理冲突激烈、内心戏丰富的人易患糖尿病。排除了遗传、生活方式等原因后，生活与工作中的重大变故、挫折和心理冲突等可以诱发和加重病情。曾经有医生提出"糖尿病人格"，认为他们容易有性格不成熟、被动依赖、优柔寡断、缺乏自信等特点，但后来发现，这些人格也见于其他慢性病人。

情绪不稳的人易头痛。最常见的有紧张性头痛和偏头痛，而长期情绪紊乱、精神紧张容易造成紧张性头痛；偏头痛则与心理、血管、生化三方面有关。在性格和情绪方面，患者容易有情绪不稳定、过分因循守旧、对问题处理欠灵活、极度关心身体，偏于抑郁、悲观、易于不满等性格特点。

幼稚敏感的人易患支气管哮喘。这是儿童较常见的一种心身疾病，与体质有很大的关系。但是在研究中也发现，患者的性格趋于内向，有悲观倾向，多为过分依赖、幼稚敏感和希望受人照顾；遇事退缩，自信心不足，情绪比较不稳定，甚至较小的事情也能够导致强烈的情绪反应。

精神紧张的人易患神经性皮炎。皮肤问题是多种不良刺激的综合结果，其中精神刺激、情绪因素、压力太大无法宣泄、过度劳累是重要的原因。甚至有观点认为，如果幼年时期缺乏母亲的抚摸和拥抱，就可能会导致本病。

过分压抑的人易患癌症。性格克制压抑，不表现负面情绪，特别是对愤怒的压抑，好生闷气，尽量回避各种冲突；对别人过分耐心，忍让，屈从于权威；生活和工作中没有主意和目标，不确定性多，有孤独感或失助感。这种所谓的"好性格"是压抑出来的，绝对不是一种健康的模式；恰恰相反，它可能诱发癌症，和皮肤病、哮喘、溃疡病的关系也相当密切。

性格孤僻的人易患老年痴呆症。性格倾向在老年痴呆症中的影响很大，绝大多数老年痴呆症患者属于缄默寡言和抑郁型性格。专家分析称，由于这种性格的人不善与外界交往，感情交流少，经常处于信息低负荷状态，所以容易患上痴呆症。孤僻者、丧偶、独居、情绪抑郁者是老年痴呆的高危人群。

我们天天讲养生，养生就是要让自己拥有一个健康、快乐、智慧的人生。要想达到这个目的，就不要轻视阴气和阳气的作用。

阳气在中医里又叫"卫阳"或"卫气"，阳气好比人体的卫兵，负责抵制一切外邪。身患各种疑难杂病、重病或慢性病的人，基本上都是阳气不盛，易感外邪，日积月累而发病。风、寒、暑、热、燥、火等外部原因和喜、怒、忧、思、悲、恐、惊等内部情绪都会损伤阳气。反过来，阳气不足的人，又会和这些不良环境和不良情绪相应和，互相拽扯，使身体健康状况越发变坏。

阴气不是坏的，这一点要明白。岐伯曰："阴者藏精而起亟也，阳者卫外而为固也。"阴气和阳气相辅相成，阳气发散而明亮，阴气内敛而暗柔。

"阴不胜其阳，则脉流薄疾，并乃狂"。阴如果不能克制阳，导致阳气太过旺盛，就容易血压高，血管膨胀，脾气暴躁发狂。

"阳不胜其阴，则五脏气争，九窍不通"。阳如果不能克制阴，五脏六腑里充塞的浊气郁藏不出，就容易有头晕、耳鸣、鼻子不通等毛病。

"是以圣人陈阴阳，筋脉和同，骨髓坚固，气血皆从"。圣人会使阴阳调和，筋脉调和，于是骨骼坚固，气血调和。这样内外协调和顺，"邪不能害，耳目聪明，气立如故"。

所以，阴阳二气的重点，就在于要调和，要平衡，"凡阴阳之要，阳密乃固。两者不和，若春无秋，若冬无夏。因而和之，是谓圣度。故阳强不能密，阴气乃绝；阴平阳秘，精神乃治；阴阳离决，精气乃绝"。

道家的八卦讲阳极阴生，阴极阳生，阴阳互生，就像太极图中的那只阴阳鱼，其形状如阴阳两鱼互纠在一起，所谓"万物负阴而抱阳，冲气以为和"，《老子·第四十二章》是对太极图最精髓的诠释，也是对阴阳二气的关系的最精髓的解释。

所以，我们睡觉，不能贪凉快，开冷气，也不能在旷野里，周身暴露于外，这样容易感于外邪。至于饮食，红色入心，黑色入肾，白色入肺，青色入肝，黄色入脾。"阴之所生，本在五味，阴之五宫，伤在五味"，嗜吃酸也不能过酸，嗜咸也不能过咸，嗜甜也不能过甜，嗜苦也不能过苦，嗜辛也不能过辛。一句话，过犹不及。过头了和做不到位，都容易闹毛病。

金匮真言论

原文

黄帝问曰：天有八风①，经有五风②，何谓？

岐伯对曰：八风发邪③，以为经风，触五脏，邪气发病。所谓得四时之胜④者，春胜长夏，长夏⑤胜冬，冬胜夏，夏胜秋，秋胜春，所谓四时之胜也。

东风生于春⑥，病在肝⑦，俞在颈项⑧；南风生于夏，病在心，俞在胸胁；西风生于秋，病在肺，俞在肩背；北风生于冬，病在肾，俞在腰股⑨；中央为土，病在脾，俞在脊。

故春气⑩者病在头，夏气者病在脏⑪，秋气者病在肩背，冬气者病在四支⑫。

故春善病鼽衄⑬，仲夏善病胸胁，长夏善病洞泄寒中⑭，秋善病风疟，冬善病痹厥⑮。

故冬不按蹻⑯，春不鼽衄，春不病颈项，仲夏不病胸胁，长夏不病洞泄寒中，秋不病风疟，冬不病痹厥、飧泄而汗出也。

注释

①天有八风：八风，指来自东、西、南、北、东南、西南、东北、西北八方之风；天有八风，指自然界中来自八方不正之邪气。

②五风：指肝风、心风、脾风、肺风、肾风。

③八风发邪：张志聪："八方不正之邪风，发而为五经之风，触人五脏，则邪气在内而发病也。"

④胜：克制。

⑤长夏：夏秋两季之间，相当于农历六月。

⑥东风生于春：马莳："春主甲乙木，其位东，故东风生于春。"南风、北风、西风可以类推。

⑦病在肝：根据五行学说春季与东方及人的肝脏相对应，东风成为致病邪气则伤肝，所以说病在肝。其他，在心、在肺、在脾、在肾可以类推。

⑧俞在颈项：王冰："春气发荣于万物之上，故俞在颈项。"俞，通"腧"，腧穴。"腧"与"输"为同源字，有运输气血的意思。腧穴既是气血积聚处，也是外邪侵入人体的通道。

⑨股：大腿。

⑩气：外界气候。

⑪脏：内脏。此处指心。

⑫四支：即四肢。

⑬鼽：鼻流清涕。衄：鼻出血。

⑭寒中：寒气在中，指里寒证。

⑮痹厥：手足麻木逆冷。

⑯按蹻：按摩导引。这里指扰动筋骨的过度活动。

纪老师说

金匮，金属制成的藏书柜，用来收藏重要的书籍。古代皇室储存经书的柜子，质地好，又镶着金边，以衬托内容的珍贵，这就是金匮；和金匮相对的，是玉函，是用来盛放珍贵典籍的匣子。

真言，真理之言。

本篇论述了"五脏应四时"的理论。根据五行学说，中医学建立了以五行为内核，四时、五方为间架，五脏为中心，配合人的五窍、五体、五华、五志以及外界的五色、五味、五音、五畜、五谷等，形成了一个相互联结统一的医学宇宙观。这便是"五脏应四时"的理论。

这部分内容是中医学的核心理论之一，所以要用金匮盛起来，不随便传授给人。为什么？

所谓"非其人勿传，非其人勿授"。

就像老子说的"上士闻道，谨行之"，上等人听到这样的珍贵道理，那是一定要很认真严肃地践行它的。"中士闻道，若存若亡"，中等人听到这样的珍贵道理，他也知道这道理珍贵，所以也发愿想要认真严肃地践行它，但是，却坚持不住，三分钟热度，今天实践，明天可能就忘了。"下士闻道，大笑之"。下等人听到这样的珍贵道理，他不但不去实践，而且还大肆嘲笑：这都说的什么狗屁玩意儿。所以老子说："不笑不足以为道"，就是道理如果不被这些下等才智的人嘲笑，它都没资格被称为道理。

所谓好饭难合百人胃，好衣难衬百人心，不是所有人都能意识到真理的价值所在，甚至真理一出，要狠狠经过一番腥风血雨，才能渐渐被人认识到这是真理。

我们要聪明些，不要做下士，随随便便就嘲笑别人，往往这嘲笑会像飞镖一样，转个弯，镖回到自己。

黄帝问曰：天有八风，经有五风，何谓？

《上古天真论》里讲圣人"处天地之和，从八风之理"，八风就是从八个方向来的风：东、南、西、北、东南、西南、西北、东北。不同方向来的风，带给人不同的感觉。

"东风吹，战鼓擂"，东风给人的感觉是鼓舞、是生发，是生机勃勃，所谓"等闲识得东风面，万紫千红总是春""东风本是开花信""东风吹水琉璃软"。

西风给人的感觉是凉的，冷的，肃杀的。有一个电影叫《西风烈》，西风就是烈的。"昨夜西风凋碧树""江阔云低，断雁叫西风""古道西风瘦马"，读起来都是一派萧瑟。

北风给人的感觉，凛冽的，吹在脸上，让人不由自主就裹紧衣裳。"北风那个吹，雪花那个飘"，北风一来，雪就要下。我国北边是大漠孤烟，从那里吹过来的风，肯定是冷的。唐代诗人僧贯休的《相和歌辞·苦寒行》："北风北风，职何严毒，摧壮士心，缩金乌足。冻云罢罢碍雪，一片下不得。声绕枯桑，根在沙塞。黄河彻底，顽直到海。一气搏束，万物无态。唯有吾庭前杉松树枝，枝枝健在。"三国曹丕作诗："漫漫秋夜长，烈烈北风凉。辗转不能寐，披衣起彷徨。彷徨忽已久，白露沾我裳。"

南风呢？那不用说，一提起南风，有想象力丰富的朋友，马上就想到温软的空气，鲜绿的青草，啼鸣的小鸟。"南风知我意，吹梦到西洲"，小姑娘思念情郎，想着请南风把自己的梦吹到西洲，梦中见到情郎。她肯定不请北风去吹，也不请西风去吹；东风太刚，不符合情怀，她也不请东风去吹，她就要请南风去吹。

同理，东南风是春、夏这种热力生发、蓬勃的季节才刮的风；西北风是秋冬季节这种寒气生发和蓬勃的季节才刮的风……从八个不同方向刮来的风，带来不同的能量。这是"天有八风"。

《灵枢经》的第七十七篇《九宫八风》，九宫八风是在一个正方形内，加四条井形直线，把正方形分成九个均等的小正方形。一个在中，其余八个八方环绕，为九宫。中央一宫为北极，又名太一，帝星。周围八宫分东、东南、南等八个方位。八风分别为：

南风为大弱风，北风为大刚风，东风为婴儿风，西风为刚风，东南风为弱风，西南风为谋风，东北风为凶风，西北风为折风。

这八个方向的风侵入身体，就会触及五脏经络的气机，引发"内风"，也就是所谓的"经有五风"。就是说从天而来的八风，触动了人的五脏，引发人体内部气机的流动。

如果说"天有八风"是外来的，"经有五风"就是内在的。心智特别健康的人，对于外在的气象变化，情绪上不会有太大的起伏波动，他不过分敏感，不会临风洒泪，对月长吁，要死要活。而心性敏感的人，完了，外界种种气候变化，都会引发他的情绪变动，于是一颗心总是在起起伏伏，安定不下来。而且，很要命的是，风吹得不对，外邪会触及五脏，妨害身体健康，导致邪气发病。

下面就是岐伯详细论述不同的风怎么触动五脏，会有什么病症。

东风生于春，病在肝。

春天风从东边刮来，如果太猛，会把肝气鼓舞起来，使肝的阳气太过，肝火过旺，所以春天多发肝炎，而且红眼病多发——大约1993年的春天，也不晓得怎么回事，红眼病开始爆发性地传染，搞得人人自危。而且春天也易脑出血，因为肝气一动，阳气上浮，肝火太盛，怒发冲冠，大脑首当其冲。

"俞在颈项"，"俞"是输送的意思。肝气受了东风鼓动，容易上行冲脑，冲眼，最好是让它泄掉，这样就不得高血压、脑出血等病症了。这就叫"俞在颈项",就是通过颈项把过旺的肝气泄掉。

我们经常会见到有些脾气又倔又拧的人,梗梗着脖子,一副满不在乎、满不服气的样子,这样的人,性子都轴,脖子都硬。所以我们平时要注意颈项的保健和护理,不要老是对着电脑,或是长久伏案,会得颈椎病,结果肉体的病症也影响到性格,不由自主就会思维不拐弯,干事一根筋。颈项柔软,肝气也就舒畅,郁结的肝气得到缓解,调理身体,也就调理了心情。

所以,肝气的出路,就在颈项。春天天气暖和起来,好多人迫不及待穿少,露出脖子,觉得好看。不能光图好看,还是要尽量穿高领衫,或者围围脖、围巾,保护好脖子,否则风也会吹得你头疼。

有一种病,叫头风病,发作的时候头疼得厉害。引发头风的原因多种,其中就有一种是风邪侵体。《西游记》里,孙悟空和琵琶洞的女妖精打架,被那家伙将身一纵,使出个倒马毒桩,把大圣头皮上扎了一下。行者叫声"苦啊!"忍耐不得,负痛败阵而走。八戒问:"哥哥,你怎么正战到好处,却就叫苦连天的走了?"行者抱着头,只叫:"疼!疼!疼!"沙僧就问:"想是你头风发了?"可见这头风发作,十分厉害,疼得人受不了。

《三国演义》里,曹操也有一个痼疾,就是头风。袁绍手下陈琳发檄文讨伐曹操,文笔犀利,曹操本来正因为头风卧病在床,一读此檄文,毛骨悚然,出了一身冷汗,不觉头风顿愈,从床上一跃而起。《三国志》里则讲曹操苦于头风,请华佗治疗,华佗说要想除根,就要动手术,开颅,曹操多疑,觉得华佗要害他,就把他下监,继而害死。华佗临死,想给狱卒传授自己的《青囊经》,狱卒不敢接受,华佗无奈,烧了它。从此《青囊经》失传。

头风害死名医。也许我们可以推断，曹操这家伙，不但多疑，还因为肝气上浮，颈项僵硬，搞得他脾气也轴了。

"南风生于夏，病在心。"

夏季是西南季风，由于地转偏向力，北半球向右偏，所以就成了南风。南风带来充沛的雨水，风气湿热，容易鼓动人的心气。所以到了夏天，人容易心烦气躁，一说就是热得人心烦。其实不是热得人心烦，是湿热的风刮得人心烦。

要想疏解这种烦躁，就"俞在胸胁"。

胸是胸口正中，两乳之间，一个名叫膻中穴的穴位。人不高兴的时候会捶胸顿足，大猩猩发怒的时候也会两只拳头砰砰地捶打胸口正中。正中间叫胸，胸的两侧叫胁。胁的起点是在极泉，就是胳肢窝那个腋动脉的博动处。我们想放松的时候，就会两手后举抱脑，又愿意做扩胸运动，就是想要疏解心气，不那么紧张或者郁闷。

夏天，湿热的南风一刮，心的气血被鼓动起来，人会狂躁，而且精神亢奋，睡不着觉。就需要揉一揉膻中穴和极泉穴。

"西风生于秋，病在肺，俞在肩背。"

西风一起，木叶就落，对潇潇暮雨洒江天，或者是"西风紧，北雁南飞，晓来谁染霜林醉，总是离人泪"。这种风刮在脸上，很容易引发人的悲愁情绪。西风鼓荡肺气，容易出现咳喘等毛病。

"俞在肩背"，肩背，指的是肩胛骨。它是两片屏障，像铠甲一样包覆后背，保护你的这个部位不受风邪侵袭。小姑娘们爱美，穿小吊带装，露着肩胛骨，风就从骨缝里溜进去，伤到肺，就咳嗽发烧，皮肤过敏，出现种种问题。中医选择在风门穴和肺腧穴，用针刺或艾灸的方法把邪气赶走。

"北风生于冬,病在肾,俞在腰股。"

风从北来,寒冷,肃杀。一到了冬天,山寒水瘦,树枝光秃秃地裸露在呼呼的北风之中,生机全无。所以我们对于冬天、对于北风是不大喜欢的。

但是,不喜欢不等于它没有存在的必要。春生、夏长、秋收、冬藏,没有"藏"这个程序,春天就没有蓬勃的生机,夏天也没有丰盛的成长,秋天也没有大大的收获。就我们人体而言,也不能老是这么蓬勃喧闹,这样生机发散太快,寿命就不长久。

但是北风吹,雪花飘,身体也容易相应地受伤。肾主封藏,封藏不足,会遗精、遗尿;封藏太过,会得前列腺炎,尿不出来,也会得结石。北风侵入身体,就会出现这样的病症。

"俞在腰股",很多人腰椎出现问题,或者腰肌劳损,或者腰椎间盘突出,跟冬天受冷、北风吹有关系,伤到了肾和膀胱。天寒地冻的时候是闭藏、保护自己阳气的季节,如果冬天受寒受风,就会腰腿疼。我们小时候,都睡火炕,冬天把炕烧得热热的,寒气根本在体内留存不住;现在我们睡的是床,没有发热的功能,受了寒,寒气在身体内盘旋留存,就会令人受伤。

年轻时候求学,大冬天不知道保暖,铺盖都薄,晚上冻得腿疼得抱着发抖,抖半夜,快天亮的时候才迷迷糊糊睡过去。到现在的年龄,腿一点都不禁冻,一冻就疼。这就是小时候不知保养做下的病根。不论什么季节,寒气进入体内,都会令人病在腰股,所以我们要讲究驱风散寒。

按照中医的说法,肾病要在腰和背上、股上去下功夫。平时女孩子不要穿露脐装,露小蛮腰,甚至于有那种衣服,把半个屁股都露出来,风可是乘虚而入的，以后给你来个秋后算账，吃不消。

说白了，与其病后治疗，不如无病防病，不轻视、轻贱、糟蹋自己的身体。

"中央为土，病在脾，俞在脊"。

我们说东西南北都有风，但是中央没有风，就像龙卷风可以毁天灭地，风眼里却没有风。我们把八风说得那么有害，中央没有风，是不是就天下太平了？

也不是。

凡事有利有弊，风也一样。没有风会造成脾胃方面的疾病。

胃是用来把吃进去的东西给磨碎的，脾是用来收藏的，不管是什么东西，也不管是好是坏，它都统统给你收藏起来。打个比方，一个老年人，喜欢收捡东西，破塑料袋子、废玻璃瓶子、锈铁钉、破布头，都不舍得扔，堆得屋里乱七八糟，他拿着当宝。这时候一个年轻人来了，把他训一通："您留这些东西干嘛呀！"然后一通扔，破烂清理了，家里干净、亮堂了。

这个老年人，就好比脾；这个年轻人，好比肝，肝的东风一刮，就把那些没用的东西给清理了。脾湿，需要风使这种湿气干燥。中央这个地方，脾湿，也就是土湿，没有风，空气不流动，容易使人高血糖、高血脂、过敏。

脾胃是在人体中央，想要治疗，"俞在脊"。治疗小孩食积，需要捏脊。我的小孩小时候不好好吃饭，一个老中医就让我小孩趴在小床上，他从她的后背脊椎从下往上"撵肉"，我看起来就是"撵"的这个动作，就是捏起脊柱上面那层薄皮，往起提，从那个尾椎开始往起提，提到这个后颈。小孩疼得哇哇哭，他也不手软；然后还教我们回去之后给小孩这样时常捏一捏。也蛮神奇，这样"撆"上两三天，小孩子的胃口就开了。

后来我的老母亲也有一阵子觉得胃口不开，不舒服，我也试着给她这么治，她也是呲着牙喊疼，但是疼过之后，又觉得身上特别轻松。连着治上两三天，她自己就觉得舒服，胃口好了。

"故春气者病在头"，春季，人易头昏，头胀，头痛，头晕，总之头部不适。颈椎病也会发生，还易流鼻血。就是因为肝为将军之官，喜条畅舒达，而恶抑郁。朱丹溪说："人身上升之气，自肝而出。"也就是说，肝主人体的升发。"春三月，此谓发陈。天地俱生，万物以荣。夜卧早起，广步于庭，被发缓形，以使志生。生而勿杀，予而勿夺，赏而勿罚。此春气之应，养生之道。"我们在春天要放松心情，顺应天地升发的意思，不要压制它。若是肝气横逆，就会头部不适。如果头疼了，就要舒缓情绪，不要太激动，也不要身体太躁热，更不要吃生姜这些东西，升发更厉害，头更疼。

"夏气者病在脏"，脏是五脏：心、肝、脾、肺、肾；腑是六腑：胃、小肠、大肠、膀胱、胆、胰腺。腑属阳，对外开放，五脏是不会跟外边接触的。五脏为君，六腑为使，一个在内，一个在外。夏天南风起，热了，容易伤到人的心包和心，表现就在胸胁，热着了，热昏了，热糊涂了。

"秋气者，病在肩背"，秋天，西风起，伤肩背。很多女性都爱肩胛骨疼、后背疼，建议常披披肩。头顶上空调一夏天呼呼地吹，人造的凉风，就像人为的西风一样，在空调屋里要有一条披肩裹着就好一些。尤其是不要空调直吹，或者开窗户，正对着窗户直吹。正对着门缝、窗缝直吹更不行，风像刀一样，直直地刺过来，特别强横，人的血肉之躯禁受不起。

"冬气者，病在四肢"，冬天阳气内藏，往脏腑里面走，再往肾的命门里面去藏，叫藏精。这时候阳气不达四肢，就会手凉脚凉，四肢血液循环不好。东北那样的天，还会冻耳朵。所以要记得冬天给四肢和暴露在外的部位保暖。其实不光是冬天，夏天你也不能用冷水洗脚、冷水冲头啊。有的爱美的姑娘别说夏天不穿袜子，冬天都穿那种叫船袜的东西，露出一截脚踝，风那么冷，你受得了不？现在是春天，我用冷水洗两次碗，手的骨头都疼，马上烧起热水来，用温水洗。否则就不光是手骨疼的问题了，寒气透过四肢进去，就会伤肾，得风湿，关节变形。

外风是风，内风也是风，所谓的"天有八风，经有五风"。外风引动内风。从东南西北和这四个方向的夹角刮来的这八种风，触动了不同的脏器，就会产生不同的风，有的叫肝风，有的叫心风，有的叫肾风，有的叫脾风，有的叫肺风。风引发的上述这种种病症。

所以"春善病鼽衄"，春天容易得的病是鼽和衄。鼽的意思是鼻塞流清涕，春天受风或受寒以后，鼻塞流涕。衄是鼻子出血。

《黄帝内经》说"诸病水液，澄澈清冷，皆属于寒"，如果流清涕，就是受寒，风邪上到了鼻子，把阳气给闭塞住了。有一个简单的办法就是把葱白煮了，倒在碗里，用纸盖住，露一个小孔，你就着那个小孔闻那个蒸汽。"葱辣鼻子蒜辣心"，阳气就通了。衄泛指出血，鼻衄就是鼻子出血。春天风热出鼻血，中医会建议你用新鲜的白毛根或者是干燥的白毛根煮水喝，有凉血、止血的功效。

"仲夏善病胸胁"，前面叫胸，后面叫背，两边叫胁，胁是由肋骨组成的。一根一根的肋条骨连成一片，叫胁。"南风生于夏，病在心"，结果就体现在胸胁难受。《红楼梦》第八十四回，薛蟠娶了夏金桂,这个媳妇儿不贤良,和婆婆薛姨妈呕气,薛姨妈"一时因被金桂这场气怄得肝气上逆,左肋作痛。宝钗明知是这个原故,也等不及医生来看,先叫人去买了几钱钩藤来,浓浓的煎了一碗,给他母亲吃了。又和秋菱给薛姨妈捶腿揉胸,停了一会儿,略觉安顿"。人一生气就容易肋骨疼,就是动了心包了,所以夏天容易胸闷气短,容易长吁短叹,叹气好像舒服点儿。尤其是女士,有家有业,夫妻关系、婆媳关系、亲子关系、同事关系,上司和下属的关系,哪一点摆不平都不行,越是心气高的人,越愿意什么都做好,越对自己要求高,一时有什么达不到的,就容易生气,肋骨疼,胸闷气短,得甲亢,得乳腺增生,甚至得乳腺癌。还是心宽些好,不要让外界的事伤到自己的心。

"长夏善病洞泄寒中",五脏中的脾对应长夏,也就是农历的六月天气。脾主吸纳,饮食不当,就会出现"洞泄寒中"。洞泄,就是拉肚子,中气都下泄了,结果造成胃下垂、脱肛等;甚至出现肾下垂、子宫脱垂等病症。这时候的寒气通过饮食,伤害内部脏器,所以大夏天的,一定要盖好肚子,也不要吃冷饮。平时饮食也要注意,吃螃蟹不能喝啤酒,要喝黄酒,甚至喝烧酒。《红楼梦》里开螃蟹宴,林黛玉胃弱,吃了点夹子肉,觉得心口微微地疼,干脆黄酒也不喝,她要热热地喝口烧酒。

如果已经"洞泄寒中"了,《伤寒论》里有很多方子治它。最有名的一个方子叫"理中汤",用党参、炙甘草、干姜、白术这四种温热的药材熬药喝下。还有,湿气重的长夏要常备藿香正气水、十滴水、仁丹之类的药。

"秋善病风疟",西风一起,一股子肃杀之气扑面而来,此时如果你还迎风招展,不及时收敛,就容易受侵害,或者是受风,或者是得疟疾，打摆子。打摆子就是一会儿热得不行，一会儿又冷得打战，就像两军交战，邪不正胜的时候，就发烧；正不胜邪的时候，就发冷。这就需要把正气给提升起来。就像一个中医说的，西医说疟疾是疟原虫造成的，只要灭菌就行了，其实不是，疟原虫赶不尽杀不绝。只有提高人体免疫力，才能够把这种细菌压制住，它就做不了怪。屠呦呦凭借青蒿素的抗疟疾功效，获得2015年诺贝尔生理学或医学奖。青蒿，古人就用它来治疗疟疾。

"冬善病痹厥"，秋天人的阳气应该收敛，冬天人的阳气应该闭藏，痹是麻木不仁的意思，就是没感觉。厥是气血倒流，很多时候，我们如果发烧，摸手，不是滚烫，而是冰凉，就是气血倒流了。冬天阳气闭藏，温暖脏腑去了，四肢就容易出现痹和厥的情况，生冻疮。这时候不宜按摩，不能把气血引到四肢。气血都匀布到四肢了，脏腑就顾不上了，所以"冬不按蹻"，自己注意保暖就可以。

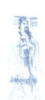

原文

　　夫精^①者，身之本也。故藏于精者，春不病温。夏暑汗不出者，秋成风疟。

　　故曰：阴中有阴，阳中有阳。平旦至日中^②，天之阳，阳中之阳也；日中至黄昏^③，天之阳，阳中之阴也；合夜至鸡鸣^④，天之阴，阴中之阴也；鸡鸣至平旦^⑤，天之阴，阴中之阳也。故人亦应之。

　　夫言人之阴阳，则外为阳，内为阴。言人身之阴阳，则背为阳，腹为阴。言人身之脏腑中阴阳，则脏者为阴，腑者为阳。肝、心、脾、肺、肾五脏皆为阴，胆、胃、大肠、小肠、膀胱、三焦六腑皆为阳。所以欲知阴中之阴、阳中之阳者，何也？为冬病在阴^⑥，夏病在阳^⑦；春病在阴^⑧，秋病在阳^⑨。皆视其所在，为施针石^⑩也。故背为阳，阳中之阳，心也；背为阳，阳中之阴，肺也；腹为阴，阴中之阴，肾也；阴中之阳，肝也；腹为阴，阴中之至阴^⑪，脾也。此皆阴阳、表里、内外、雌雄，相输应也^⑫。故以应天之阴阳也。

注释

①精：饮食所化之精华、人类生殖之原质都叫精。

②平旦至日中：清晨至中午，即六至十二时。

③日中至黄昏：中午至日落，即十二至十八时。

④合夜至鸡鸣：日落至半夜，即十八至二十四时。

⑤鸡鸣至平旦：半夜至清晨，即零时至六时。

⑥冬病在阴：肾五行属水，为阴脏，又居于下焦，为阴中之阴。冬病在肾，所以说冬病在阴。

⑦夏病在阳：心五行属火，为阳脏，又居于上焦，为阳中之阳。夏病多在心，所以说夏病在阳。

⑧春病在阴：肝五行属木，为阴脏，体阴而用阳，又居于下焦，为阴中之阳。春病多在肝，所以说春病在阴。

⑨秋病在阳：肺五行属金，为阴脏，又居于上焦，为阳中之阴。秋病多在肺，所以说秋病在阳。

⑩针：针刺。石：砭石。

⑪至阴：根据中医理论，脾属土。古人认为天为最大的阳，地为最大的阴，即至阴。所以脾为至阴。

⑫阴阳、表里、内外、雌雄：这些相对的名词都是用来取象比类说明阴阳的。输应：阴阳、表里、内外、雌雄发生相互对应、呼应的关系。

纪老师说

"夫精者，身之本也。故藏于精者，春不病温。"

精气是身体的根本，不能漏精。"肾主藏精"，肾精足的人，内循环好，不大容易受外界气候的影响。肾精不足了，外边天气热，他也热得满头大汗的。调节内循环的能力低了，心火就旺，就易烦躁。

冬天精气藏得好，消耗少，肾精足，春天就不容易得温病和热病，比如感冒发烧之类的。温病不是伤寒，是热邪，也就是外面的世界阳气生发，身体也跟着外面的节奏一起把阳气生发起来，直接入脏，"温邪上受，首先犯肺"。根据中医理论，SARS就是一种温病。伤到肺后，开始咳、发烧、咽喉红肿。如果扁桃体化脓感染，就可能引起心肌炎。热度太高，人会烧得说胡话，身上有出血点。如果抢救不及时，就可能死亡，所以温病很严重。

如果冬天藏精藏得好，就算有温邪，也不至于到十分严重的地步。所以，这可以有一点推论，就是生活优裕、富足的人，易得温病，因为他不为生活所苦，就有更多精力追欢逐笑，结果就把身子淘漉空了，于是容易受温邪感染。

"夏暑汗不出者，秋成风疟。"

大夏天，炎天暑日的，这个时候，不要怕出汗。要"无厌于日，若有爱在外"，别因为害怕大太阳，就躲进空调屋，喝冷饮，吃冰棍。

夏天有些女孩子怕太阳晒黑了皮肤，又怕出汗花了妆，整天窝在空调屋里不敢出门。我一个侄女，大夏天也手脚冰凉，就是犯的这个毛病，一张脸白得一点血色都没有。人的阳气本来是要往体表走的，不出汗说明你的阳气不足，或者是经络闭塞，阳气出不来。你在太阳底下走一走，身体里的凉气外散，阳气不就出来了？汗出来了，你的身体也就觉得特别轻快、舒服。如果夏天你不让汗出来，就容易"秋成风疟"。

秋天是闭藏的季节，这些阴邪之气没有在夏天随着汗彻底排出体外，就像一只脚在门里，一只脚在门外的状态，到了秋天，身体要关门了，要闭藏了，门就关不严实，留一丝缝。疟疾就是邪气卡在身体和外界的门缝里，胸胁苦满，心烦喜呕，身上一阵冷一阵热的，特别难受。这是古人易得的病。

今人生活条件更优越，夏天根本就不肯让自己出汗，结果寒气更不用想出来，它就一直给关在身体里，不是到了秋天，一只脚在门里，一只脚在门外，而是逃到你的身体内部，深深地潜伏下来，结果就是寒入骨髓，伤筋伤骨伤髓，伤得厉害了，就会得再生性障碍性贫血。骨髓是造血的，寒气深入骨髓，造血功能被压制，就出问题了，而你还不知道是怎么出的问题，这才是问题的可怕所在。平时的一点一滴的小行小动不注意，到最后性命之忧就找上门。

夏至以后是小暑，小暑以后是大暑，暑日必湿，湿气特别重，空气都湿漉漉的，仿佛拧得出水，身上一漉一身汗。这个季节谨防中暑，所以就算讲究"无厌于日"，也不能跑到大太阳底下去硬晒。如果晒着太阳喝冷饮，冷热夹攻，更易中暑，然后上吐下泻。

我们不要迷信电视广告里的画面，大汗淋漓、筋肉虬结地在运动，让人一看特别健美；然后这些运动员们人手一瓶冰镇的饮料，一个个仰起脖子就喝，水珠四溅，笑容灿烂，让人格外有购买冰镇饮料和大夏天喝冰镇饮料的欲望，其实不符合养生理念。

"故曰：阴中有阴，阳中有阳。平旦至日中，天之阳，阳中之阳也；日中至黄昏，天之阳，阳中之阴也；合夜至鸡鸣，天之阴，阴中之阴也，鸡鸣至平旦，天之阴，阴中之阳也。故人亦应之。"

这段话讲的是阴和阳的辩证统一的关系，就像我们常说的一句话："男人的一半是女人"。什么样的男人最招女人爱？就拿《三国演义》里的英雄来说，张飞肯定不招女性待见。这家伙勇猛是一百一的勇猛，看他大闹长坂桥那一段：

"文聘引军追赵云至长坂桥，只见张飞倒竖虎须，圆睁环眼，手绰蛇矛，立马桥上，又见桥东树林之后，尘头大起，疑有伏后，便勒住马，不敢近前。俄而曹仁、李典、夏侯惇、夏侯渊、乐进、张辽、张

 纪连海谈 黄帝内经

郃、许褚等都至。见飞怒目横矛,立马于桥上,又恐是诸葛孔明之计,都不敢近前。扎住阵脚,一字儿摆在桥西,使人飞报曹操。操闻知,急上马,从阵后来。张飞睁圆环眼,隐隐见后军青罗伞盖、旄钺旌旗来到,料得是曹操心疑,亲自来看。

飞乃厉声大喝曰:'我乃燕人张翼德也!谁敢与我决一死战?'声如巨雷。曹军闻之,尽皆股栗。曹操急令去其伞盖,回顾左右曰:'我向曾闻云长言:翼德于百万军中,取上将之首,如探囊取物。今日相逢,不可轻敌。'言未已,张飞睁目又喝曰:'燕人张翼德在此!谁敢来决死战?'曹操见张飞如此气概,颇有退心。飞望见曹操后军阵脚移动,乃挺矛又喝曰:'战又不战,退又不退,却是何故!'喊声未绝,曹操身边夏侯杰惊得肝胆碎裂,倒撞于马下。操便回马而走。于是诸军众将一齐望西奔走。正是黄口孺子,怎闻霹雳之声;病体樵夫,难听虎豹之吼。一时弃枪落盔者,不计其数,人如潮涌,马似山崩,自相践踏。后人有诗赞曰:'长坂桥头杀气生,横枪立马眼圆睁。一声好似轰雷震,独退曹家百万兵。'"

但是他是百分百的男人,纯爷们儿,不懂女性的心,对于他来说,那就真的是他来自火星,女人来自水星。所以女性不喜欢他,当然他也不喜欢女性。

关羽关云长,让人崇敬是真的,可以使勇士追随,为他卖命,但他也赢不得女人的心,因为他也是爷们儿中的爷们儿,纯阳之身。

倒是《西游记》里的猪八戒,别看那家伙丑得厉害,但是他会撩女人,会伸着长嘴说东家长西家短,会拉老婆舌头,会说小话,告小状,挑拨挑拨唐僧和孙悟空的师徒关系,越是这样,他倒是能招女人待见的,因为他身上有女性的一些特质。

还有一句话"女人的一半是男人",不需要女人的一半是男人,只需要女人的一少半是男人,女性有一点男性特质,看起来给人的感觉就不一样。如果女性完完全全地阴柔,男人怕她痴缠,也会躲远;如果女性像假小子一样,说话粗声大嗓,喝大酒,说脏话,抽烟,男人也会躲远。如果女性既柔和,又有一丝刚强;既细心,又有一些远见,这样的女子,会把男子迷得不要不要的。比如《乱世佳人》里的斯佳丽,这姑娘生得漂亮,惹人爱,这还不算,她还特别不服输,会算计,能做生意,脾气火暴,越是这样,瑞特·巴特勒越是爱她爱得不行。就像太极图的阴阳鱼,阴中有阳,阳中有阴,才算和谐、完整。

再说回到一天之中,不能简单地说白天属阳,晚上属阴。

"阴中有阴,阳中有阳。平旦至日中,天之阳,阳中之阳也。"

平旦,旦是太阳跃出地平线的时刻,而平旦则是太阳从地平线上似跃非跃,似出未出的那一霎。

日中是正午时分。日当正午,阳气最旺。我一个朋友跟我讲,他从小体质阴虚,小时候,村外有坟,别的孩子们大白天经常在野坟地里玩,春天坟地里长许多打碗花,大家采来玩,但是不能拿回家,据说一拿回家就要打碗——那时候多穷啊,碗破了还要锔起来用。就在野坟地里坐着玩,玩花,玩沙土,玩野草。他人多的时候也玩,但是他自己绝对不敢一个人在坟地边上玩儿。有一天,他娘让他给他爹去田里送饭,他拎着饭罐走在坟地边上,竟然一点都不心慌腿软,抬头看看,太阳当当正正挂在头顶上。这就是日当正午的时刻,天地间阳气最旺,阴气不出,所以他不害怕。

"平旦至日中,天之阳,阳中之阳也。"

从太阳升起到日头在正当中,从太阳在天空中的轨迹来说,这是一

个"升"的状态。就像一个人,它在一个成长状态。有一句话叫"莫欺少年穷",年少时看起来弱小,但是你不知道他有多大的后劲,以后会有多大的发展。韩信少年时够穷的,被人欺负,被逼钻裤裆,结果后来他当了大将。就好像四季中的春天,看起来是小草芽、小柳芽、小杨芽儿,哪儿哪儿都不起眼儿,鲜绿鲜绿的,让人待见,但是让人起不了敬重之心,因为一切都是萌生状态,但是!到了夏天你再看,到了秋天你再看,草长得拦不住,杨树叶子哗啦啦响起来跟下大雨似的,小麦苗儿结穗,打出粮食来,黄澄澄,可以养身活命。这种春天里,半上午,拼命生、拼命长的生机勃勃的劲头,这就是阳中之阳。

"日中至黄昏,天之阳,阳中之阴也。"

到了中午,太阳升到顶点,要往下降了,就像抛物线一样,往下掉,从中午开始,到黄昏,看起来温度升高,但是,劲头却越来越小,明明是大白天,阳气重,但是阴气悄悄地就滋生起来了。

就像人,活到四十来岁,看起来还是很壮实,事业蒸蒸日上,但是头发也白了,皱纹也深了,心思也重了,肉身也沉了,渐渐的,就老了。

就像四季,夏天那么热,但是"夏至一阴生",过了夏至,湿气就起来了。别看它热得你要死要活的,但是你把心凉下来,静下来,忍耐过去,秋风一起,天气就凉快了。

就做人而言,人都爱趋炎附势,所以你看《金瓶梅》里的西门庆,好多人吃他喝他趋附他。这些人看他好像日上中天,阳气最旺,跟着他有肉吃,他自己也觉得身体倍棒,吃嘛嘛香;运气够旺,干嘛嘛赚。但是,趋附他的人不知道,他自己也不知道,他已经是阳中有阴了,开始走下坡路了,所以很快就一病不起,结果树倒猢狲散。

真精明的人，是看人未发迹时。比如汉高祖刘邦。他的原配夫人叫吕雉，就是后来刘邦做了皇帝之后封的吕后。吕后嫁给刘邦的时候，刘邦还没什么出息。这天，吕雉的父亲过生日，亲朋好友都来祝贺，凡来祝贺的人都要带贺钱。礼钱不满一千的人在堂下喝酒，礼钱超过一千的人才能到堂上喝酒。刘邦当时只是一个小小的亭长，也来混吃混喝，他又想堂上就座，就喊一嗓子："泗水亭长刘季""贺钱万"（《史记·高祖本纪》），然后大摇大摆就跑堂上来了。他哪来的万钱！结果吕雉的父亲居然没把他赶出去，还把女儿许配给他，就是觉得这个人将来一定有前程。这就叫带眼识人，看得出此人的运势是上升的，阴中有阳。

"黄昏"，有一句诗叫"月上柳梢头，人约黄昏后"，显然，黄昏是月亮升起的时候。"日中至黄昏"，基本上指的就是从中午十二点到晚上六点这段时间。这是阳中之阴，也就是一天之中，太阳的趋势是越来越西下。

"合夜至鸡鸣，天之阴，阴中之阴也；鸡鸣至平旦，天之阴，阴中之阳也。"

合夜，相当于夜半子时，从半夜到鸡叫，这是阴中之阴。黄昏后，天开始黑了，阴气上来了。到半夜十二点，阴气最重。过了半夜十二点，逐渐的，天会亮起来，虽然天还是黑的，但是，阳气在渐渐上升。

"故人亦应之。"

人体就是一个小宇宙，它是符合大宇宙的阴阳规律的，所以平旦至日中，人的阳气萌动，精神头足，生气勃勃的，想着今天我要干什么事，要达成什么目标，要怎样怎样，这就是俗语说的："一年之计在于春，一日之计在于晨"。到了中午，累了，阴气上来了，所以要午休一会儿，才有精神干下午的事。工作了一下午，累了，晚上就要休息，第二天起床，精力又旺盛了，又开始一天的拼搏。

"夫言人之阴阳，则外为阳，内为阴；言人身之阴阳，则背为阳，腹为阴；言人身之藏腑中阴阳，则藏者为阴，腑者为阳，肝、心、脾、肺、肾五藏皆为阴，胆、胃、大肠、小肠、膀胱、三焦六腑皆为阳。"

一年四季有阴阳，一天之中有阴阳，人也有阴阳。为什么要划分四季阴阳、昼夜阴阳、人的阴阳？终极目的，还是要探究自然规律和人自身规律，使这两种规律能够和谐。

要使自然、四季、昼夜这种大的天地规律去适应人体规律是不可能的，大宇宙自有其强横的一面；人能做的，是要用自身的规律、节奏，去适应、应和天地的规律、节奏而达到和谐的目的。

"君子和而不同，小人同而不和"，意思是君子可以与他周围保持和谐融洽的氛围，但他对待任何事情都该有自己的独立见解，而不是人云亦云，盲目附和；小人则没有自己独立的见解，虽然常和他人保持一致，但实际并不讲求真正的和谐贯通。人与人是不一样的，人与自然、与宇宙也不会完全一样。

在和自然、宇宙能一样的时候，我们就去和它一样，这叫"谐"；在不一样的时候，尽可能做到保持和谐。天冷了，不光着身子只穿小裤衩冰天雪地乱跑，而是老老实实穿棉衣，住暖和屋子；天太热的时候，穿薄衣服，不在太阳底下暴晒，把自己晒得中暑。年轻人有资本，来个冬练三九，夏练三伏；上点岁数了，要知道退让，不再用自己的血肉之躯和天地这个大气场较劲，不再说什么"人定胜天"，而是人与天地和谐共处。这样就算有和天地、自然达到和谐的心了。

这个世界是充满边界的，天和地有边界，黑与白有边界，左与右有边界，而我们看出去的天与地、黑与白、左与右，如此种种，都是透过我们的眼睛看出去的，通过我们的感知感知到的，那"我"和外部世界之间，也有边界，边界就是你的皮肤。皮肤内的就是阴，皮肤外的就是阳。

其实，边界就是关系，关系是非常重要的，比阴阳重要，比天地重要，比一切的客观存在重要。

天地也好，阴阳也好，人群也好，动物也好，你不和他们发生关系，他们对于你来说，就等于说不存在，一旦发生关系，他们哪怕离得再遥远，也是存在的，也会给你提供能量或者消耗你的能量。

事实上，你只要存在于这个世界，你就和这个世界的万物，这个世界的整体发生着关系。一只南美洲的蝴蝶和一场大西洋的风暴看起来风马牛不相及，但是这只蝴蝶扇动一下翅膀，就造成了那个大洋的风暴，能说没有关系？只不过在我们有限的眼界和意识里，它们好像没有关系而已。

儒家在拼命想用自己的努力推动世界，它用一种进取的姿态，把自身和世界联结起来，发生关系；佛家在拼命想用自己的抽离来看清世界，它用一种抽身的姿态，把自身和世界联结起来；道家则是用阴、阳两个字，来界定自己和世界的关系，自己内部各零部件之间的关系，外部庞大世界内的种种错综复杂的关系：

"夫言人之阴阳，则外为阳，内为阴"，就个人肉身来说，暴露在外的称为"阳"，藏在里边的称为"阴"。舌头这种东西，可伸出口外，可收回口腔，是阴中之阳。阴阳本就不是截然分明，就像太极图的阴阳鱼，你中有我，我中有你。

"言人身之阴阳，则背为阳，腹为阴。"人在变成直立动物之前，也是靠四肢行走，后背向上，肚皮向下，所以背为阳，腹为阴。人被打的时候，本能地蜷成一团，弯身弓背，用背部承受打击。通常带小孩，也是把孩子抱在胸前，背在后背的情况也有，但不如抱在胸前更踏实、放心，因为后背暴露在外，眼睛和手臂都照顾不到。

"言人身之脏腑中阴阳，则脏者为阴，腑者为阳"。肝、心、脾、肺、肾五脏皆为阴，这里的心是指的器质性的器官，是心包，是解剖学意义上的心。它是有形的器，不是我们"心想事成""心心念念""心里有人"的那个"心"，那个心是指我们的心理活动、思想、情绪、心志、情绪、情绪。

胆、胃、大肠、小肠、膀胱、三焦，这是阳。至于三焦，是中医藏象学说中一个特有的名词，六腑之一。它位于躯体和脏腑之间的空腔，包含胸腔和腹腔，人体的其他脏腑器官均在其中。它是上焦、中焦和下焦的合称，即将躯干划分为三个部位，横膈以上内脏器官为上焦，包括心、肺；横膈以下至脐内脏器官为中焦，包括脾、胃、肝、胆等内脏；脐以下内脏器官为下焦，包括肾、大肠、小肠、膀胱。

关于"焦"字的含义，历代医家认识不一。有认为"焦"当作"膲"者，膲为体内脏器，是有形之物；有认为"焦"字从火，为无形之气，能腐熟水谷之变化；有认为"焦"字当作"樵"字，樵，槌也，节也，谓人体上、中、下三节段或三个区域。

从内脏来讲，肝、心、脾、肺、肾这五脏都为阴，胆、胃、大肠、小肠、膀胱、三焦，这六腑皆为阳。

"所以欲知阴中之阴、阳中之阳者，何也？为冬病在阴，夏病在阳；春病在阴，秋病在阳。皆视其所在，为施针石也。故背为阳，阳中之阳，心也；背为阳，阳中之阴，肺也；腹为阴，阴中之阴，肾也；阴

中之阳，肝也；腹为阴，阴中之至阴，脾也。此皆阴阳、表里、内外、雌雄，相输应也。故以应天之阴阳也。"

这一段是在回答一个"为什么"的问题：为什么要认识阴阳？为的是诊病治病。

什么叫"冬病在阴，夏病在阳"？就是说，冬天得的病，容易伤到肾，肾是阴中之阴。冬天不闭藏，不养精蓄锐，就容易伤肾。夏天主心，心是阴中之阳，夏病在阳，天气热，人容易感觉胸闷，喘不过气。

"春病在阴，秋病在阳"。这里的阴指肝，肝是阴中之阴，春天易伤肝。秋病容易伤肺，肺虽然属阴，但是它在人体的上面，阴中之阳。

"故视其所在，为施针石"。

伤了哪个脏器，哪个脏器又对应着哪个腑，哪个腑又有哪个腑的经络，就可以有的放矢地治疗了。针是针灸，石是砭石。

刮痧也是砭石的一种，它就是以中医经络腧穴理论为指导，用刮痧板之类的东西，甚至是硬币，蘸点水或者油，在体表反复刮动、摩擦，皮肤变红，甚至有出血点。还可以配合针灸、拔罐、刺络放血等疗法使用，加强活血化瘀、驱邪排毒的效果。

但是，如果没有热毒，没有淤血，是不适合刮痧的。一块刮痧板包治百病，这样的说法不可信。就像一根针包治百病，艾灸包治百病，拔火罐包治百病，这些都不可信。要具体情况具体分析，具体病症具体施治。

"背为阳，阳中之阳，心也；背为阳，阳中之阴，肺也。腹为阴，阴中之阴，肾也；阴中之阳，肝也；腹为阴，阴中之至阴，脾也。"

就是说，背的上半部是阳，背的下半部是阴。背的上半部对应三个脏：心、心包和肺。阳中之阳，是心。阳中之阴，是肺。也就是说，肺跟心相比，它就属阴，心就属阳。阴和阳是相对的关系，不是绝对的关系，要看参照物。腹腔里面也有脏：肾脏、肝脏、脾脏。

说到底，阴阳不是有形的物质，这是一对相对的关系。就像人与人之间的关系，细胞与细胞之间的关系，分子与分子之间的关系，星星和月亮、月亮和太阳之间的关系一样，通过彼此来界定自己。

"此皆阴阳、表里、内外、雌雄，相输应也。"

阴阳是相对的关系，表里是相对的关系，内外是相对的关系，雌雄是相对的关系，这一切都是关系。"相输应"，就是相对应。两两相对，和谐共振，"故以应天之阴阳也"。

"应"，在这里是回应的意思，你叫它，它答应；你做动作，它回应你。你要跟上天地转动的频率，才能够得到它的回应；不符合它的频率，它就没有回应。所谓逆天而行，普通人没这个本事，还是要顺应天意。天黑了，要睡觉，不要跟熬鹰似的不肯睡；天亮了，要起床，不要赖在床上不肯起，浑浑噩噩。冬天是闭藏的状态，你的身体也要闭藏；春天是生发的季节，你的身体也要生发，早晨起来，广步于庭。跟上天地阴阳的节奏，一顺而百顺。

这就是"天人合一"的理论以及由此发展而来的"天人相应"的理论。

自然界中，天地人三者是相应的。《庄子·达生》曰："天地者，万物之父母也。"《易经》中强调三才之道，将天、地、人并立起来，将人放在中心地位，这就说明人的地位很重要。天有天道，天道在于"始万物"；地有地道，地之道在于"生万物"。人有人之道，而且人之道的作用在于"成万物"。天地人三者虽各有其道，但又相互对应、相互联系。这就是一种"同与应"的关系，天地之道是生成原则，人之道是实现原则。汉儒董仲舒明确提出："天人之际，合而为一"，这成为儒家思想的一个重要观点。

"天人相应"，按照现代的解释，就是自然界和人互相感应、互为反应、互为映照。防病治病时，要注意到自然环境及阴阳、四时、气候等因素与人体的关系以及对人体的影响，治病时，注意因时、因地、因人制宜。

《金匮真言论》这句"以应天之阴阳"，寥寥几个字就这么厉害，包含这么深刻的哲理。说它一字千钧都轻了，一字万钧。

这几年，人们对健康越来越重视，养生保健也格外受到人们的关注。我们养生要懂得中医养生的六诀：顺、静、修、调、补、固。

所谓的顺，就是养生跟着季节走。我们已经从《黄帝内经》中得知，人身体的变化与四季轮回是一致的，所以我们的饮食起居、衣食住行也必须要与季节相适宜。

所谓的顺，就是要让心安静下来。我们现代人特别喜欢把生活过得热热闹闹，每天时间都给安排得满满的，生怕被孤独和寂寞侵袭。事实上，日程满和不孤独、不寂寞不是一回事，反而越浮躁，越孤独寂寞，越伤神志。倒不如像《黄帝内经》说的"恬淡虚无，真气从之，精神内守，病安从来"的原则，我们安静下来，减少很多不必要的"气"的消耗，身体"节能"，预防疾病、益寿延年。

所谓的修，是指的修养身心。《易经》里说："积善之家，必有余庆；积不善之家，必有余殃。"为什么会这样？因为平时积德行善、豁达大度的人，他们没有那么多的名利心，就是自自然然地想要积德行善，自自然然地豁达大度，他们跟得上天地的节奏，能和世界和谐相处，就能减少很多烦恼，心情愉悦。不用说别的余庆，健康、快乐、长寿就是最大的余庆。

所谓的调是指的我们平时要有意识地多做深呼吸，也就是《黄帝内经》里说的调息，就是练习呼吸吐纳的功夫，平时多做深长、缓慢、均匀的呼吸。可以练习"丹田息"，鼻子吸气后，通过意念把气送到下丹田气海的位置，再把气慢慢呼出来。

所谓的补，不是一味地吃大补的药。中医讲药食同源，所有食物都有调理身体的作用。从味道说，酸味补肝，苦味补心，甜味补脾，辛味补肺，咸味补肾。从颜色论，红色补心，黑色补肾，黄色补脾，绿色补肝，白色补肺。

所谓的固，指的是要固精、固气、固神。固精，就是保护肾气，要节欲。固气，是减少对"气"的消耗，少说话，不要喋喋不休；还要多晒太阳、多做有氧运动，不熬气，吃五谷杂粮饭。固神，就要调养七情，情绪不可过头，"过喜、过怒、过思、过悲、过恐"，都不好，身体都受伤。

这些都是日常小事，如果注意起来，就是养生了。

原文

帝曰：五脏应四时，各有攸受①乎？

岐伯曰：有。东方青色，入通于肝。开窍于目，藏精于肝，故病在头。其味酸，其类草木，其畜鸡，其谷麦。其应四时，上为岁星②，是以知病之在筋也。其音角③，其数八④，其臭臊。

南方赤色，入通于心，开窍于舌，藏精于心，故病在五脏；其味苦，其类火，其畜羊，其谷黍。其应四时，上为荧惑星⑤。是以知病之在脉也，其音徵，其数七，其臭焦。

中央黄色，入通于脾。开窍于口，藏精于脾，故病在脊。其味甘，其类土，其畜牛，其谷稷。其应四时，上为镇星⑥。是以知病之在肉也。其音宫，其数五，其臭香。

西方白色，入通于肺。开窍于鼻，藏精于肺，故病在背。其味辛，其类金，其畜马，其谷稻。其应四时，上为太白星⑦。是以知病之在皮毛也。其音商，其数九，其臭腥。

北方黑色，入通于肾。开窍于二阴，藏精于肾，故病在谿⑧。其味咸，其类水，其畜彘⑨，其谷豆。其应四时，上为辰星⑩，是以知病之在骨也。其音羽，其数六，其臭腐。

故善为脉⑪者，谨察五脏六腑，逆从，阴阳、表里、雌雄之纪，藏之心意，合心于精。非其人勿教，非其真勿授，是谓得道。

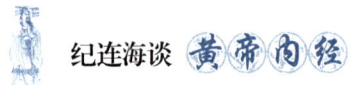

译文

①攸受：所用。攸，助词。受，发生作用。

②岁星：即木星，五行属木。

③角：五音之一。宫、商、角、徵、羽为五音。

④其数八：八，为"木"的成数。根据易理，数生五行：天一生水，地六成之；地二生火，天七成之；天三生木，地八成之；地四生金，天九成之；天五生土，地十成之。肝属木，所以说"其数八"。

⑤荧惑星：即火星，五行属火。

⑥镇星：即土星，五行属土。

⑦太白星：即金星，五行属金。

⑧豀：指肘膝腕踝。

⑨彘：猪。

⑩辰星：即水星，五行属水。

⑪为脉：诊脉。

纪老师说

"帝曰：五脏应四时，各有攸受乎？"

"应"，这里指的是五脏和四时"同声相应，同气相求"，互相应和，踩对鼓点，外界大天地，人身小天地，人身应对天地，达到天人合一。

岐伯曰：有。东方青色，入通于肝。开窍于目，藏精于肝，故病在头。其味酸，其类草木，其畜鸡，其谷麦。其应四时，上为岁星，是以知病之在筋也。其音角，其数八，其臭臊。

青色，词典中这样注释：东方之色，春色。中国人把东方归到一色

"青"，青色就是深绿趋于蓝，这种颜色跟东方有关系。东方的气起来以后，能影响到人的肝胆的功能。

北京中山公园内保留着明代所建的社稷坛。最上层15.8米见方、铺垫着五种颜色的土壤：东方为青色，南方为红色，西方为白色，北方为黑色，中央为黄色。

这就涉及了"五行"学说。

五行是道家的提法，并且把它广泛应用在中医、堪舆、命理、相术和占卜等方面。所谓五行，就是我们通常念叨的水（代表润下）、火（代表炎上）、金（代表收敛）、木（代表伸展）、土（代表中和）。古代哲学家用五行理论来说明世界万物的形成及其相互关系。

就四季而言：春季万物复苏，故春属木；夏天特别炎热，所以夏属火；秋天收获，金灿灿，所以秋属金；冬天下雪，冬属水。夏秋之间的这段时间被命名为长夏，长夏属土。

五行相生相克的关系如下：

木生火，木性温暖，火伏其中，钻灼而出，故木生火；火生土，火热故能焚木，木焚而成灰，灰即土也，故火生土；土生金，金居石依山，津润而生，聚土成山，山必长石，故土生金；金生水，少阴之气，润燥流津，销金亦为水，所以山石而从润，故金生水；水生木，因水润而能生，故水生木也。

天地之性，众胜寡，故水胜火。精胜坚，故火胜金。刚胜柔，故金胜木。专胜散，故木胜土。实胜虚，故土胜水。说白了，就是金克木，木克土，土克水，水克火，火克金。

小时候下"斗兽棋"，玩法很简单，棋面上刻着各种狮、虎、象造型的动物，分蓝红两大阵营，以森林中的地位划分，依次为象、狮、虎、豺、狼、狗、猫、鼠。它们的关系是这样的：大象吃狮子，狮子吃老虎，老虎吃豺，豺吃狼，狼吃狗，狗吃猫，猫吃老鼠，老鼠吃大象，转个圈又回来了。相生相克，就是这种关系，没有绝对的王者，也没有绝对的弱者，万事万物都是"关系"。关系顺了，就相生了，互相依存；关系不顺，就相克，不光强的克弱的，弱的也能克强的。

《西游记》里，孙悟空偷人参果，用金击子敲一下，掉一下果子在地下，就不见了，他以为是花园里的土地收了果子，就把人家拘出来要打，土地说："这宝贝三千年一开花，三千年一结果，再三千年方得成熟。短头一万年，只结得三十个。有缘的，闻一闻，就活三百六十岁；吃一个，就活四万七千年。却是只与五行相畏。"行者道："怎么与五行相畏？"土地道："这果子遇金而落，遇木而枯，遇水而化，遇火而焦，遇土而入。敲时必用金器，方得下来。打下来，却将盘儿用丝帕衬垫方可；若受些木器，就枯了，就吃也不得延寿。吃他须用磁器，清水化开食用，遇火即焦而无用。遇土而入者，大圣方才打落地上，他即钻下土去了。"

这五行学说的奥秘可太大了。

就方向而言，金主西方，木主东方，水主北方，火主南方，土主中央；就天气而言，金主燥，木主风，水主寒，火主暑，土主湿；就颜色而言，金主白色，木主青色，水主黑色，火主赤色，土主黄色；就身体而言，金主皮、鼻孔、肺脏、大肠，木主筋、眼睛、肝、胆，水主骨、耳朵、肾脏、膀胱，火主脉、舌头、心脏、小肠，土主肉、嘴巴、脾脏、胃。

就人而言，有人是木命，木主仁，其性直，其情和，其味酸，其色青。木盛的人长得丰姿秀丽，骨骼修长，手足细腻，口尖发美，面色青白。为人有博爱恻隐之心，慈祥恺悌之意，清高慷慨，质朴无伪。木衰之人则个子瘦长，头发稀少，性格偏狭，嫉妒不仁。木气死绝之人则眉眼不正，项长喉结，肌肉干燥，为人鄙下吝啬。

有人是火命，火主礼，其性急，其情恭，其味苦，其色赤。火盛之人头小脚长，上尖下阔，浓眉小耳，精神闪烁，为人谦和恭敬，纯朴急躁。火衰之人则黄瘦尖楞，语言妄诞，诡诈妒毒，做事有始无终。

有人是土命，土主信，其性重，其情厚，其味甘，其色黄。土盛之人圆腰廓鼻，眉清目秀，口才声重。为人忠孝至诚，度量宽厚，言必行，行必果。土气太过则头脑僵化，愚拙不明，内向好静。不及之人面色忧滞，面扁鼻低，为人狠毒乖戾，不讲信用，不通情理。

有人是金命，金主义，其性刚，其情烈，其味辣，其色白。金盛之人骨肉相称，面方白净，眉高眼深，体健神清。为人刚毅果断，疏财仗义，深知廉耻。太过则有勇无谋，贪欲不仁。不及则身材瘦小，为人刻薄内毒，喜淫好杀，吝啬贪婪。

有人是水命，水主智，其性聪，其情善，其味咸，其色黑。水旺之人面黑有采，语言清和，为人深思熟虑，足智多谋，学识过人。太过则好说是非，飘荡贪淫。不及则人物短小，性情无常，胆小无略，行事反复。

从病情而言，肺部疾病属金，如气喘、咳嗽、吐血、肺炎、肺结核等；心脏疾病属火，如心慌、心热、失眠多怪梦、咳嗽吐血、癫狂等；脾胃疾病属土，如胃炎、胃溃疡、胃黏膜脱落、十二指肠、胃癌等；肝胆疾病属木，如牙疼、耳聋、头昏眼花、嘴歪眼斜、中风不已、半身不遂、肝胆有病等；肾病属水，如肾虚、肾炎、腰疼、腿疼、胖肿、腰椎结核、腰间盘突出、妇科病等。

还有人研究中国朝代的五行属性,研究得出的结论居然也头头是道,说中国朝代五行属性是:夏木德,商金德,周火德,秦水德,西汉土德,东汉土德,三国木德(以曹魏为主),西晋金德,东晋金德,隋火德,唐水德,五代土德,宋木德,元金德,明火德,清水德,民国土德。

"朝代之间的更替,存在着一种五行相克的规律,即后朝之五行克去前朝之五行,完成了天下的轮坐——夏启立国,商汤代夏,是为金克木;周武灭纣,代商而有天下,是为火克金;秦扫六国,取周天子的江山,是为水克火;刘季兴,子婴亡,汉代秦,是为土克水;曹丕逼汉献帝让位坐了皇廷,汉朝亡,是为木克土;司马炎使三国归一,是为金克木;隋混合南北朝,是为火克金;李渊替隋炀帝主国,是为水克火;五代更迭,尽毁唐基,是为土克水;宋太祖赵匡胤陈桥着黄袍,平靖五代纷乱,是为木克土;女真铁木真崛起,元人南下取宋,是为金克木;明太祖红巾赤帜,日月并行,北驱元人入大漠,是为火克金;满清雄发,借李自成之功,南面而得明朝天下,是为水克火;中山先生驱除鞑虏,介石先生复承其遗志,中华民国取代了满清,是为土克水。"

并且还拉来了古籍中的描述来助阵:"秦始皇既并天下而帝,或曰:'黄帝得土德,黄龙地螾见。夏得木德,青龙止於郊,草木畅茂。殷得金德,银自山溢。周得火德,有赤乌之符。今秦变周,水德之时。昔秦文公出猎,获黑龙,此其水德之瑞。'於是秦更命河曰'德水',以冬十月为年首,色上黑,度以六为名,音上大吕,事统上法。"

汉代公孙臣说:"始秦得水德,今汉受之,推终始传,则汉当土德,土德之应黄龙见。宜改正朔,易服色,色上黄。"

五行的相生相克,也就是构成世间万物的元素、要件之间的关系。

世间万物中，既包括我们身处其中的客观世界，也包括我们的意识。意识随时和客观世界发生关系，并且影响着客观世界。

在这方面，有一个著名的实验，叫作"薛定谔的猫"：把一只猫放进一个封闭的盒子里，然后把这个盒子接到一个装置上，这个装置包含一个原子核和一个毒气设施，原子核有50%的可能性发生衰变，衰变的时候就会发射出一个粒子来，这个粒子一发出来就会触发毒气设施，毒气一触发就会杀死这只猫，这是他想象中的一个实验。

根据量子力学的叠加原理，没有观测的时候，原子核是处于已经衰变和没有衰变的叠加状态，就是既可能衰变也可能不衰变，而这个时候猫的状态时可能活着也可能死了，也就是说猫也处于这种既死又活的叠加状态。但是，打开盒子一看，猫就只能是死或者活这一种状态。你"打开盒子一看"，你的观察就和盒子里的猫发生关系，影响到了猫的生死。

量子力学的基础就是从不确定的状态变成确定的状态一定要有意识参与，意识和不确定的状态之间发生纠缠，这种纠缠使得不确定的状态变成确定的状态。量子力学的大量实验，都证明如果把同一个量子体系分开成几个部分，在未检测之前，我们永远不知道这些部分的准确状态，但是，如果检测出其中之一的状态，在这一瞬间，其他部分立即调整自己的状态与之对应，这一部分和其他部分之间，由未发生关系的不确定状态，进入发生关系后的确定状态。

关系这种东西，就是这么神奇，可以作用于宏观，也可以作用于微观，可以作用于有形，也可以作用于无形。人与人、人与自然、人与天地、人与宇宙之间，时时刻刻都在发生着关系。这是一种流动的状态，时时刻刻在变。所以，这个世界上唯一不变的真理，就是一个

"变"字。

人与天地之间的关系时刻在变,有时候是人定胜天,人与天地之间是要改天换地,有时候则是人与天地和谐相处,有时候则是人极力顺应天地。

人与人之间的关系也时刻在变,有时候和谐,有时候不和谐,有时候亲密,有时候仇恨。

人的身体内部,五脏六腑的关系也时刻在变。

无论什么关系,都要以和谐为要,天地不和谐,就会有大灾变,不适合万物生长;人与天地不和谐,天地受伤,人也受伤,现在的雾霾、沙漠化、大洪水、大地震,这些都是人与自然不和谐的后果。人身上的病,也都是不和谐引起的,不是与天地不和谐,就是与人不和谐,或者自身脏腑不和谐。

把关系理顺了,事情就好办了,我们的身体也就能健康了。

"东方青色",东方指的是以中原地区为中心和坐标的东方。青色,不是绿色。所谓"青天白日""湛湛青天不可欺"是指的这样的青,指的青瓷的青。瓷器的历史以柴窑最古老,由于是五代后周世宗柴荣时所烧,所以名为柴窑。相传当时陶器艺人请示瓷器的外观样式,世宗柴荣大笔一挥,批示道:"雨过天青云破处,者般颜色作将来",于是就有了青瓷。"青出于蓝而胜于蓝",显然,它大约就是趋于蓝,又有一点绿,绿和蓝的混合色。所以,绿色、蓝色、青色都跟东方有关系。

"东方青色,入通于肝。开窍于目,藏精于肝",我现在用的文档,背景色就调成了护眼的淡绿色,看上去很舒缓、放松、舒服,不刺目。这就是青色入通于肝,开窍于目的道理和应用。东方的气起来后,藏精于肝，可以使眼睛更明亮，若是伤肝，易患头部的疾病。

"其味酸，其类草木，其畜鸡，其谷麦。其应四时，上为岁星，是以知病之在筋也。其音角，其数八，其臭臊。"自然界中的植物对应到肝，五畜中的鸡对应到肝，五谷中的麦对应到肝。肝火旺，不能吃鸡。精神倦怠的人，可以吃鸡提提精神。反正我感觉特别累，浑身没有力气的时候，自然就想吃鸡。买一只卤鸡，二话不说，先撕一只鸡大腿吃。有时候甚至一次能吃多半只下去。奇怪得很，吃这一次，起码半个月甚至一个月都不想再吃。除了鸡，各种像鸡的飞禽，也都算在鸡类。

"其谷麦"，谷是五谷的意思。

按古人的讲法，五谷通常指的是黍、稷、麦、菽、麻。若加上稻，即为六谷。

这是我们的主食。

《四世同堂》里有个李四爷，出城去，日本人怕青纱帐，强令农田只种白薯，他格外怀念往年的光景："那高高的高粱与玉米，那矮的小米子，那黑绿的毛豆，都发着甜味，给他一些希望——这是给他与大家吃的粮食。"而白薯，幼时粮食少，一家人盖房子用工，老太太又精俏又省细，不肯给人吃主食，顿顿白薯蘸蜂蜜——她家养蜂，自家酿的槐花蜜。大工小工一边吃，她一边笑眯着眼睛问："小伙子们，俺家的白薯甜不甜？好吃不好吃？"工人都赞好吃，结果房子盖得七扭八歪，一到半晌就没了力气，墨斗的线都弹不直。

所以说，白薯虽可当饭吃，却向来不在五谷或者六谷之列。

而"谷"的窄义，就是稷，即谷子。冯小刚执导的电影里的一个主角就叫谷子地，那是典型的北方农民的名字。谷子能适应风雨不时的干旱气候，是以在北方广有种植。我国农耕文明起源于黄河流域，那是大片谷子种植的地带,所以江山社稷,稷就占了四角之一。《白虎通·社稷》云:"人非土不立,非谷不食。土地广博,不可遍敬也;五谷众多,不可一一祭也。故封土立社示有土尊;稷,五谷之长,故立稷而祭之也。"

稷的良种,就是粱。《小雅·黄鸟》:"交交黄鸟,无集于桑,无啄我粱。"黄粱则又是粱中的上品。一枕黄粱,就是说一个人在一顿小米饭没蒸熟的时间,做了一个长长的美梦。

黍的模样长得跟稷一个样,籽粒煮粥做饭却是黏的。少时年年去姨家,都有粘糕吃。姨家自己的大院子和院外的大水塘边种满着枣树,结得满满的枣子。又种的有黍米,磨成面,稀软,厚厚地平摊在笼布上,摁上一层枣,大火小火地蒸熟,切开,甜软粘牙,饱腹充胃。黍的籽粒就叫粟,诗云"春种一粒粟,秋收万颗子"。

黍的地位在古时比稷略低,不过也是好粮食。孔子的弟子子路遇隐者,隐者"止子路宿,杀鸡为黍而食之":又有鸡又有黄米;还有孟浩然的"故人具鸡黍,邀我至田家",这种吃法确实在民间是饮食的高配。

小麦据说原产西南亚,有的学者认为传入中国当在秦汉时期,还有人认为可上溯至周朝。可是不知道为什么,麦的地位好似不及黍与稷,可能是因为它的产量比较低,所以普及率低。小的时候,我还记得农田里种大麦,扁平平的穗子,颜色青绿,看上去很怪。我娘用大麦仁煮熟了加盐喂小仔猪,我偷吃过,很美味;大麦磨面吃起来粘牙,不大好吃。古代称大麦为麰(móu)。《诗经》云"贻我来麰,帝命率育"。来,指的是小麦,麰,指的是大麦。

菽,就是豆,所谓"中原有菽,庶民采之"。(《诗经·小雅·小宛》）至于豆面，幼时常吃，叫"杂面"。杂面条有一股淡淡的豆腥气，少小麦的韧劲。那时候白面条最高级，杂面条是不够好的饭食。现在则杂面很吃香，白面成了家常便饭。

至于麻，我真的真的没有吃过。不知道是不是我们乡间种的麻，它的籽形似扁豆却有铁灰色的花纹，看上去光溜溜莫名让人觉得很邪恶，一副"你胆敢吃我？"的架式。

上古时代，可食者稀，大麻籽也可以当饭吃。麻籽又叫枲，《列子·杨朱》："昔人有美戎菽、甘枲茎芹萍子者，对乡豪称之。乡豪取而尝之，蜇于口，惨于腹，众哂而怨之，其人大惭之。"可见麻籽是贫苦人才吃的东西，富人享受不了，吃一点就嘴巴辣得厉害，还肚痛。就像穷人吃芹菜是美味，用来进献皇帝一样，殊不知皇帝家的猪都不肯吃。

稻在六谷中排行末尾，可能是因为稻需要水田，是以中土政权南移，稻才有了政治地位。如同小米有不粘的小米和粘的"黄米"，大米也有不粘的大米和粘的"糯米"。"稻"最初专指黏米，秔、秫等才专指不黏的米。黏稻米也可以用来做粘糕，格比黄米面的粘糕高一些，细口白亮。而且黏稻好做酒，《晋书·陶潜传》讲陶潜做彭泽令："公田悉令种秫。曰：'令吾常醉于酒，足矣。'妻子固请种稻，乃使一顷五十亩种秫，五十亩种稻。"亏得陶潜老婆是个明白人，不然就全成了酒田了。

稻和粱都是"细粮"，杜甫《壮游》诗："国马竭粟豆，官鸡输稻粱"，讲的是唐明皇斗的鸡、走的马吃的都是粟是豆，是稻是粱——可怜普通老百姓还拿着大麻籽当美食。

古时粮食作物大致就这几样。

《黄帝内经》的理论叫"五谷为养",五谷又对应五脏,哪一脏器出了问题,就选择和它对应的那一类谷去吃。如果想要充盈肝气,使眼睛明亮,那就吃麦子。五谷里面,麦子是返青最早的。它冬天播种,春天很早就返青,柳丝儿刚绿,杨树什么的还只吐着杨穗,榆树也只吐出一只只小黑球儿的时候,它就已经绿了,一层鲜绿。因为它返青早,东方色肝,入于肝。而且我们吃麦的时候,尽可能不要吃精白面粉做的食品,麸皮不要去掉。因为精白面粉能量大,特别能鼓舞肝气肝血,吃得过多,人受不了。

如果肝气过旺,那就不能吃小麦了,要吃荞麦,荞麦能清热解毒。吃荞麦面的拍糕,或者荞面饸饹,都好。

"其应四时,上为岁星。"

岁星,就是木星。中国古代称木星为岁星或太岁,它既是星辰,也是中国民间奉祀的神祇之一。就是说,人的肝和天上的木星是相应的。"是以知病之在筋也",肝主筋,肝气太过,就会抽筋;肝气虚,筋又动不了,甚至阳痿。近视眼是屈光不正,也是筋出问题,可以调肝。

"其音角"。角,是古代五音"宫商角徵羽"之一的"角"。古人以为,"角属木,民之象",肝不就是属木吗?奏出这个音调,可以引起人体肝胆系统的共鸣。所谓"号角长鸣""鼓角争鸣"就是出征、出发打仗的那个声音。

"其数八",古代有《河图》《洛书》,是华夏文化的源头。《易·系辞上》说:"河出图,洛出书,圣人则之。"这个圣人就是人类文化始祖伏羲。传说伏羲氏时,有龙马从黄河出现,背负"河图";有神龟从洛水出现,背负"洛书"。伏羲根据这种"图""书"画成八卦,后来周文王又依据伏羲八卦研究成文王八卦和六十四卦,并分别写了卦辞。河图与洛书是中国古代流传下来的两幅神秘图案，历来被认为是河洛文化的滥觞。"其数八"指的是洛图中，东方、甲乙木对应的数是八。

有专家关于"其数八"是这样讲解的：

"河图上画的这个符号它可能是根据星象定下来的。就是三和八在东面，然后南面是二和七，然后，西边是九和四，然后，北边是六和一，中间是五和零。它不是画的是零，它画的是十。你数数你中间的那个点就是十个。这就是河图传下来的，我们把这个数和这个象或者是五行归类归到一起来的。所以说肝气弱的人多用三八，肝火和肝气太旺的人最好就不用这个数或者用克它的肺经的那个数：九和四来平和自己一下。"

有兴趣的朋友可以精研这些学问，越学，越会惊诧于中国古代文化的博大精深，包你不敢再小瞧古人。

"其臭臊"。肝气过旺，口气不是清新的，闻起来是臊味。

"南方赤色，入通于心，开窍于舌，藏精于心，故病在五脏；其味苦，其类火，其畜羊，其谷黍。其应四时，上为荧惑星。是以知病之在脉也，其音徵，其数七，其臭焦。"

方位转到南边，"南方赤色，入通于心"。

赤，朱，红，都是红，但是红得不一样。这个女性最有发言权，那么多口红，什么大红，朱红，桃红，玫红，浅红，深红，紫红……眼花缭乱的。

红颜色是通心的，能够鼓动起人的心气来。过年的时候要贴红对联，要鼓动起人的心气来，到处一看，红彤彤的，鞭炮噼里啪啦地放，一地红色的炮皮，看见它，就觉得喜庆，就能打起精神头来。过往已

逝，来者可追，过去的一年怎么不顺也没关系，新的一年要来了，还有希望。

中国人结婚的时候也是家里、洞房里布置得一派红色，喜气洋洋，不光是要一对新人鼓起心气来，从此以后要认认真真过生活，脚踏实地过光景，也是要一大家子人都鼓起心气来，从此大家要心往一处想，劲往一处使，共同过好光景。

所以红彤彤的，就自来的让人感觉喜庆，为什么？深层意义就在于红入心，而心主喜。

但是，用红色要适可而止，不能过头。要是心气浮躁，甚至躁狂的人，就不能用红色刺激他了，他会更浮躁，甚至癫狂。

我见过一对将要结婚的情侣，买了婚房，都要工作，没时间装修，让婆婆全权代理的，结果婆婆把这么大一座三室一厅，120平方米的房子，全部装修成红色：地板砖，红色；房门，红色；灶台，红色；床、柜、沙发、沙发苦巾，全部是红色。一进家门，简直要脑充血，待不了半小时就要出去冷静冷静，否则烦躁得想打人。这就是太刺激了，红得太过头了。心头一把火，火不能老燃得那么旺啊，那不是"找死"的节奏么。

"开窍于耳"，有时候，我们叫别人，人家听不见，我们就会说：这人走神了。就是说，这人心不在焉，心思没有放在这里，不定神游到哪儿去了。当老师的在课堂上，最不待见这些心不在焉的学生，你看他俩眼瞪得大大的，看着你，那可是死盯着你，眼睛都不带转的，因为他走神了，连转眼珠都忘了。这时候老师一个粉笔头撂过去，丢他脑门上，他一激凌："哎？"这才回神，才能听见你说话。所以说，心神贯注的时候，耳朵才能听得见，这就是"开窍于耳"。

"藏精于心"，心收藏精气精血，有一种病，叫"心气内洞"，就是漏精漏气，那就非常不好了。心是最后一道防线，敌人已经打到它这里了，病情就很严重了。

"其味苦，其类火，其畜羊，其谷黍"。这个很好理解，人心里上火，就会嘴里发苦，再好的东西吃起来也带一股子苦味。我们通常说"良药苦口利于病"，为什么治病的药十之八九都是苦的？因为我们得的病，如果穷本究源，十之八九都是心病，和心有关。我们平时饮食，南甜北咸，东辣西酸，就是少一味苦，结果就攒到得病的时候吃苦药了。

与其这样，还不如我们平时有意识地吃一点苦味的东西，喝一点苦味的茶或者咖啡。苦能败心火，也能固肾精。

说起来，这人生道理也与医学道理是相通的：人如果一辈子顺风顺水，要风得风，要雨得雨，那就真的是吃肉不香，吃蜜不甜。什么都来得太容易，就人生百无聊赖。《儒林外史》里有一个长相漂亮的杜慎卿，他家里当然是有钱的了，有钱有得不耐烦了，就会有许多的腔调。请客吃饭，杜慎卿道："我今日把这些俗品都捐了，只是江南鲥鱼、樱、笋，下酒之物，与先生们挥麈清谈。"当下摆上来，果然是清清疏疏的几个盘子。买的是永宁坊上好的橘酒，斟上酒来。杜慎卿极大的酒量，不甚吃菜，当下举箸让众人吃菜，他只拣了几片笋和几个樱桃下酒。传杯换盏，吃到午后，杜慎卿叫取点心来，便是猪油饺饵，鸭子肉包的烧卖，鹅油酥，软香糕，每样一盘拿上来。众人吃了，又是雨水煨的六安毛尖茶，每人一碗。杜慎卿自己只吃了一片软香糕和一碗茶，便叫收下去了，再斟上酒来。

这般吃了一回，杜慎卿又带着一个小小子做随从，被另三人拉到聚升楼酒馆里。季恬逸见他不吃大荤，点了一卖板鸭、一卖鱼、一卖猪肚、一卖杂脍，拿上酒来。吃了两杯酒，众人奉他吃菜，杜慎卿勉强吃了一块板鸭，登时就呕吐起来。众人不好意思。因天气尚早，不大用酒，搬上饭来。杜慎卿拿茶来泡了一碗饭，吃了一会，还吃不完，递与那小小子拿下去吃了。这就是阔得百无聊赖。

穷人呢，吃苦吃多了，就知道酒香肉美，觉得怎么那么好吃。还是《儒林外史》里，有一个马二先生，兜里是没几个钱的。他去游西湖，"带了几个钱，步出钱塘门，在茶亭里吃了几碗茶，到西湖沿上牌楼跟前坐下。……马二先生看了一遍，不在意里，起来又走了里把多路。望着湖沿上接连着几个酒店，挂着透肥的羊肉，柜台上盘子里盛着滚热的蹄子、海参、糟鸭、鲜鱼，锅里煮着馄饨，蒸笼上蒸着极大的馒头。马二先生没有钱买了吃，喉咙里咽唾沫，只得走进一个面店，十六个钱吃了一碗面。肚里不饱，又走到间壁一个茶室吃了一碗茶，买了两个钱处片嚼嚼，倒觉得有些滋味。"所以他被一个姓蘧的公孙请吃饭的时候，就显得特别豪爽。"里面捧出饭来，果是家常肴馔：一碗燉鸭，一碗煮鸡，一尾鱼，一大碗煨的稀烂的猪肉。马二先生食量颇高，举起箸来向公孙道：'你我知己相逢，不做客套，这鱼且不必动，倒是肉好。'当下吃了四碗饭，将一大碗烂肉吃得干干净净，里面听见，又添出一碗来，连汤都吃完了。"

那位杜慎卿同志，摆明了是没吃过苦的，饿他三天，保管什么都吃，吃什么都觉得幸福。这就是苦与乐的辩证关系。有苦对比着，才能显出乐之为乐，乐之可贵，否则乐也就不成其为乐了。

当然，凡事要有度，苦的东西不宜吃多，否则伤胃。人生之苦也不宜太多，否则伤志。

"南方赤色……其类火",草火烘烘地烧着了,这种火焰就对应了心。火是能撩拨人的热情的东西,人们围着一堆火的时候,自然的就想跳舞,想唱歌,想手拉手围成一圈,想两个人单独约会,眉目在火光底下,显得格外的有情,也格外的易于传情。

"其畜羊",羊是吃草的,草木着的火对应心,吃草的羊也对应着心。

"其谷黍",五谷中对应着黍子。

"其应四时,上为荧惑星"。荧惑星,就是火星。太阳系八大行星之一,橘红色外表是地表的赤铁矿(氧化铁)。我国古书上将火星称为"荧惑",西方古代(古罗马)称为"战神玛尔斯星"。火星碰触命盘,有生气嗔怒、心急如焚、劳心劳力、争吵打架、急症痛症、发炎发烧、刀兵血光之灾,是凶星。由于火星呈红色,荧荧像火,亮度常有变化;而且在天空中运动,有时从西向东,有时又从东向西,情况复杂,令人迷惑,所以我国古代叫它"荧惑",有"荧荧火光,离离乱惑"之意。《史记·卷二十七 天官书》载:"王者宗祀不洁,则奎动摇。若焰焰有光,则近臣谋上之应,亦庶人饥馑之厄。太白守奎,胡、貊之忧,可以伐之。荧惑星守之,则有水之忧,连以三年。镇星、岁星守之,中国之利,外国不利,可以兴师动觽,斩断无道。"

占卜中用及荧惑,就是行为失礼的意思。荧惑星预示着孛乱、残害贼杀、疾病、死丧、饥饿、战争等灾难的发生。荧惑出现就有战争,隐没战争就会停止。以荧惑所在的分野占卜该国的吉凶。

荧惑星逆行二次以上,停留下来,所停处相应的国度三月内有祸殃,五月内有外兵入侵,七月内国土半数丧失,九月内大半丧失。九月以后仍留而不去,该国灭亡。荧惑停留不去的地方,祸殃不旋踵而至,看似大，反而小；若缓缓而来，所受祸殃看似小反而大。

荧惑停留在舆鬼宿以南，预示男子死丧；在舆鬼以北，则女子死丧。若荧惑星有芒角、动摇、原地旋转以及忽前忽后、忽左忽右，祸殃更大。与其他星复离复合，若亮度相差不多，有危害；星的亮度悬殊，不能为害。连同荧惑一起的五星相从聚集在同一舍之中，对应的国度可以礼让得天下。

"上为荧惑星，是以知病之在脉也"，心主血脉，动脉和静脉。静脉血是全身各处往心脏流的血，动脉是心脏往全身各处流的血。一般静脉血是暗红色的，动脉血是鲜红色的。我们说心脑血管病，涉及血管的病，都和心有关。我一个邻居，四十来岁的年纪，得了冠心病，冠心病就是冠状动脉粥样硬化性心脏病。

"其音徵"，这是指的宫商角徵羽的徵。

"其数七"，对应的是"七"这个数字。

"其臭焦"，闻到的气味是焦味。焦味是什么东西烧焦发出的味道。《书·洪范》："炎上作苦"，唐·孔颖达："火性炎上，焚物则焦。《月令·夏》云：'其臭焦，其味苦。'苦为焦味，故云焦气之味也。"汽车尾气也是焦味，闻了它，鼓舞心气，心浮气躁，所以活在都市里的人整天欲望特别多，心气特别高，要买房买车，要发大财，挣大钱。不少人避居终南山，或者隐居别的不知名的小山村，或者小城镇，这样的地方没有那么多的空气污染，汽车尾气也几乎没有，也没有那么多从人心里散发出来的欲望污染，能量比较纯净，来到这里，自然心就能静下来，也能净下来，欲望就低了，日子就过得不那么紧张了。

我每年有一半时间是住在乡下的，不得不说，心就是静。

当然都市中也能闹中取静，但确实需要修炼，不能让不良的能量场影响到你的心境，反过来，要让你的良好的心境净化这种不良的能量场。

还有，心不静的人爱抽烟，烟散发出的苦焦味就能鼓荡起心气来，鞭策着自己去努力，去奋斗，去争胜。有的人起床一支烟，然后这一天都不用再划火柴了，吃饭的时候烟都不离口，一筷子饭菜一口烟。这样的人，心火都旺。

2003年8月15日凌晨，杭州之江花园小区内的一幢别墅里，发生了一起凶杀案。别墅内的一家三人被杀，唯一幸存的是一名十几岁的小姑娘。2016年，嫌犯被抓获。据他供述，那天晚上，他揣着一把红色的塑料刀柄的水果刀，沿着闻涛路在江边散步，逛到之江花园别墅区，鬼使神差，从铁栅栏的洞里钻进去。钻进去刚开始也没干什么，就是在别墅的草坪坐着，继续抽烟。一边抽烟，一边就产生邪恶的想法，想进去偷点什么。第一道门没撬就开了，第二道门却打不开，他又回草地上，接着抽烟，打算放弃。抽完烟又觉得不甘心，就拿水果刀撬。结果，撬开了，就进去了。进去看见边上有香烟，又抽了一根。然后走上阁楼，又坐在地上抽了根烟。进了保姆房间，保姆发现了他，喊抓小偷，他抽出水果刀就疯狂地刺起来。然后杀红了眼，看见人就捅，有声音就捅。直到一个十五六岁的小姑娘哀求放过她，不要杀她，他才冷静下来。小姑娘问他为什么来她家，凶手编了个谎话说自己的女友得了白血病，缺钱，"你家红色的光很显眼，我就想进来找点钱。"

在这次恶性事件中，凶手抽烟，拿着红色的水果刀，看见红色的灯光，所有这一切都是鼓荡人的心气的。若是此人平时心性平和也罢，若是此前就比较压抑，受到一些刺激，就很容易爆发。

"中央黄色，入通于脾。开窍于口，藏精于脾，故病在脊。"

脾在中央，脊梁不是在中央吗？所以它对应脾。

中国有句成语叫"炎黄子孙"，我们是炎帝和黄帝的子孙。黄色长长久久以来，在中国人眼里，一直是一种尊贵的颜色，皇帝仪仗有黄色，《尚书》里用"王左仗黄钺，右秉白旄以麾"来描绘武王伐纣的形象。皇帝又穿黄色的龙袍，宋太祖赵匡胤搞陈桥兵变，就是"黄袍加身"。黄巾起义的口号是"苍天已死，黄天当立"。

中国人确实特别崇尚黄色，有一篇文章这样解释："黄色介于黑白赤橙之间，自然而然地成了中央之色。"还有一种解释，是因为中华民族是从黄河流域发祥，黄字从田，崇尚黄字，是对于土地的尊崇与敬仰。《说文解字》就说："黄，地之色也，"《淮南子》说："黄色，土德之色，"《考工记》说："地谓之黄。"

中央黄色"入通于脾"，小米粥是黄色的，可以暖胃健脾。《四世同堂》里，日本鬼子占领北平，物价飞涨，粮食奇缺。这天，刘太太拿来有一斤来的小米子，送给祁家的祁老太爷。"小米子，在战前，是不怎么值钱的东西；现在，它可变成了宝贝！每逢祁老人有点不舒服，总是首先想到：'要是有碗稠糊糊的小米粥喝，够多么好呢！'今天，看见这点礼物，他摸弄着那一粒粒娇黄的米粒，倒好像是摸着一些小的珍珠。他感激得说不上话来。"看，小米子就这么可贵。

"开窍于口"，我一个朋友吃饭特别有特点，他吃一口饭，喝一口汤，不像我们，吃几口饭，觉得口干，才喝一口汤。他这是口腔里面没有唾液，这是脾的问题，脾胃的阴血不足。还有的人一说话唾沫星子乱飞，睡觉又流口水，这是唾液过多，这都是脾的问题。

"其味甘，其类土，其畜牛，其谷稷"。多吃甘甜的味道可以增强脾胃功能，但是，不能吃太多甜食。"物无美恶，过则为灾"，吃甜食多了坏牙、发胖、伤肾、湿气重。很多的食物都是淡淡的，它不是很甜，只是一点淡淡的甜味，如果不用心品味都感觉不到，这样的食物，米饭、白粥、菜根是最健康的。但是，不能因为它味淡，就用些浓油赤酱、浓甜大辣的厚味，这样子就又过头了。"平平淡淡才是真"，不光是生活道理，也是饮食的道理。

有一个年轻姑娘做吃播，追求速度，说句不好听的话，真跟猪八戒似的。那猪八戒怎么吃饭？"先排上素果品菜蔬，然后是面饭、米饭、闲食、粉汤，排得齐齐整整。唐长老举起箸来，先念一卷《启斋经》。那呆子一则有些急吞，二来有些饿了，那里等唐僧经完，拿过红漆木碗来，把一碗白米饭，扑的丢下口去，就了了。旁边小的道：'这位老爷忒没算计，不笼馒头，怎的把饭笼了，却不污了衣服？'八戒笑道：'不曾笼，吃了。'小的道：'你不曾举口，怎么就吃了？'八戒道：'儿子们便说谎！分明吃了；不信，再吃与你看。'那小的们，又端了碗，盛一碗递与八戒。呆子幌一幌，又丢下口去就了了。众僮仆见了道：'爷爷呀！你是磨砖砌的喉咙，着实又光又溜！'那唐僧一卷经还未完，他已五六碗过手了，然后却才同举箸，一齐吃斋。呆子不论米饭面饭，果品闲食，只情一捞乱噇，口里还嚷：'添饭！添饭！'"

就这吃法，能吃出什么味儿来吗？所以建议我们吃饭的时候，静下心来，不玩手机，不看电视，仔仔细细地吃，吃出米饭、馒头、菜根里的那点儿甜味儿。这样吃饭，一是能体会出食物的滋味，一是能对食物有一种感恩的心态，而且还能减肥。

"其类土"。土现在是越来越珍贵了。小时候，我生活农村，黄土满眼。乡村土路被人走多了，面上就一层厚厚的细土面儿。有一个很好玩的游戏，就是一边走一边用力把细土面儿踢起来，远看上去像腾云驾雾一样。大夏天的打赤脚，光脚走在土路上，烫得脚丫子又疼又痒，但是又特别舒服。现在城镇化步伐很快，路面硬化，土地减少，真的见不到多少裸露的土。每当我洗澡的时候，就会想起当年我奶奶说过的一句话："人是泥捏的土人儿，什么时候都能搓出泥儿。"如今这泥捏的土人儿离土越来越远了，不知道别人什么感觉，我是感觉心浮气躁，灵性也少了许多。

有一次，开车回村，特意绕到颠簸荒凉的小径，宽窄仅容一个车身。刚才一路车流如奔，空气拉成一个又一个紧绷的长条，路两旁阴郁的天空下冻树森列；如今站在空旷灰青的天幕下，眼前是秃毛稀黄的麦田，极目所及，一路延伸。昨晚急降一阵薄雪，如今尚有似隐似现的一层，覆着脚下冻草和旁边垒垛的红砖，覆着麦田。旁边还有一块芝麻田，枯茎垂挂着乌黑的枯叶，是冻展不开的旗。心就变得有一点空，有一点远，那一刻觉着活着有点意思。

真是，人不能离了土地。

可是说不离还是疏离，只站一会儿，冷风冻耳，赶紧爬回车内。

一个朋友爱爬山，家里堆着无穷的装备，登山鞋、登山杖、登山服。穿戴装备着这些，就像我逃回车里看天地，他的登山也隔着这如许的东西。它们连接了我们和自然，又把我们和天地隔开。我能看见一只长尾巴喜鹊落下又飞起，它的眼里却没有我的影子，它甚至不需要佯装惊慌地振翅飞去，在它眼里，我不存在。

重上大路，路旁一棵北方的老槐树，蓬着委婉的枝子，摆个扭腰拉胯的姿势，这是几个意思？可是它不理我的质疑，我也并没有停下来，抬起头，和它说两句。

"离缘"。就这两个字。

我们热衷于观赏，玩乐，旅游，就像隔着厚厚的缸壁观赏一条条热带鱼；或者是我们隔着厚厚的衣履，被山、石、树、木、草、云、天空、土地当成一条条怪异的热带鱼。我们不再和它们是一体，不再能像一株野草一样感受脚下的泥土是什么样子，像一只喜鹊那样感受翅膀划过天际，不能用一只兔子的眼睛去看眼前的世界，我们不能了解生灵们的恐慌，也不再具备生灵们的能力。

不能因为我们会说，会写，会想，会开会，会斗，会和解，会权谋，就说我们是万物之灵。灵在哪里？

我们的先民当得起这个"灵"字，因为他们和它们生活在一起，他们懂它们的一切，而它们也懂他们的一切。在他们眼里，万物有灵，树有树神，花有花神，山有山神，水有水神，若要取用，需先征得万物的同意；而万物果真也就同意了，给他们树木造房屋，花果做粮食，水解渴，肉充饥。我们却只知道需要做家具的话，伐树就行了；需要做衣服的话，把蚕茧烫死就行了；需要吃肉的话，养猪牛来杀就行了；需要房屋的话，用钢筋水泥搭配就行了。我们的心里已经没有"它们"了，我们的心里只有"我们"和"我们的工具"。

看上去我们是一家独大，可是我们的心里不快乐。因为我们被自己孤立，丧失了与有情世界的联系。

若是哪一天，我们真的能走出去，像风掠过树叶，全身心融入花叶山水，找到自我与天空、与大地的联结，我们的生命有它们的参与，它们的生命有我们参与，或许才能真正找到生命有所归属的喜悦。就像一本叫作《灵境追踪师》的书里说的：

"让我们有一天，也能在家乡的山里，踩着安静的步伐，追踪飞鼠的行踪，或以山羌的眼睛来看世界，以黑熊的舌头来品尝大地。待我们能够脱下使我们与自然分离的隔离层后，或许有一天，我们将可以重新与自然大地再续前缘。"

话说回来，没土以后，人们闹脾胃病的就多了。尤其是小孩儿们。小孩子的天性就是玩土、撒尿和和泥儿、刨土捏碗——小时候我和小伙伴们可捏过不少的小泥碗儿，就是把土加水，和成泥儿，捏成一个个的小碗儿，放太阳底下晒干。现在没的玩，只玩塑料、木头、钢铁做的玩具。结果现在的孩子们脾胃功能都不好，不好好吃饭，吃了饭也不能好好消化，体质差。原先农村的小孩儿，在田地里疯玩儿乱跑，瓜果蔬菜摘下来用手马马虎虎擦一下就咔嚓咔嚓地吃，也不见生什么毛病，贼壮实；城里下乡的小孩儿，从人家菜地里摘一根黄瓜现吃了，就上吐下泻。

《百年孤独》里有一个小姑娘雷贝卡，顶多只有十一岁，投奔到霍·阿·布恩蒂亚家里。这孩子父母双亡，孤苦伶仃，"她那有点发绿的皮肤和胀鼓鼓、紧绷绷的肚子，证明她健康不佳和经常挨饿，但别人给她拿来吃的，她却一动不动地继续坐着，甚至没有摸一摸放在膝上的盘子。"布恩蒂亚家的人收留了她，却"好多天都无法叫她吃饭。谁也不明白她为什么没有饿死，直到熟悉一切的印第安人发现（因为他们在屋子里用无声的脚步不断地来回走动）雷贝卡喜欢吃的只是院子里的泥土和她用指甲从墙上刨下的一块块石灰。显然，由于这个恶劣的习惯，父母或者养育她的人惩罚过她，泥土和石灰她都是偷吃的，她知道不对，而且尽量留存一些，无人在旁时可以自由自在地饱餐一顿。"

小说里写的这种吃土的情况，在现实中是存在的。有些小孩有了食积，消化不良，肚子大大地挺着却四肢消瘦，这些小孩，他们本能地就会挖土吃，抠墙皮吃。雷贝卡很明显得的是这种病症。

"其畜牛"，牛肉，性微温，入脾经，有健胃益气之功，壮筋骨之效。这种肉性就是非常平和，不急不躁，恰合脾胃的这种土性。要滋补脾胃，建议喝牛肉汤，它不是大补，而是很温和地让人慢慢变得强壮。中医建议牛肉汤浇小米干饭，想想就好吃，还温补脾胃。等到胃口强壮了，那时候你再大口吃肉就没问题了。《水浒传》里那些糙汉、大老爷们，动不动就切二斤牛肉，风卷残云就吃完了。平常人受不了，吃那么多不好消化。

"其谷稷"，稷，一方面是谷物的总称，就是"江山社稷"的"稷"。它还有一个狭义的指称，就是指的小米，也就是"粟"。小米最补益脾胃，平时可多熬小米粥吃。

"其应四时，上为镇星，是以知病之在肉也。"

镇星就是土星。五星是金、木、水、火、土五大行星，又称五纬。土星每约二十八年绕天一周，每年进入二十八宿中的一宿，叫岁镇一宿，好像轮流坐着二十八宿一样，故名镇星。脾胃出了问题，就反映在肌肉上面。有人就形销骨立，浑身没有四两肉，这样的人一看就是脾胃弱。还有的人，有肉是有肉，但是没有力量，这也是脾胃有问题。

还有的人会得一种叫作"重症肌无力"的病，初期患者往往感到眼睛或肢体酸胀不适，或视物模糊，容易疲劳，天气炎热或月经来潮时疲乏加重；随着病情发展，骨骼肌明显疲乏无力，显著特点是肌无力于下午或傍晚劳累后加重，晨起或休息后减轻，此种现象称为"晨轻暮重"。到最后，呼吸肌不能起作用，人就憋死了。这也是脾胃的问题。

"其音宫"，指的还是宫商角徵羽中这五音之一的"宫"。脾胃弱，要多听宫调。

"其数五"，5是归脾胃的，脾弱的人多用5。洛图中，5在中间；洛书中，9在最高点，所以皇帝是"九五之尊"，是既站在中心点，又站在最高点的人，是中央集权统治的最大统治者。

"其臭香"，能让脾胃活跃起来，有想吃饭的欲望的，就是香气。"过屠门而大嚼"，嚼什么？就是闻见香气，脾胃大开，饿了，嘴巴空嚼着，意淫着是在吃人家锅里煮的肉，香喷喷的，真美！

"西方白色，入通于肺。开窍于鼻，藏精于肺，故病在背。其味辛，其类金，其畜马，其谷稻。其应四时，上为太白星。是以知病之在皮毛也。其音商，其数九，其臭腥。"

周星驰电影里有个家伙为了标榜自己厉害，说什么"老子左青龙，右白虎……"中国神话中的四方之神灵，就是青龙、白虎、朱雀、玄武，又称四象，分别代表东、西、南、北四个方向，两汉时期被道教吸收成为四灵神君。青龙代表东方，白虎代表西方，朱雀代表南方，玄武代表北方，黄龙（一说应龙）代表中央。

白虎是战神，主杀伐，是西方的代表。西方五行属金，是白色。所以《黄帝内经》中说的"西方白色"，是有所本的。

东西南北中，"中"指的是中原地区，西方当然就是中原地区往西的区域，包括而今的甘肃、新疆、青海这一带。白色对应西方，呼应的是肺。

"开窍于鼻，藏精于肺，故病在背"，我们看不到肺，它跟外界沟通的渠道是鼻。肺有恙，鼻子会有反应；鼻子如果吸进不干净的东西，会先伤鼻，后伤肺。我们感冒了，会先鼻子不舒服，咳嗽，严重了会转成肺炎。肺出现问题，肩背就有症状，肩背疼。

"其味辛"，吃一些"辛"的东西或者药，可治肺病。中医讲有辛辣、辛热、辛温、辛凉等区别，请医生有针对性地给你开一些"辛"味的药，可以把进去的冷气给它散出来。

"其类金"，这是按照五行给五脏分的类，肝是木，心是火，脾是土，肺是金。

"其畜马"，补益肺的食物都有润燥的功能。秋天天气干燥，物产上就有很多水果，用来滋阴润燥；马肉偏酸，偏寒，也有润燥的功能。内蒙的马奶子酒，也是润燥的。除了马肉，还有驴肉，也润燥；驴皮熬制的阿胶，滋阴润燥的功效特好。

"其谷稻"，麦子偏热，小米偏温，大米能够入肺，滋阴润燥。白嘴吃米，刚开始味道是淡的，渐渐的能体味出一股淡淡的甜味儿；甜味儿过后，又有一点淡淡的酸气。大米米性偏凉，水稻和旱稻相比，水稻米性更凉，滋阴润燥的功能就更强。南方天气热，肺易上火，所以就出产大米，平衡火气，健肺。我小时候身体比较瘦弱，我娘没什么文化，她就是完全天然的反应，让我吃小米粥，不吃大米粥，尤其不吃大米饭，说大米干饭是硬食，吃了不好消化。她天然的就知道北方人不大适合吃大米，也讲不出什么科学道理，就是让我少吃。也确实，小时候，我吃大米饭总会胃痛或者胃里泛酸水。

"其应四时，上为太白星"，太白星，也就是太白金星，太有名了。《西游记》里，孙悟空学成神通，强销死籍，玉帝要捉拿他，就是太白金星替他讲情："臣启陛下，可念生化之慈恩，降一道招安圣旨，把他宣来上界，授他一个大小官职，与他籍名在箓，拘束此间。若受天命，后再升赏；若违天命，就此擒拿。一则不动众劳师，二则收仙有道也。"于是孙悟空受了招安，被封弼马温，结果他嫌官小，反下界去，立"齐天大圣"大旗，玉帝又命人捉拿，还是太白金星主张招安，给孙悟空虚封一个"齐天大圣"，好安其心。唐僧遇难，太白金星也搭救，

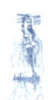

而且救了人也留名，留下四句颂子："吾乃西天太白星，特来搭救汝生灵。前行自有神徒助，莫为艰难报怨经。"三藏对他感激不尽，对天礼拜。猪八戒也念他的好，他在天庭调戏嫦娥，该当斩罪，太白金星替他说情："多亏太白李金星，出班俯囟亲言说。改刑重责二千锤，肉绽皮开骨将折。放生遭贬出天关，福陵山下图家业。我因有罪错投胎，俗名唤作猪刚鬣。"师徒取经路上，还总有太白金星的影子，不是报个信儿，就是救上哪个一命。金鼻白毛老鼠精打着托塔天王的旗号捉了唐僧，被孙悟空把李天王告上天庭，也是太白金星带着孙悟空来找李天王对质，结果托塔李天王不由分说就把孙悟空给捆了，说他诬告。到最后真相大白，老鼠精果然拜过李天王当干爹，这下尴尬了：托塔天王亲手来替行者解绑，行者就放起刁来道："哪个敢解我！要便连绳儿抬去见驾，老孙的官事才赢！"托塔天王无计可施，哀求金星说个方便。金星没办法，只好上前，将手摸着行者道："大圣，看我薄面，解了绳好去见驾。"行者道："老官儿，不用解，我会滚法，一路滚就滚到也。"金星笑道："你这猴忒恁寡情，我昔日也曾有些恩义儿到你，你这些些事儿，就不依我？"行者道："你与我有甚恩义？"金星道："你当年在花果山为怪，伏虎降龙，强销死籍，聚群妖大肆猖狂，上天欲要擒你，是老身力奏，降旨招安，把你宣上天堂，封你做弼马温。你吃了玉帝仙酒，后又招安，也是老身力奏，封你做齐天大圣。你又不守本分，偷桃盗酒，窃老君之丹，如此如此，才得个无灭无生。若不是我，你如何得到今日？"行者道："古人说得好，死了莫与老头儿同墓，干净会揭挑人！我也只是做弼马温，闹天宫罢了，再无甚大事。也罢，也罢，看你老人家面皮，还教他自己来解。"天王才敢向前，解了缚，请行者着衣上坐。

就这么一个热衷于和稀泥的老头儿，居然是对应着征战杀伐的白虎金星。

金星，太阳系中八大行星之一，是离地球最近的行星（火星有时候会更近）。古罗马人称作维纳斯，中国古代称之为长庚、启明、太白或太白金星，古希腊神话中称为阿佛洛狄忒。清晨出现在东方天空，被称为"启明星"；傍晚处于天空的西侧，被称为"长庚"。

金星的运行会影响到人的肺、大肠、皮毛等功能，所以"上为太白金星，是以知病之在皮毛也"。

"其音商"，就是宫商角徵羽的"商"。

"其数九"，九减五等于四，四和九都跟肺有关。

"其臭腥"，味道很腥，一股子鱼腥味。铁锈味儿也是这种腥味儿。这种腥味儿能补益肺气。鸭子是水禽，鸭肉滋阴润肺的功效也好。

"北方黑色，入通于肾。开窍于二阴，藏精于肾，故病在豁。其味咸，其类水，其畜彘，其谷豆。其应四时，上为辰星，是以知病之在骨也。其音羽，其数六，其臭腐。"

"北方"，这里指的是北半球的北方，越往北越冷，越往南越热；南半球的北方正好相反。我们国家处于北半球，所以《黄帝内经》是以当时我们国家所在的地理位置来说方位的。

黑色给人什么感觉？凝重的，寒冷的，沉静的，内敛的。女性穿衣里面，最保险的三种颜色就是黑白灰，都不是张扬的颜色，显现的是含而不露的好气质。肾脏就是含而不露的。那些颜色偏黑的，或者很黑的，黑得发亮的食物或者药物，比如何首乌、黑木耳、黑豆、黑芝麻，都可以补肾。早生华发的人，每天早晨吃黑豆、黑米、黑芝麻磨的豆浆是极好的。不光乌发，而且补肾。

"开窍于二阴"什么意思？人除了脑袋上有七窍外，还有藏在阴部的前后二阴。"肾主封藏"，到人快死的时候，肾气封藏不住了，就大小便失禁了。一次和朋友聊闲天，朋友说他太太，"唉哟，一晚上上好几次厕所，胆子又小，回回拉着我陪她一起去，搞得我晚上也睡不好。"我建议他让她吃点黑木耳，每天早晨来一碗黑豆豆浆。他的太太这是很明显的肾气封藏不住，泄于前阴的症候。

当人不停地小解或者拉肚子，除了考虑膀胱、直肠、大肠外，还要考虑到肾气漏了。

"藏精于肾，故病在谿"。谿，指的是太溪穴，它是人体穴位之一。足少阴原穴，位于足内侧，内踝后方与脚跟骨筋腱之间的凹陷处。也就是说在脚的内踝与跟腱之间的凹陷处。双侧对称，也就是两个。如《九针十二原》说："肾也，其原出于太溪穴，太溪二。"

"其味咸"，咸能润肾。如果得了肾结石，或者是肾里有了肿瘤，就多吃点咸的药，可以给这些东西做润滑，让它从人体里出来。《黄帝内经》有一句话："肾苦燥，急食咸以润之。"像"豆豉鲮鱼油麦菜"，豆豉就是黑色的。老吃黑豆，能吃得肾闭藏太过，那就吃点咸豆。

"其类水"，水，是脑水，就是脑髓。它慢慢地往下渗，变成骨髓、精液、胰岛素、荷尔蒙、关节润滑液等。人老了，骨髓枯了，精液少了，荷尔蒙少了，最后脑髓枯了，人就快不行了。

"其畜彘"，吃猪肉可以补脑髓。刚看一篇文章，觉得很有道理，讲的是毛泽东吃红烧肉："毛泽东一生中最喜欢吃的荤菜，当数红烧肉。

1947年，人民解放军在沙家店战役中，打了个大胜仗，俘敌6000余

人。已经三天两夜没睡觉的毛泽东，对卫士长李银桥说：'这段时间用脑太多。你想想办法，帮我搞碗红烧肉，要肥的，补补脑子。'

随即，李银桥将此事告诉炊事员高经文。高经文精心烹制的红烧肉，色泽红润，肥而不腻。毛泽东深深吸吮红烧肉特有的香味，情不自禁地赞叹：'啊，好香！'

从此，身边工作人员都知道，毛泽东爱吃红烧肉。每逢大的战役或毛泽东连续工作几昼夜时，身边工作人员就想办法给毛泽东搞到一碗红烧肉。每次，毛泽东都很有食欲。

1949年，济南解放。毛泽东非常高兴，手里挥动着攻克济南的电报，将胜利的消息告诉卫士们。一个卫士调皮地将打胜仗与红烧肉联系起来：'主席吃了红烧肉，指挥打仗没有不赢的。'毛泽东听了，哈哈大笑：'红烧肉就是补脑子嘛！'"

毛主席他天然的就能感觉到，吃猪肉补肾精。

"其谷豆"，豆的营养价值在于益肾。豆子不好消化，但是不要紧，我们可以吃豆腐。

对于豆腐这个话题，我相信中国人可有的说。

我小的时候，村里的石磨到了年根尤其忙碌，因为家家户户站着队要磨豆。轮到哪家，哪家就把黄灿灿鼓溜溜的黄豆放磨盘上，然后两个人抱住磨杠咕噜咕噜推动那个巨沉无比的石碌碡，一边还要拿着干净笤帚扫着磨盘沿，不然黄豆就碾跑了。黄豆在咕隆咕隆的碾压声中变成碎豆，然后簸干净豆皮，装回家去用清水泡软，下一个步骤，我们村里王大家那个常年冷落的小歪把磨就派上用场了。这个磨闲一年，就是专为这几天，把湿黄豆从磨眼里倒进去，一个人转着圈吱呀吱呀推呀推，旁边站一小孩子拿勺子不断往里面添豆，雪白的豆浆就从下面汩汩流出，接入水桶，担回家去，就可以让娘起锅烧热，点卤水，紧成豆腐了。

而王大，从来也不需要准备黄豆做自己的豆腐，按约定俗成的规矩，哪家磨完之后都会给他在磨眼里塞满黄豆，他只要掏出来就可以了。积少成多，他的豆腐比别人家的做得还大。

点豆腐是个惊险的活儿。卤水点豆腐，像美人的标准长相一样：一分一毫也增减不得。少则太过水嫩，多了又老了，而且苦。我娘是个手巧的人，行家里手，每年到这个时候她就充观音菩萨，给几乎全村的那些豆腐普施甘霖。

豆腐点好之后未紧硬压实之前，就是豆花，也就是老豆腐了。雪白软嫩，颤巍巍堆在碗里，搁上一滴两滴黄亮亮的香油，放一点家腌的碧绿的韭菜花，大人孩子人手一碗，用筷子拌一拌，呼噜噜一阵猛吃，冬天的傍晚，每个人都吃到头上冒着热汗，肚里暖洋洋的好像沐浴着阳光。

我往往还有另一项优待，就是从豆浆锅里能够得到一张豆腐皮。豆浆煮到浓时，上面会结一层鲜皮，我娘就把它用一根筷子挑起来给我。现在市卖的豆腐皮不好吃，要吃这个得刚出锅的时候，香滑软嫩，十分顺口。但就一样，就算是十分爱吃，豆腐也不能老揭皮，一锅豆腐揭几张皮，就一点筋道也没有了，成了豆腐渣了。

吃了豆腐皮，喝了豆浆，又吃了一碗老豆腐，这豆腐盛宴才算开了个头。

下面我娘会支上油锅炸豆腐了。家家户户锅灶上冒着油烟，一个小孩子在咕当咕当拉风箱，身子一仰一合的，灶里的火苗像火龙伸舌头一样，吐出来，缩回去。娘在案板上把压了一夜变得十分瓷实的豆腐块用刀细细地切成三角形，然后待火候到了，把它们往油锅里一推，咕嘟嘟一阵热泡泛上来，先前沉到底下的豆腐炸起了泡，跟气球一样浮出来，颜色由嫩白转而金黄，像浮在锅里的一群小黄鸭。这时候才见出豆腐做得怎样来呢。我娘炸着，我爹会站一边评论，这回嫩了，泛不上来；不然就是，这回做得好，你看豆腐多起呀。我娘用大铁丝笊篱捞起一个，吹一吹，然后咬开一点，看看里面，如果还是实实的嫩白芯，就是还嫩，再接着炸，如果里面成了丝状的网络了，那就是成了。然后把它们一笊篱又一笊篱捞到自编的饭篮里。我最爱吃的就是这个时候的炸三角。小心翼翼拈出一个，在盐罐里蘸一蘸，用牙一点一点咬来吃，香脆而清鲜。

那时的农村，白面稀少而珍贵，白面馒头很难得，我娘把磨豆腐剩下的豆渣倒到面盆里，放上盐花葱花，抓上一团放手里翻来覆去地揉，然后再两手啪啪地拍，拍成饼子模样，然后不是贴到锅壁上炕熟，而是放在笼屉上蒸。蒸出来的豆渣饼子就是年前的当家干粮，吃起来筋道，有咬头，而且豆香在口，再加上葱花调味，挺好吃的。

豆腐在农家过年的宴席上占着很大的比重。大年初一放过鞭炮，拜过年，我娘就回家开始做一年只吃一次的蒸碗，一共八碗，除了四碗肉，一定会有一碗炸豆腐。除了蒸豆腐碗，豆腐还要在正月的炖菜里扮演重要角色。

古时一副对联，是穷塾师的自嘲之语："耀武扬威，隔窗子怒门斗两眼；穷奢极欲，提篮儿买豆腐半斤。"清代《庄农日用杂字》里写庄户农家饮食状况的时候专门有豆腐一笔："面饼大犒赏，豆腐小解馋。"

岂止是解馋，它是能补充脑水的。豆腐，是一项伟大的发明，非常好地解决了豆子不好消化的问题，让我们中华民族代代延续，聪明伶俐！所以，没事多吃豆腐，红烧豆腐、锅塌豆腐、麻婆豆腐、小葱拌豆腐、大葱炒豆腐、豆腐脑、豆腐干、臭豆腐……都中，都补脑水，令人聪明健康。

"其应四时，上为辰星"，辰星就是水星。《史记·天官书》曰："刑失者，罚出辰星。" 张守节正义引《天官占》："辰星，北水之精，黑帝之子，宰相之祥也。"《广雅·释天》："辰星谓之爨星，或谓之免星，或谓之鈎星。"

"是以知病之在骨也"，肾主骨生髓，骨头上的病要从肾上参详。比如骨质疏松，股骨头坏死等病。"上工治未病"，不要等有病了再去治，很多时候已经晚了，要讲预防。治病的时候，我们不要滥用抗生素，激素类的药物，这是伤肾精的，而且伤了之后不可逆。还有骨质增生、椎间盘突出之类的病，现在很多。所以中医不赞成盲目补钙，补来补去，补出骨刺来了。还有小宝宝，刚生出来囟门是不闭合的，它会在出生以后自然闭合，给宝宝的大脑发育留出空间。结果爸爸妈妈给宝宝提前补钙，孩子的囟门过早闭合，成了小脑袋大身子。脑容量小了，当然对智商也有影响。

"其音羽"，宫商角徵羽的"羽"。

"其数六"，一和六，都代表肾水。上次去宁波，去了天一阁。那是一个藏书楼，中国现存最早的私家藏书楼，建于明朝中期，由当时退隐的兵部右侍郎范钦主持建造，也是亚洲现有最古老的图书馆和世界最早的三大家族图书馆之一。为什么叫"天一阁"？书怕火，"一"代表的是水，天一生水，可以镇住火神，不闹火灾。

"其臭腐"，《说文》解释：腐，烂也。闻起来腐烂的那股子味道，比如说臭豆腐的味儿，那是通肾经的。还有榴莲，所谓的"臭鱼烂虾"，糟鱼、腌肉、腊肉这些东西，还有酸奶，它发酵了，"腐"了，喝了有益处。发酵后的黄酒之类都通肾经。

"故善为脉者，谨察五脏六腑，逆从，阴阳、表里、雌雄之纪，藏之心意，合心于精。"

善把脉的人，他能通过脉象，体会到内在的五脏六腑的变化。

"谨察"的"察"，是一个很玄妙的词。我们都能看，不见得人人都能"察"，它和"觉"组成"察觉"，这是一种能够观察细微、思维深入事物内部的能力。

前阵子读了一本书：《万里任禅游》，写的是一个美国人罗伯特·M.波西格骑着摩托车，载着儿子，"横行"美国，一边走一边思考禅的奥义的心路历程。里边有一些细节，很有意思。

一个细节是一次他和他的一位朋友各骑一辆摩托车旅行，罗伯特非常关心自己的摩托车，也很善于防患于未然，但是同伴却抱着反正摩托车坏了有修理店的想法，连修理工具都不自备一套。他就只有寄希望于侥幸：侥幸摩托车一路不会坏。

后来，罗伯特发现这个朋友家里也是同样的情况，朋友家的水龙头在滴水，他和他的妻子却对这滴滴答答的水龙头置之不理，好像既不担心天天听着这种声音会神经衰弱，也不怕被这种声音打扰。但是，有一次，朋友的妻子正要说话，而滴水声又特别大，无意中引起她情绪上的变化。她的声音一向很轻柔，有一天她想大声说话压过滴水声，这时候孩子们走进来打断她的话，她不禁发起脾气来，而她根本就没有认识到，她发脾气，其实是水龙头引起的。她体察不到二者之间的内在联系，所以她只觉得她怒气冲冲，必须得刻意压制，甚至在下意识里，她快被那个该死的水龙头逼疯了，但是她的意识却对此毫无觉察。

还有一次，罗伯特自己的摩托车出了问题，于是他去找修车铺的人去修，修理工一边很嗨地听着收音机，一边漫不经心地修理，结果越修越糟糕："他们更换了汽缸，然后换上较大的主汽化器喷嘴，然后使运转的速度减慢，使发动机尽可能不会过热，然后告诉我不要骑得太快。发动机里面有不少的油脂，而且无法发动。我发现火花塞与高压电线松了，于是我把它们接上去，然后再启动，结果现在真的出现梃杆的杂音，他们并没有帮我调整梃杆。我把这个告诉他们，修车的小伙子就拿了一把可调整的扳手过来，结果他方法不对，很快就把铝制的梃杆盖子弄坏了。他拿了一把榔头和錾子，要把它们敲松，然而他的錾子却把铝盖凿穿了，我看见錾子直接撞到了发动机头上，后来他的榔头没能打到錾子上，结果把两片散热片给打破了。"

结果就是他制止了这个家伙，骑着一辆破摩托车离开这个地方，梃杆的杂音没修好，梃杆的盖子也坏了，发动机里又都是油脂。骑回去的路上，他发现时速二十英里左右的时候就会有强烈的震动。他在路边停下，发现四个发动机接合螺钉中的两个不见了，还有一个的螺母丢了，所以整个发动机的接合螺钉就只剩下一个了。上盖凸轮的链条松紧控制器的螺钉也不见了，这就意味着调整梃杆也没有用了。这真是一场噩梦。

为什么会发生这种事情？

他想："那架收音机是一条线索，一边工作一边听音乐是没有办法真正思考的，或许他们并不认为自己的工作需要任何的思考，只不过是玩弄几把扳手罢了。如果你一边工作一边听音乐或许会更愉快一些。他们动作的速度是另外一条线索，他们把东西到处丢，而且也不记得丢在哪里。如果你不反省一番，你就不知道这样做往往会浪费时间，而且成效不佳——也就是说需要花更多的钱。但是最重要的线索似乎是他们脸上的表情。然而实在很难解释，虽然他们看起来很随和、友善、轻松自在，但是却没有投入工作之中，他们就像旁观者一样，你会觉得他们只是在那儿晃来晃去，然后接过别人递给他们的扳手。他们对自己的工作没有认同感，不会说：'我是师傅。'一旦到了下午五点，八个小时一满，你知道他们会立刻放下手中的工作，即刻离开，然后尽可能地不去想他们的工作。"

也就是说，修车工也没有在自己的工作岗位上，认真地、严谨地体察一辆车内部出现的问题。态度既不够"谨"，工作也没有"察"。就像现在，有一次我带母亲去看病，一个中医一边打电话一边给她号脉，我有充分的理由怀疑他号不准，所以他开的方子我也没有去拿药。然后，我带母亲去拜访我的一个中医朋友，他先把两手搓热了，和我少少地交谈两句，然后就安定神色，凝神搭脉，认真地号了左手号右手。他开出的方子和那位打电话号脉的医生根本就不一样，说的病症也不一样。我母亲吃了他开的药，很快病就好了。

所以，如果朋友们去看中医，要看这医生看病的时候，他神色安静不安静，态度郑重不郑重。如果他嘴里说着家长里短，甚至谈着房子股票，一边伸出手来给你搭脉，那你能走则走，他没有认真地去"察"你身体内部的情形，对你的病情和他的职业，都既不尊重，也不专业。

你看《红楼梦》里，贾蓉的媳妇秦可卿病了，百般请医诊治无效，后来冯紫英荐了一个先生，于是贾蓉派人去请，结果当天没有请来，原因是那先生说："方才这里大爷也向我说了。但是今日拜了一天的客，才回到家，此时精神实在不能支持，就是去到府上也不能看脉"，所以他要调息一夜，第二天才能到府诊脉。

到了第二天午间，这位先生才到，让人带他进内室，见秦氏。贾蓉想向他说秦氏的病症，他也不让说："依小弟的意思，竟先看过脉再说的为是。我是初造尊府的，本也不晓得什么，但是我们冯大爷务必叫小弟过来看看，小弟所以不得不来。如今看了脉息，看小弟说的是不是，再将这些日子的病势讲一讲，大家斟酌一个方儿，可用不可用，那时大爷再定夺。"然后，秦氏露出脉来，这位先生"方伸手按在右手脉上，调息了至数，宁神细诊了有半刻的工夫，方换过左手，亦复如是"。

诊罢之后，把秦氏的症候一一都说得正着。这人的态度，就当得一个"谨"字，把秦氏的症候说得细而又细，准而又准，又当得一个"察"字。

再看《金瓶梅》里，李瓶儿病重，西门庆请了一个人来诊脉，那就是一场笑话了：这家伙上来先自吹自擂一番："在下以医为业，家祖见为太医院院判，家父见充汝府良医，祖传三辈，习学医术。每日攻习《药性赋》《黄帝素问》《难经》《活人书》《丹溪纂要》《丹溪心法》《洁古老脉诀》《加减十三方》《千金奇效良方》《寿域神方》《海上方》，无书不读。药用胸中活法，脉明指下玄机。六气四时，辨阴阳之标格；七表八里，定关格之沉浮。风虚寒热之症候，一览无余；弦洪芤石之脉理，莫不通晓。"

西门庆听他说得热闹，就带他去李瓶儿房中诊脉，这赵太医先诊其左手，次诊右手，便教："老夫人抬起头来，看看气色。"那李瓶儿真个把头儿扬起来。看视半日，说道："老夫人此病，休怪我说，据看其面色，又诊其脉息，非伤寒，只为杂症，不是产后，定然胎前。"西门庆说不是，你再仔细给诊一诊，这家伙又沉吟了半晌道："如此面色这等黄，多管是脾虚泄泻，再不然定是经水不调。"西门庆说确实如此：

"房下如此这般,下边月水淋漓不止,所以身上都瘦弱了。有甚急方妙药,我重重谢你。"姓赵的一听就得意了,也不管前边自己诊断错误,现打嘴的衰事:"如何?我就说是经水不调。不打紧处,小人有药。"

结果开出来的药,让懂行的人吓一跳:"这等药恐怕太狠毒,吃不得。"他还说什么"自古毒药苦口利于病。怎么吃不得?"西门庆打发了他,回来就有人说揭他的底:"此人东门外有名的赵捣鬼,专一在街上卖杖摇铃,哄过往之人,他那里晓的甚脉息病源!"

好医生态度上占一个"谨"字,能耐上占一个"察"字,坏医生态度上占一个"吹"字,能耐上占一个"烂"字。

境界达到比较高的高度的人,确实是能够体察天地万物的变化的,一本叫作《塞莱斯廷预言》的书里,作者的经历特别神奇:

"我看着远处的群山,发现白天的天空仍然挂着月亮,眼看着就要落下。月亮看上去只有平时的四分之一,像一只倒扣的碗悬在地平线上空。我一下就明白了,为什么月亮会是那种形状。因为太阳离我好几百万英里远,这时刚好将阳光照射到西沉的月亮顶端。我可以清楚地看出,太阳与月亮表面之间那条线。而这一知觉好像又将我的意识延伸到更远地方。

我可以想象出,月亮已经沉到地平线以下,我还想象出,月亮对居住在西部的人所呈现的折射形状。此时他们还可以看见月亮。然后我又想,当月亮移到我脚底下星球的那一边时,会是什么样子。对那边的人来说,月亮已经圆了,因为我头顶上空的太阳不再为地球所挡,而是直射到月球上。

……我坐在石头上,周围的一切又显得那么贴近。我正坐着的高低不平的岩层,山坡那边高大的树木,还有地平线处其他的山脉。在我看着树枝在微风中轻轻摆动时,我得到的并非是一种视觉体验,而是一种切肤之感,那些迎风摆动的树枝就好像我身上的毛发一样……我产生这样一种感觉:我的肉体只是一个更大肉体身上的头颅,而这个更大的肉体就是我看到的万物。我体验到,整个宇宙都是通过我的双眼来观察的。"

当年释迦牟尼坐在菩提树下,头顶漫漫星光,看到的,是不是比这更璀璨、更神奇的景象?他是不是看到了时间的流逝,宇宙的运转?

为什么能够"察"?因为他们的心静啊。一颗心能静得下来,才能够通禅,通神,一颗心体察万物,无上无下、无左无右,无遮无挡。

扁鹊是怎么成为神医的?据说是他年轻时在客店打工,客店里有一位旅客长桑君,特别喜欢他,传授给他医术和秘方。扁鹊当即拜长桑君为师,长桑君果真把珍藏多年的秘方医书全部交给扁鹊,还递给他一包药,嘱咐他把这药分成三十份,每天取露水和药咽下。然后长桑君就不见了踪影。

扁鹊知道长桑君不是平常人,就天天接露水服药,等到第三十日,他把第三十副药服下,突然发现自己会透视了,透过墙壁看隔壁房间的人清清楚楚,看自己身边的人竟然能够看穿脏腑。靠着这个本事和长桑君留给他的医书秘方,他终成传奇名医。

这可不是传说,这是《史记·扁鹊仓公列传》里记述的,原文如下:"扁鹊者,勃海郡郑人也,姓秦氏,名越人。少时为人舍长。舍客长桑君过,扁鹊独奇之,常谨遇之。长桑君亦知扁鹊非常人也。出入十余年,乃呼扁鹊私坐,闲与语曰:'我有禁方,年老,欲传与公,公毋泄。'扁鹊曰:'敬诺。'乃出其怀中药予扁鹊:'饮是以上池之水,三十日当知物矣。'乃悉取其禁方书尽与扁鹊。忽然不见,殆非人也。

扁鹊以其言饮药三十日，视见垣一方人。以此视病，尽见五脏症结，特以诊脉为名耳。为医或在齐，或在赵。在赵者名扁鹊。"

究其原因，扁鹊之所以成为神医，不是因为什么神水神药，也不是因为他有什么能够看穿脏腑的神通，而是因为他能够体察到病人的五脏六腑，他能够调整到很静的状态，然后通神。

其实，不光是好医生有这神通，我们平常人也有这种神通。比如你正想着：咦，有阵子没见谁谁了啊，结果你一上班就看见了，或者一出门就看见了，或者"那谁谁"登门找你来了。有时候想着：好长时间没回家了，不知道家里人好不好，结果老家一个电话就打过来了。这种情况很多，也很正常。这算是一种天赋的能力，天然的能够心灵相通。结果现在我们太注重物质，太注重科技，反而把这种能力给忽视了。

我们前面说过鲁曼尼亚人，这种比原始人还原始得多得多的原始人，他们就有了不起的一种能力。我们投过皮球、铅球、标枪、皮鞋，却从来没有投过念头，我们的念头好比空花泡影，倏生倏灭，鲁曼尼亚人的念头却可以像投铅球一样地投出去，嗖的一下，然后在对方面前哗地展开。他们既然能用声音开洞，就能用声音开路，四通八达的道路上面飞驰着一个个彩色的念头球。

这就是他们的通讯。他们活在地底下，之所以通讯如此发达，念头能够投掷，实在是因为他们对于暴力以及侵袭如此恐惧，宁可足不出户，即可互通消息。前哨站的勇士们就好比是远离开家庭聚居地的小孩子，他们的精神如此紧绷，神经如此戒备，一丝最微小的震动也会被他们注意，最小的移动或脚步也会被他们发觉。那些生活在地面的土人以及狼虫虎豹不知道他们正被时刻严密地监视和偷窥，无数个窥孔被鲁曼尼亚人通到地面，他们还有摄影机！能摄取地球、星星最精确的图片，了不起。他们是最了不起的"鼠族"。

如果我们都能够静下来，靠意念来通讯，来互相交流，那就省事了。念头不是语言，它不会撒谎，所以当情人说"我爱你"的时候，你会质疑他说的是真话还是假话，如果他传过来的是他的意念，念头，你根本没必要怀疑。语言里的真相达不到百分百，这其实是一种比较糟糕的交流工具。

如果人人都能够静下心来，就能够体会到很多东西。

"故善为脉者，谨察五脏六腑"，善于给人号脉的人，这种人都是有真本事的，心静，会修炼，得天地之气，所以才有这个本事。

"逆从，阴阳、表里、雌雄之纪"，逆从，看脉是顺着四季变化跳，还是逆着四季变化跳；阴阳、表里，看你的脉是阴脉，还是阳脉，也就是是沉脉，还是浮脉。阴阳是四季，春夏为阳，秋冬为阴，脉也跟着阴阳走，逆了就爱出问题；"雌雄之纪"，男人的脉和女人的脉不一样，男人主阳，女人主阴，脉象也有分别。

"藏之心意，合心于精"，号脉的时候讲究专心，一边号脉一边想别的事，铁定不行，你的心和意都在外边飞着呢，没有在你的内里藏着。如果用心用意地去看病，有当医生的自豪感，看病的效果好，对自己也好，看好一个病人，多满足啊。一高兴，就健康，就长寿。别说当大夫的要"藏之心意"，干什么工作都需要"藏之心意"，乐在其中，否则工作就是刑罚了。扫马路的也能通过工作得到快乐，当老师的也能通过工作得到快乐，搞创作的也能通过创作得到快乐，心意能够通神啊，和天地的频道连接在一块儿了，那种快乐劲儿的！于是才能"合心于精"。就是小娃娃们玩儿，那种玩儿，也是"藏之心意"，也是非常快乐。我们如果拿出小孩投入地玩过家家的劲头儿去干事，把整个世界当成自己的游乐场，那得是多么的快乐。

大家都学过《庖丁解牛》：

庖丁为文惠君解牛，手之所触，肩之所倚，足之所履，膝之所踦，砉然向然，奏刀騞然，莫不中音。合于《桑林》之舞，乃中《经首》之会。

文惠君曰："嘻，善哉！技盖至此乎？"

庖丁释刀对曰："臣之所好者，道也，进乎技矣。始臣之解牛之时，所见无非牛者。三年之后，未尝见全牛也。方今之时，臣以神遇而不以目视，官知止而神欲行。依乎天理，批大郤，导大窾，因其固然，技经肯綮之未尝，而况大軱乎！良庖岁更刀，割也；族庖月更刀，折也。今臣之刀十九年矣，所解数千牛矣，而刀刃若新发于硎。彼节者有间，而刀刃者无厚；以无厚入有间，恢恢乎其于游刃必有余地矣，是以十九年而刀刃若新发于硎。虽然，每至于族，吾见其难为，怵然为戒，视为止，行为迟。动刀甚微，謋然已解，如土委地。提刀而立，为之四顾，为之踌躇满志，善刀而藏之。"

庖丁怎么能有这么高超的技巧？不就是因为他视工作为乐趣，在工作的时候专心致志，"藏之心意"吗？所以文惠君看了他的解牛，是怎么评论的？"善哉！吾闻庖丁之言，得养生焉。"

竟然能够从杀牛的过程中和庖丁的话里得到养生的道理，就是因为解牛的过程是心意通神的过程。养生不就是心意通神得长生吗？

我们现在的人，神是散的，心意是藏不起来的，是整天在外面飘的，脑子里想的是房子车子票子、老子儿子孙子。其实哪个时代的人都是这样，所以才会说"天下熙熙，皆为利来，天下攘攘，皆为利往"，所以从古到今，真能够通神的人，到底还是少的。意识到少，并不意味着说我们就有理由为自己开脱。不为通神，起码你也要为自己活得快乐些，从而把心意往回收一收，修炼修炼心神吧？

再把话说白些，少些应酬好不好？应酬是特别累人的一件事情，跟着别人的节奏去说，去笑，你的心神完全是外散的，爆炸开的。尽可能回避掉一些没必要、没所谓的应酬，学会独处、静坐，收心，回神，很有好处，很享受。

《儿女英雄传》里有一句话："大凡人生在世，挺着一条身子，合世界上恒河沙数的人打交道，那怕忠孝节义都有假的，独有自己合自己打起交道来，这'喜怒哀乐'四个字，是个货真价实的生意，断假不来。这四个字含而未发，便是天性；发皆中节，便是人情。世上没不循天性人情的喜怒哀乐；喜怒哀乐离了天性人情，那位朋友可就离人远了。"

拿这个做对比，皇宫里的人，可是过得够难受，够"不是人"的。《宫女谈往录》里那个伺候过慈禧的老宫女感慨说："宫里头讲究多，当宫女要'行不回头，笑不露齿'。走路要安安详详地走，不许头左右乱摇，不许回头乱看；笑不许出声，不许露出牙来，多高兴的事，也只能抿嘴一笑。脸总是笑吟吟地带着喜气；多痛苦，也不许哭丧着脸；挨打更不许出声。不该问的不能问，不该说的话不能说，在宫里当差，谁和谁也不能说私话。打个比喻，就像每人都有一层蜡皮包着似的，谁也不能把真心透露出来。"这是过的什么日子。

我一个朋友是画家，艺术细胞丰厚，把家都布置得极有情调，没事的时候打起行囊，沿着太行山一路走，一路画。我的手中有他的一本画册，墨迹氤氲，灵动逼人，盯着多看一会儿，好像整个人都要飞进画里去，做太行山中一茅屋的主人。

但是他却从不参加所谓画家圈的一些活动，那些沽名钓誉的画展上也没出现过他的影子。有人拉他入书美协会，有企业家出大价钱请他去给自己的殿堂作画，他都一一拒绝，他甚至都否认自己"画家"这一身份。他说："我只是很喜欢画画而已，不成'家'，只是一个'画画的人'。"

他真清醒。他说："名利场，交际圈，让人容易迷失，我只是单纯喜欢艺术本身，这些都不适合我。"

他还说："文艺界表面上是人人向往的高尚殿堂，可事实上已然不那么纯净。以我现在的定力，一旦涉足恐怕很难全身而退。我只想在能力控制范围之内，做一些自己喜欢的事。"

真是个明白人，他知道一个道理：人们唱着歌走一条路，这条路肯定是宽的，却绝对走不远。所以他选择过一种生活：简单。

可惜的是有的人一辈子也没能实现这个简单的追求，因为他们的心像个大布袋，装的东西太多，多到装不下了，还拼命往里塞。

一个人刚入禅门，在第二天吃早餐的时候就迫不及待地向老禅师请教问题。

第一，我们的灵魂能不能不朽呢？

第二，我们的身体一定会化为乌有吗？

第三，我们真的会投胎转世吗？

第四，我们如果能投胎转世，那么能不能保留这一世的记忆呢？

第五，禅能让我们解脱生死吗？

……

这个人一口气问了老禅师十几个问题，还要再准备问下去时，却被老禅师的一句话打断了：

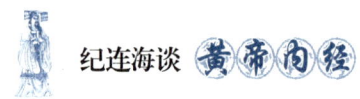

"你的早餐已经凉了。"

有一次,源律禅师问大珠慧海禅师:"和尚修道,还要用功吗?"大珠答:"是啊。"源律问:"怎么用功呢?"大珠答他:"饥来吃饭,困来即眠。"

源律说:"大家不都是这样吗?"大珠使劲摇头:"不同啊不同。"

"为何不同?"

"他们吃饭时不肯吃饭,百般需索;睡觉时又不肯睡觉,千般计较。"这个小和尚不就是犯了这个毛病吗?我们不也是犯这个毛病吗?结果食不甘味,寝不安枕的人那么多。

本来踏踏实实干好自己的事就行了,做记者要做好记者,做和尚每天要撞钟,做啥像啥。但是很多人已经做啥不像啥了。因为他做着A的时候,心里想着的却是B,运用的手段又是C,达到的目的就成了D……

看《士兵突击》里那个傻傻的许三多,他的心多么静,做那艰难的333个腹部绕杠大回环,心里什么也不想,"只有我,只有风",这才是"藏之心意"呢,人生的格局会越活越大。

今天白天,给一个活动当了一天的评委,回来之后,本来是有写作任务的,但是心神散了,说什么也提不起笔,愣了一个多钟头的神,才算把它聚拢回来。由此可见人的心神易散难聚。应酬少些,无谓的活动少些,少追剧,少玩游戏!多和自己的心神亲近,这才是正道。这样才能身心康宁、安泰。

"非其人勿教,非其真勿授,是谓得道。"

在一档综艺节目上,郭德纲说了一句话:"师父访徒弟三年,徒弟访师父三年。"这拜师学艺真不是容易事。从师父的角度说,收徒弟不是随随便便的事，一定要慎之又慎。万一收一个心术不正的徒弟，为害人间怎么办？万一收一个心思愚笨的徒弟，学艺不精，害人不浅怎么办？所以一定要看准了才收徒弟，看准了才拜师父，这就叫得其人而教，得其真而授。

张良是汉高祖刘邦的谋士，他可是有师父的。他的拜师过程十分曲折：

张良原是韩国名门公子，后来行刺秦始皇未遂，逃到下邳，改名张良。一天，他来到下邳附近的圯水桥上散步，一个穿粗布衣裳的老人正在桥上坐着，看他走到跟前，把一只鞋子扔到桥下，说："喂！小子！替我把鞋捡起来！"

张良看他年纪那么大，忍着气下桥替他把鞋捡起来，还替他穿上。老头对张良说："小伙子不错，值得我教。五天后的早上，到桥上来见我。"

到了第五天，张良一早就到了桥上，没想到老头先到了，嫌他迟到，生气地把他赶回去，让他五天后，早些来。

又过了五天，这回，公鸡一打鸣，张良就来了。结果老头又先到了，又赶他回去，让他五天后再早点来。

又过了五天，张良刚过半夜就摸黑来到桥上。过了一会儿，老头也来了，看见张良早到，这才高兴了，拿出一本书递给他，这本书叫《太公兵法》，让他好好钻研。说钻研透了，可做帝王师。结果张良果然做了帝王师，成了汉高祖刘邦的重要谋士，为汉朝的建立立下汗马功劳。

张良为什么能得到这位老人的传授？他既谦卑，能尊老，又能制怒，学习的热情又很高，不怕挫折。也就是这人的脾气、性格、修养、心性都到家，所以才有这个机缘。

在网上看见一篇道家的《收徒八不收》：

心不信，不信大道，好奇游戏，为徒虚名者不收。

心不逆，忤孝背义，悖负亲长，叛辱家国者不收。

心不正，只求神通，搬符弄咒，妄求神鬼者不收。

心不纯，好求名利，蛊惑众生，以术恣欲者不收。

心不善，不怜弱苦，害伤人物，行恶为非者不收。

心不定，轻浮狂妄，不待传承，持窃道法者不收。

心不坚，不耐苦行，学而不修，虚耗光阴者不收。

心不固，学道不专，好参外道，三心二意者不收。"

结果这样左也不收，右也不收，所以习道的人就少了，所以我们才会哀叹得道高人少。但是少不等于没有，世界再怎么喧嚣，有追求、向往更高一层境界的人还是有的。这是人类精神发展和学科发展的希望。

阴阳应象大论

原文

黄帝曰：阴阳者，天地之道①也，万物之纲纪②，变化之父母③，生杀之本始④，神明⑤之府也，治病必求于本⑥。故积阳为天，积阴为地。阴静阳躁，阳生阴长，阳杀阴藏。阳化气，阴成形⑦，寒极生热，热极生寒。寒气生浊，热气生清。清气在下，则生飧泄。浊气在上，则生䐜胀⑧。此阴阳反作，病之逆从⑨也。

注释

①道：即法则、规律。

②纲纪：有纲领的意思。总的为纲，分支为纪。

③变化之父母：万物生长变化的根源。父母，这里指作根源、起源的意思。

④生杀之本始：生，指生长；杀，指消亡；本始，根本。生杀之本始，就是自然界万物生长和消亡的根本动力。

⑤神明：变化不测谓之神，品物流行谓之明。推动万物生成和变化的力量称为神明。

⑥本：根源，根本。这里指阴阳。

⑦阳化气，阴成形：这里的气指能力、力量。形，指形体、物质。

⑧䐜胀：上腹部胀满。

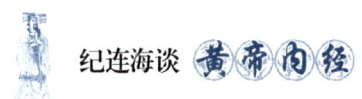

⑨逆：病的异常称逆证。从：病的正常称顺证。

纪老师说 ●●●

这里仍旧是强调阴和阳的重要作用。

我们都知道盘古开天的故事，盘古，又称盘古氏，混沌氏——想想看，最初天地可不就是混沌一片么，没有上下，没有黑白，当然也没有阴阳，什么也没有。就在这一片混沌中，孕育着一个巨人盘古，就像一枚鸡蛋里孵着一只小鸡。他在混沌里一睡就睡了一万八千年。

然后，有一天，他醒了。周围一片漆黑，眼前是什么也看不清楚的浓雾，就像北方雾霾严重时的那个模样，他急了，抡起大斧头就劈过去，一声巨响，眼前的混沌被劈开，轻而清的东西，缓缓上升，变成了头顶的天；重而浊的东西，慢慢下降，变成了脚踩的地。

但是，天和地是分开了，它们原本就出自一个母体，就总想合在一起，盘古不干了，就用脑袋顶着天，大脚板蹬地。天每天升高一丈，盘古也越长越高，就是不让天掉下来。也不知过了多少年，天和地终于再也合不拢来，盘古也累得倒了下去。

结果，他呼出的气息，变成了风和云；他发出的声音，化成隆隆的雷声。他的双眼一只变成太阳，一只变成月亮；他的四肢，变成了大地上的东、西、南、北四极；他的肌肤变成大地，他的血液变成江河，他的汗变成雨露……这种奉献精神，身上的东西一丝一毫都不曾浪费。所以，盘古就成了我们中国传说中开天辟地创世始祖。

"天地混沌如鸡子，盘古生其中。万八千岁，天地开辟，阳清为天，阴浊为地。盘古在其中，一日九变，神于天，圣于地。天日高一丈，地日厚一丈，盘古日长一丈，如此万八千岁。天数极高，地数极深,盘古极长。后乃有三皇。数起于一,立于三,成于五,盛于七,处于九,故天去地九万里。"(三国时期吴国徐整著《三五历纪》)

也就是说,盘古分天地,也就把阴阳给分出来了,从此以后,我们就生活在一个二元对立的世界,有了上和下、阴和阳、天和地、好和坏。小时候看电影,那时候的电影脸谱化特别严重,看见好人就替人家攥着拳头使劲,看见坏人就恨得咬牙切齿。有时候电影一开演,先问:"这是好人还是坏人?"这种思维其实我们一直都有,觉得人坏,那他干什么都看不顺眼,都坏;看见人好,又对人家期望太高,觉得人家应该像圣人一样,什么都好才对。事实上,这样对坏人也不公平,对好人也不公平。人性是复杂的,就像黑和白之间还有一个灰色地带,好人也能干坏事,坏人有时候也能干出一些好事来。

《易经》原为上古时期的一部占筮书,《庄子·天下篇》说:"易以道阴阳",点中《周易》的本质。《易·系辞传下》说:"子曰,乾坤其《易》之门邪!乾阳物也,坤阴物也,阴阳合德而刚柔有体,以体天地之撰,以通神明之德。"

阴阳二字不仅代表某两种事物,它还表明事物相对应的关系。

我们一直都在说,"关系"是非常重要的。天如果为阳,地便为阴;日如果为阴,月便为阴;暑为阳,寒为阴;明为阳,暗为阴;昼为阳,夜为阴;男为阳,女为阴;君为阳,民为阴;君子为阳,小人为阴。都是相对的一对对关系。

比如说,《西游记》里的女儿国,那里全都是女人,女国王是阴还是阳?她就应该是阳,她的臣民们就是阴。但是她如果招赘了唐三藏,那唐三藏就是阳,她就是阴。《红楼梦》里,贾宝玉在大观园,他是实打实的阳,就他一个男子,别人全都是阴;但是他如果和薛蟠这种糙汉站在一起，那他就成了阴柔的那个，唱"滴不尽相思血泪抛红豆"，薛蟠就是阳，大碗喝酒，大块吃肉。《水浒传》里，母夜叉孙二娘，那是卖人肉包子的主儿，但是她和梁山好汉们混在一起，她就是妥妥的阴，别人比她更猛；在她老公面前她也是阴；但是，如果她和平民百姓的大姑娘小媳妇混在一起，她的气质不用说，就是阳，别人是阴。

就我们人体而言，体表为阳，内脏为阴；就内脏而言，六腑属阳，五脏为阴；就五脏而言，心肺在上属阳、肝肾在下属阴；就肾而言，肾所藏之"精"为阴，肾的"命门之火"属阳。就人体生理来说，机能活动属阳，营养物质（津液、精血等）属阴。

总之，阴和阳就是对立的，既对立又统一，既相杀又相爱，此消彼长，此长彼消。就是在这种不停地变化之中，组成和推动发展着我们这个不停变化的多彩世界。所谓孤阳不生，孤阴不长，"阳生阴长，阳杀阴藏"。

以四季而论，春天和夏天的关系是阳生阴长。温度渐渐升高，积攒一冬的能量开始释放，万物都开始欣欣向荣地生长，一派繁茂景象。到了秋季和冬季，开始无边落叶萧萧下，能量开始收藏，沉伏，阳气往回收，万物生长基本处于停滞状态，于是一派萧瑟。

阴和阳就这样表面上相互对立，实则谁也离不开谁，互相转化，不停运转，达到运动中的平衡。阴阳平衡的人，气血充足、精力充沛、五脏安康、脸上发光。这样的人生命活力强，有朝气、乐观、向上；生理本能好，吃、睡、性都正常；心理承受力强，应急能力、应变能力、适应力、耐受力和抵抗力都强。

阴阳失衡会有什么后果？轻者亚健康，重者致疾、早衰，甚至失去生命。"亚健康"不可掉以轻心，它是处于健康（阳）、疾病（阴）之间的灰色地带：既不健康，也幸而尚未有实质疾病，但是，长此以往，就会离健康越来越远，投入疾病的阵营。亚健康的特点就是生命活力下降，包括应激力、抵抗力、适应力，对饥饿、感染、中毒、寒冷、疾病等的应变能力下降，且比健康人易患病；吃、睡、性等生理本能下降；心理承受力下降。

总之，亚健康的"亚"表现为三急、四高、五少。三急：心态急、工作急、生活节奏急。四高：心理高压、高强度竞争、高节奏、高消费。五少：睡眠少、吃得少、娱乐少、交际少、运动少。

王敏清，中央保健局医生，从1954年进入中南海保健组，被人称作"红墙御医"，曾经为毛泽东、朱德、邓小平、杨尚昆等领导人服务过。他在养生保健方面非常有心得，我们可以学习借鉴。

王敏清老先生88岁高龄，身体检查各项指标，从血糖到血脂，从高密度到低密度，还有心电图，B超等，结果一切正常。他养生有五句话：

第一句："太过讲究，就没法儿健康。"王敏清认为，要想健康，就应当遵循大自然规律，不能太过讲究。饭要少吃，酒要少喝，走路多用腿。天冷的时候，身体就该冷，天热的时候，就该出汗，要不本身的抵抗力就退化了。

第二句："再好的药不如自己的免疫力。"免疫系统是人体抵御病原菌侵犯最重要的保卫系统，它能发现并清除异物、外来病原微生物等引起内环境波动的因素。所以，王敏清建议，别有点小病就吃药、挂水，"是药三分毒"，原本应该让免疫系统克服的问题，却要让药物去克服，病是可以痊愈了，然而我们自身的免疫系统不但没有得到锻炼和增强，反而被药物损害。"十年前，我患上了喉癌，手术切除了四分之三的声带。术后，我一没放疗，二不化疗，甚至也没有吃药。靠着老天给我的免疫系统,我就打赢了这场仗,我不能容忍放化疗杀死我那么多健康的细胞。所以,不要羡慕别人公费医疗、免费看病,要我说,都不是好事,没啥可羡慕的。免疫系统就是和疾病打仗的,你就让它去战斗,越战斗它越强大。"

第三句:"人是动物不是植物,你不动那就死得快。"有句话叫"生命在于运动",但是好多人却能躺着绝不坐着,能坐着绝不站着,能坐车的绝不步行;宁愿排长队等电梯,也不畅畅顺顺爬楼梯。长此以往,身体各项机能就会全面退步。

第四句:"万物生长靠太阳,晒好太阳不生病。"我们现在流行去健身房健康,但是,健身房里缺少阳光,人们应当多晒晒太阳,我们很多人却怕太阳晒。夏天怕太阳晒,冬天怕冷风吹,缩在屋里开冷暖空调,图的是舒适,但是,却没有了大自然一年四季的温度变化。恒温的地方呆久了,身体对环境、温度变化的适应能力下降。一旦有流行病爆发,对环境适应能力差的人是首当其冲被病毒侵袭的。

第五句:"健康要锻炼,就不要讲条件。"该锻炼就锻炼,不能推三阻四,找各种理由不去锻炼,有了健康,才有一切。

除了摆脱身体的亚健康状态外,思想上也要摆脱亚健康状态。很多朋友都爱读庄子,结果读了庄子的文章,会发现我们的生活过得特别累。庄子提出"无为而有为"的思想,他讲了一个故事:

有一棵野外的大树,生活在草野上,自由自在,独自享受着雨露和阳光。但在很久以前,这里曾是一片树林。因为别的树都长得挺拔笔直,就被人们砍去盖了房子,只有它,长得特别丑,一点用没有,才一直活了下来。而且,他不但自己活得好,还能把树荫伸得长长的,为过路的行人遮阳避雨,谁说人家无用的?人家是无小用而有大用。

所以，人还是要顺其自然。顺其自然就要适应自然，要量力而行，而不是一味争强好胜。

一个朋友要离家去异地的艺术学院进修，真的很佩服她，一个四十岁的女人，抛夫别女，远赴他乡，对艺术的痴狂令人敬仰。"种瓜得瓜，种豆得豆"，再过个几年，她的天地绝不同于以往。

饯行会上，大家你一言我一语，都是鼓励、勉励、激励。直到有人语重心长，提出人生四原则。那个人说："做人要分四步走：第一，坚持；第二，坚持，第三，坚持，第四……放弃。千万千万，要记得。"

对，就是要这样。

长久以来，我们的思维都进入误区了，总觉得执着是好的，坚持是好的，百折不挠是最好的，要想达到目的，这是最有力的"捷径"了：只要执着、坚持、百折不挠，就一定能"1+1=2"，奋斗和成功之间可以直接划等号。

哪有这回事呢。

一次开会，结识一位文友，花白的头发，皱纹纵横，看不出多大年岁，反正儿子都快大学毕业了。她告诉我，自己从十几岁走上文学之路，到现在"发表了十好几篇文章呢！"而且这好几十年的功夫，攒了满满两大箱子的手稿，大部分纸页都发了黄，就等着有一天能够大名远扬，以往的这些东西就可以全部拿去发表。

一边说，一边拿出厚厚一摞文章让我看：文笔嫩，主题老，用写报告的手法写小说，用歌颂太阳的口吻写散文，居然像这样写啊写了一辈子，这可怎么得了。

更哪堪她还一边端详我的脸色，一边问："行不行？好不好？"

我支支吾吾说："还，还不错。"

她受了鼓励，说："谢谢你！我会一直坚持下去的！"

我吓一跳，条件反射地叫："别！"

"为什么？"

看着她探询的目光，我不知道该怎么说。

我很敬佩她的精神，可是，她的做法却是错的。爱一个人，爱一件事，爱一个事业，爱到全情投入，那敢情好，可是一定要有一丝丝的理智，用来衡量值不值得。文学是高尚的，这不错，文学是神圣的，这也不错，可是，文学也很凉薄，为她献身，她还得考量一下，你有没有这个底气和这个本事呢。虽说"将相神仙，也要凡人做"，毕竟不是随便哪个凡人都能出将入相的。所以，不要盲目献身啊。

她生气了："老公也小看我，孩子也小看我，大家都小看我，连你也小看我！你怎么就知道我得不了诺贝尔文学奖！"

我噎住了。

很多时候，我们的人生就毁在了过分的执着。所谓"百折不挠"，那是有前提的。不用说，方向错误一定会南辕北辙，可是就算方向正确又怎样？一路冲着顶峰狂奔而去，能不能攀上顶峰别说，那份不肯左右枉顾的劲，会屏蔽掉沿途多少大好风光？

其实，从内心深处来讲，人都是有"自知之明"的，会大略估量得出自己和顶峰之间的距离。可是有时候明知差得很多，仍会受所谓"百折不挠"的蛊惑，拼命往前跑跑跑，心里想着就算到不了顶，也是挺悲壮的，为了这份悲壮，累死也值得。

真值得吗？还是在害怕？怕中途放弃会被人笑；怕半路转身自己会悔，怕来怕去，如骑疯虎，下不来了。整个坚持的过程，其实就是在拔河，眼睁睁看着自己的生命像条绳，被抻着，拉着，扯着，拽着，然后

"嘎嘣"一声，断了……

做人总要明智些，适当的示弱、认输、放弃，并没有什么不好。"坚持"这回事，做到九十九分就可以了，留下一分力气好转身；"执着"这张试卷，答满九十九分也就足够了，留下一分，好回头。为什么非得要百折不挠？九九折之后，爬起来，拍拍土，走向另一个方向，既尊重了生命，又善待了生活。

所以，还是不要活得过分的累，往往累，是因为违背了自然规律。

刚看了一个视频，一个女士，年近花甲，频频参加唱歌选秀节目，梦想着一朝成名。关键是她没有工作，要靠啃自己八十多岁父母的老来维持自己的梦想。说实话，这就荒唐了。她的理由是："我就是为唱歌而生的，不让我唱歌我就死。"

没有不让你唱歌啊，你非得要在全国的舞台上唱吗？你在自己家的小区里唱不行吗？你参加社区的演出不行吗？为了唱歌，把几十万积蓄都搭进去，这还不算，自己的女儿也要靠自己的老母亲来养，你就什么责任也不承担，就天天跑来跑去地参加各种节日，去唱歌？你的父母累不累？再说了，你累不累？至人才能够提挈天地，我们不是至人，我们是平常人，我们要顺着天地的自然规律去走，这样才能顺，才不累。

所以，什么年龄干什么事，什么山上唱什么歌，这是基本的活人原则。一定要顺其自然。生命如果拧巴着来，那是什么毛病都会找上门的。

原文

天有四时五行，以生长收藏，以生寒暑燥湿风。人有五脏化五气，以生喜怒悲忧恐。故喜怒伤气，寒暑伤形；暴怒伤阴，暴喜伤阳。厥气①上行，满脉去形。喜怒不节，寒暑过度，生乃不固。故重阴必阳，重阳必阴。故曰：冬伤于寒，春必温病；春伤于风，夏生飧泄；夏伤于暑，秋必痎疟；秋伤于湿，冬生咳嗽。

帝曰：余闻上古圣人，论理人形，列别脏腑；端络经脉，会通六合②，各从其经；气穴所发，各有处名；溪谷属骨，皆有所起；分部逆从，各有条理；四时阴阳，尽有经纪。外内之应，皆有表里。其信然乎？

岐伯对曰：东方生风，风生木，木生酸，酸生肝，肝生筋，筋生心。肝主目。其在天为风，在地为木，在体为筋，在藏为肝，在色为苍，在音为角，在声为呼，在变动为握，在窍为目，在味为酸，在志为怒。怒伤肝，悲胜怒；风伤筋，燥胜风；酸伤筋，辛胜酸。

南方生热，热生火，火生苦，苦生心，心生血，血生脾。心主舌。其在天为热，在地为火，在体为脉，在藏为心，在色为赤，在音为徵，在声为笑，在变动为忧，在窍为舌，在味为苦，在志为喜。喜伤心，恐胜喜；热伤气，寒胜热；苦伤气，咸胜苦。

中央生湿，湿生土，土生甘，甘生脾，脾生肉，肉生肺。脾主口。其在天为湿，在地为土，在体为肉，在藏为脾，在色为黄，在音为宫，在声为歌，在变动为哕，在窍为口，在味为甘，在志为思。思伤脾，怒胜思；湿伤肉，风胜湿；甘伤肉，酸胜甘。

西方生燥，燥生金，金生辛，辛生肺，肺生皮毛，皮毛生肾。肺主鼻。其在天为燥，在地为金，在体为皮毛，在藏为肺，在色为白，在音为商，在声为哭，在变动为咳，在窍为鼻，在味为辛，在志为忧。忧伤肺，喜胜忧；热伤皮毛，寒胜热；辛伤皮毛，苦胜辛。

北方生寒，寒生水，水生咸，咸生肾，肾生骨髓，髓生肝。肾主耳。其在天为寒，在地为水，在体为骨，在藏为肾，在色为黑，在音为羽，在声为呻，在变动为栗，在窍为耳，在味为咸，在志为恐。恐伤肾，思胜恐；寒伤血，燥胜寒；咸伤血，甘胜咸。

故曰：天地者，万物之上下也；阴阳者，血气之男女也；左右者，阴阳之道路也；水火者，阴阳之征兆也；阴阳者，万物之能始也。故曰：阴在内，阳之守也；阳在外，阴之使也。

注释

①厥气：指厥逆不顺之气。

②会通六合：会通，即交会贯通；六合，指十二经脉相互配合成六对。

纪老师说

这段话揭示的是人的情绪和身体之间的关系，以及情志之间的相生相克。

情志，指的是喜、怒、忧、思、恐等情绪。凡事过则为害，过则为灾，情绪也不例外。

首先说怒这种情绪。

怒则伤肝。

中医认为，肝为将军之官，性喜顺畅豁达。如果长期郁愤，可以导致肝气郁结，引起生理功能紊乱。这一点现代医学的研究也已经证实，愤怒会使人呼吸急促，血液内红细胞数量剧增，血液比正常情况下凝结加快，心动过速，这样不仅会损伤心血管系统，更会影响肝脏健康。调查结果表明，易怒的人患冠心病的可能性比一般人高六倍，患肝脏疾病的可能性比一般人高八倍。

如果一点小事就发怒，俗话说的"点火就着"，这就是肝火旺的表现。更要忌狂怒、暴怒、大怒，怒气直冲，严重者当时就有性命之忧。一说人活活气死了，就是这种情况。还有的女性，来月事的时候，原本就情绪不稳，若是这期间大怒，就会月经突然中断，带来一系列的疼痛：小肚子、两胁、肝区、乳房、眼睛、脑袋，都会疼痛，因为肝的经脉走向就是从脚沿腿的内侧上行，抵少腹，络阴器，布两胁，络胆属肝，继续上行过乳房，连目系，和督脉交于颠顶，按这个路线走下来。盛怒导致整条经脉的气血瘀滞，运行不畅。这是伤了肝经了。

不得不说，现在社会上的戾气很重，人们动不动就发怒，甚至仇恨。而且随着网络的发展，仇恨也从现实中蔓延到网络上，甚至出现一个专门的词汇：网络仇恨。报上有一篇文章，就是说的这种网络仇恨，作者形象地说明它是"毒瘤"：

"经常上网，有一点突出感受，网上'苦大仇深'的人不在少数。比如，远一些的，有杨佳上海袭警案，当时网上舆论同情杨佳的呼声甚高，甚至还有视他为英雄豪杰的。近一些的，则有轰动一时的阎崇年先生被掌掴事件，网上舆论也是倾向打人者一边，为打人者鼓掌叫好的大有人在，想想真是很荒谬。由此可见，有不少人似乎总是生活在怨恨之中的，遇到机会就要出来发泄一下。而由于互联网的特性，人们在网上所发言论，多为匿名状态或'马甲状态'，法律与道德的约束力就比较弱，人性恶之花遂得以乘机怒放，仇恨的情绪竟也四处蔓延开来。

这还只是情绪的借机发泄。在这个服务无孔不入的时代，据有关报道，如今的互联网上，甚至已经有了'仇恨服务'，明码标价，帮你报复你所仇恨的人。而更为严重的是，有人在网上散布和煽动相互仇恨的情绪，大到社会、政治、种族、宗教，小到婚姻恋爱、朋友交往、思想分歧，似乎所有的差异、矛盾都成为宣扬仇恨的理由，似乎整个世界都处于一种隐性的或潜在的对抗之中。这是一种很可怕的现象。本月16日，联合国总部召开'网络仇恨'研讨会，就是注意到了这种现象肆意蔓延的严重性。秘书长潘基文发表讲话，呼吁家长、互联网从业者以及各国政府采取切实的行动，清除'网络仇恨'现象，应该也是对于这种现象的积极回应。

仇恨现象非网络所独有，也不是网络所滋生的，它的根源还是在现实之中。现实中的不平等、不公正往往造成了人与人之间的仇恨心理，从而引发仇杀和报复，这种现象几乎伴随着人类成长的全部经历。我们说，世界上没有无缘无故的爱，也没有无缘无故的恨。有很多恩恩怨怨，其实是很难被人遗忘的。忘记了过去，就意味着背叛。这个过去，则把仇恨包藏在里面了。然而，很多年来，我们却很少认真地反思和清理过积存在头脑中的这些似是而非的东西。实际上，在互联网时代，这样一些情绪只是被网络放大了，特别是网络游戏等文化娱乐产品，突出血腥暴力和疯狂仇杀，潜移默化地给予青少年许多恶劣的影响，形成了新一代的网络仇恨文化。

潘秘书长把网络传播仇恨文化形象地比喻为'少数几条阴暗的小巷'。其实，它更像是互联网上的一个毒瘤，是互联网之'癌'。如何消除这个毒瘤？仅仅从加强管理、限制传播入手是远远不够的，还要有釜底抽薪的手段，即除了在政治、经济、文化等方面寻求更多的平等和公正之外，还要理直气壮地倡导宽容、宽恕之道，倡导差异下的共存、共荣。人类总是不断地成长，成熟，我们是不能忘记过去，但不是为了复仇，而是为了从过去的血腥仇杀中吸取教训。即使人类大同只是一个美丽的梦，我们也还是希望能有这样一个梦陪伴着我们。"

仇恨的社会副作用就是以仇恨带动仇恨，每个人都成了一个仇恨的气球，里面装着戾气，不定什么时候就爆炸伤人。那么，我们就算自私一万倍，不考虑他们，你自己成为一个装着戾气的仇恨毒瘤，首先伤的是你自己！伤的是你的肝，你的命！小心啊，"含恨而终"可不是吓唬人的说法，多少人心里装着恨意无法发泄，或者不懂得有意识地发泄，结果抑郁、躁狂、自残、精神错乱……

所谓的"悲胜怒"，也是遵循五行相克的原理：肺属金，情志为悲；肝属木，情志为怒。按照五行相克的规律，金克木，悲胜怒。

有一个名副其实的丑女孩，头尖脸圆，肤黑牙突，大嘴暴睛，肿眼泡黄头发，脸上一层浓密的汗毛，好象一个没发育好的类人猿，又像《西游记》里被孙悟空打死的那个鲇鱼怪。真的，这个可怜的女孩真是在妈妈"妖怪呀！"的惊叫声中来到这个世界上的。爸爸妈妈以她的丑陋为残疾，又费尽心机争取了一个名额，生下一个漂亮的妹妹。从此，所有的忽略都给了她，所有的关爱都围着妹妹打转。

在学校，丑女孩更是备受冷落和歧视，因为丑，被安排到最后面的角落里,没人跟她说话,连看她一眼都不肯。有一次班里最漂亮的女生上厕所时无意中看见她,吓得哇哇大哭,老师指着她的鼻子,毫不留情面:"你别总往人多的地方凑,别说是她,我看见都吓一跳……"女孩满怀委屈、愤懑,回到家里,妈妈一边为妹妹忙活,一边漫不经心说了一句:"自家人看见都害怕,别说别人。"

这个可怜的女孩欲哭无泪,躺在黑暗里咬牙切齿,一个可怕的计划在她的脑海中翻腾。幸好她还有理智,所以她蒙着纱巾,遮盖住丑陋的面孔,出现在心理研究所的老师面前。这个时候,哪怕这个老师流露出一个厌恶的眼神,一个嘲讽的微笑,都足以像一只巨掌,一把把她推下万劫不复的深渊。

可是老师没有。她用柔和的声音,明净的眼神,鼓励她解下自己头上的纱巾,听她倾诉她这些年的遭遇,然后,紧紧地抱住了她,说:"哎呀,可怜的孩子……"一句话让她泪如雨下,号啕大哭,整整四个小时,哭得她浑身的汗像从水里掏出来的一样。

奇怪得很,哭过之后,她那种恨意却消失不见了,本来她这次来之前,已经作好了打算,给妹妹的化妆品里添加化学药品,让妹妹的脸整个溃烂,彻底毁容;而且准备好了一个广口瓶,里面盛着满满的硫酸,准备泼那个漂亮的女同学一脸。

恨得有多深,悲怆就有多深。她的恨意,就这样用悲伤抒解了。

所以,当我们心里产生恨意的时候,不妨找理由哭一哭。这种时候,你的悲伤会拯救你。

再说喜这种情绪。

喜则伤心。

心藏神,正常的喜乐使精神愉快,心气舒畅。若狂喜极乐,会使心气弛缓，精神涣散，而产生喜笑不休、心悸、失眠等症，所谓"喜乐者，神惮散而不藏。"

这症状还是轻的，我们爱说"高兴死了"，用来形容高兴的程度，事实上，有的人真的是高兴死的：

古希腊的克吕西波据称因笑而死。他给驴喝酒，之后看见驴吃无花果，因此而笑死。

1410年，阿拉贡的国王马丁因消化不良和失控的笑声死去。

1556年，彼得阿雷蒂诺"是死于笑得太厉害"。

1975年3月24日，亚历克斯·米切尔，因看"Kung Fu Kapers"笑死，死前笑了25分钟，最终心力衰竭。

1989年，丹麦听力学家Ole Bentzen一边笑一边看"A Fish Called Wanda"最终死亡，据估计他的心脏每分钟跳动250~500次，死于心脏骤停。

2003年，泰国冰激凌的业务员Damnoen Saen-um，在睡梦中笑死，时年52岁，他的妻子无法唤醒他。他在连续两分钟的笑声后停止呼吸，被认为死于窒息或心力衰竭。

小时候听评书，听过一段"笑死程咬金，哭死程铁牛"，讲的是薛刚闯了祸，连累薛家满门抄斩，还立了铁丘坟。只有薛刚和樊梨花逃过一劫，后薛刚反唐，为薛家平了反，程咬金一高兴，在那儿狂笑，一口气没上来，就笑死了。他儿子程铁牛一看父亲死了，很伤心，哭得一口气没上来，也死了。就这样笑死程咬金，哭死程铁牛了。

电视剧《我的团长我的团》，日军大举进犯，只隔一条江就要冲到禅达，禅达的百姓人心惶惶，都要逃难。一个老先生说我不走，就踏上凳子要上吊，结果这时候传来消息，日军被阻在江对岸，过不来了，老先生高兴得哈哈大笑，结果就站在凳子上笑死了。

我们除了爱说"高兴死了"，也爱说"高兴疯了"。不幸的是，《儒林外史》里有一对母子，真的是一个高兴死了，一个高兴疯了。

高兴死的是范进的娘，高兴疯的就是范进。

范进中了举，以前他家穷得饭也吃不上，中举之后，有许多人来奉承，有送田产的，有人送店房的，还有那些破落户，两口子来投身为仆，图荫庇的。到两三个月，范进家奴仆丫鬟都有了，钱米更是不用说。张乡绅还送他一幢房子，搬到新房子里，唱戏、摆酒，一连三日请客。

"到第四日上，老太太起来吃过点心，走到第三进房子内，见范进的娘子胡氏，家常戴著银丝髻；此时是十月中旬，天气尚暖，穿著天青缎套，官绿的缎裙。老太太看了，说道：'你们嫂嫂姑娘们要仔细些，这都是别人家的东西，不要弄坏了。'家人媳妇道：'老太太，哪里是别人的，都是你老人家的。'老太太笑道：'我家怎的有这些东西？'丫鬟和媳妇一齐都说道：'怎么不是？岂但这个东西是，连我们这些人和这房子都是你老太太家的！'老太太听了，把细磁碗盏和银镶的杯箸逐件看了一遍，哈哈大笑道：'这都是我的了！'大笑一声，往后便跌倒；忽然痰涌上来，不省一事。范举人连忙叫请医生来，医生来了说："老太太这病是中了脏，不可治了！"连请了几个医生，都是如此说。果然，挨到黄昏时候，老太太奄奄一息，归天去了。

所谓中了脏，就是伤了心。当然，中医说的"心"，并不是我们跳动的这颗肉心。"心"指的不仅是跳动的心脏，还包括思维、精神。高兴过头，不治而死的事一点都不少见。

而且，高兴过头，可能引发心脏病，也可能引发思维、精神方面的

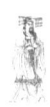

障碍，比如范进，他就是中举后，高兴得疯了。

范进三两步进屋里来，见中间报帖已经升挂起来，上面写道："捷报贵府老爷范讳进，高中广东乡试第七名'亚元'，京报连登黄甲。"范进不看便罢，看了一遍，又念一遍，自己把两手拍了一下，笑了一声道："噫！好了！我中了！"说着，往后一跤跌倒，牙关咬紧，不省人事。

老太太慌了，忙将几口开水灌了过去；他爬起来，又拍着手大笑道："噫！好了！我中了！"笑着，不由分说，就往门外飞跑，把报录人和邻居都吓了一跳。走出大门不多路，一脚踹在池塘里，爬起来，头发都散了，两手黄泥，淋淋漓漓一身的水，众人拉他不住。拍着笑着，一直走到集上去了。

这个时候，怎么办？这就用到五行相生相克的法子："水克火，恐胜喜。"

所以范进这时候最怕的老丈人就是他的救星。这主意还是报录的人出的："范老爷平日可有最怕的人？只因他欢喜得很，痰涌上来，迷了心窍；如今只需要他怕的这个人来打他一个嘴巴，说：'这报录的话都是哄你，你并不曾中。'他吃了这一惊，把痰吐了出来，就明白了。"可能报录的人见多了这种情况，有了经验。

于是他的老丈人胡屠户就找到集上，看见范进还在发疯，正在一个庙门口站着，散着头发，满脸污泥，鞋都跑掉了一只，独自拍着掌，口里叫道："中了！中了！"胡屠户凶神般走到跟前，说道："该死的畜生！你中了什么？"一个嘴巴打过去，把范进打晕了，昏倒于地，众邻居齐上前，替他抹胸口，捶背心。弄了半日，渐渐喘息过来，眼睛明亮，不疯了。

所以，我们要学会控制情绪，高兴也不要狂喜，而且，对于有心脏病的人，我们都知道不要吓他们，同时，也要注意，不要给他们承受不了的"惊喜"。

下面说思。

思则伤脾。思考本是人的正常生理活动，倘若思虑太过，甚至空怀妄想，谋虑怫逆，皆可导致气结不行，积聚于中，这就是所谓的"思伤脾"。

这不得不说林黛玉了。通常她算是"忧"的代表，但是，她的多疑多思可也不是白给的。薛姨妈拿出几枝花儿，想给各位姑娘和王熙凤戴，让下人送去。"此时黛玉不在自己房中，却在宝玉房中大家解九连环顽呢。周瑞家的进来笑道：'林姑娘，姨太太让我送花儿给姑娘。'宝玉听说，便先问：'什么花儿？拿来给我。'一面早伸手接过来了。开匣看时，原来是宫制堆纱新巧的假花儿。黛玉只就宝玉手中看了一看，便问道：'这是单送我一人的，还是别的姑娘们都有呢？'周瑞家的道：'各位都有了，这两枝是姑娘的了。'黛玉冷笑道：'我就知道，别人不挑剩下的也不给我。'"

她的小心眼、多疑多思通过这个情节给表达出来了。

《红楼梦》里还大段大段地刻画过好几段她的心理活动，那个九曲回肠啊：史湘云来贾府做客，宝玉和她说话，说出一句："林妹妹不说这样混帐话，若说这话，我也和她生分了。"于是，林黛玉听了这话，不觉又喜又惊，又悲又叹。所喜者，果然自己眼力不错，素日认他是个知己，果然是个知己；所惊者，他在人前一片私心称扬于我，其亲热厚密，竟不避嫌疑；所叹者，你既为我之知己，自然我亦可为你之知己矣，既你我为知己，则又何必有金玉之论哉；既有金玉之论，亦该你我有之，则又何必来一宝钗哉！所悲者，父母早逝，虽有铭心刻骨之言，无人为我主张。况近日每觉神思恍惚，病已渐成，医者更云气弱血亏，恐致劳怯之症。你我虽为知己，但恐自不能久待；你纵为我知己，奈我薄命何！"结果就悲从中来，哭起来了。

还有一次，和宝玉闹脾气，宝玉的心理活动也不少，黛玉的比他的还多："你心里自然有我，虽有'金玉相对'之说，你岂是重这邪说不重我的。我便时常提这'金玉'，你只管了然自若无闻的，方见得是待我重，而毫无此心了。如何我只一提'金玉'的事，你就着急，可知你心里时时有'金玉'，见我一提，你又怕我多心，故意着急，安心哄我。"心里又想着："你只管你，你好我自好，你何必为我而自失。殊不知你失我自失。可见是你不叫我近你，有意叫我远你了。"结果两个人好一顿吵架，好在这次倒不错，她发了一顿脾气，把这份思虑给解了。

所以说"思伤脾，怒胜思"。因为脾主土，肝主木，木克土，所以怒能够克制思。但是黛玉是大家闺秀，不可能动不动就发脾气，所以思虑郁结，搞得她脾胃失和，吃东西没胃口，十顿饭能吃五顿就不错了，吃得比鸟儿还少。螃蟹宴上，大家都大快朵颐，她只吃了一点夹子肉就下来了。宝钗说她素日所食，不能添养精神气血，为什么？就是因为思虑太过，吃得又少，消化又不好。

读高中的时候，我刚打完饭要吃，班主任老师找到我，让我布置一期黑板报，参加全校评选。他反复强调这次评选的重要性，临了还嘱咐我："别光顾着吃，现在就开始想怎么布置！"他是说完就没事了，背着手走开，我可好了，本来饿得眼冒绿光，想着要啃四个大馒头，结果一下子没有胃口，满脑子想着怎么办黑报板。到最后强吃才吃了一个，你说这事闹的。

好多孩子面临大考的时候都会出现吃不下睡不香的情况，都是伤了脾了。

这次五一小长假的时候，同学聚会，一个同学才一个星期没见，居然瘦了有十来斤，吓我一跳："你这是生病了吗？"

他摇头："哪里。我单位里这阵子事情特多，脑子不够使，天天想事，吃不下饭，自然就瘦了。"

我说这可不行，你得少想点事情，不然身体会搞垮的。

"思伤脾"本来在脑力劳动者中就最为常见，什么事都在脑子里装着，什么事都在反复思量，前几年党政机关还兴"工作餐"，就是在饭桌上谈工作，这你还能吃出饭是啥滋味儿来吗？

专注于一件事情，也是"思"的范畴，也会伤脾。这是我自己的亲身经历。

读初二的时候，我是一个小胖子，个子只有一米四，体重足足一百斤。

那是几十年前，我就读的乡中离家四公里，一路都是黄土地，下雨成泥，胶性强得恨不得把人焊住，每个骑自行车的学生都拿一根木棍儿，走一段路把前瓦后瓦捅一捅，再走几步再捅捅，那景象，蔚为壮观。可是我读初一的时候连一辆自行车都没有，只有两条腿，走得比人早，到得比人晚。冬天走在路上，四野无人，呵气成烟。那么大的运动量，胃口又不开，人像一颗黄飘飘的豆芽菜。

到了初二，亲戚送我一辆破自行车，上学轻松了许多，胃口也开了，一顿饭吃两个大白馒头，活活把自己催成个馒头精。

到了初三，学习逐渐紧张。那时中考要过两道关：初选和终选。通过初选后，大约两个月就要参加真正的中考。身为一个农村人，我浇地不会改畦，给玉米捉虫吓得要死，去菜地拔菜把别人家的菜给拔回来，如果考不上学真会活活饿死，所以只有一个信念：一定要考上！强大的恐惧逼得我翻来覆去蹂躏我仅有的一套宝贝参考书，把上面的每一道题都做了又做。一天深夜，我娘做针线正入神，我突然"啊"地一声大叫，吓她一跳："你怎么还没睡！"我有一道参考书上的几何题做不出来，愁得差点白头，哪里睡得着。熬到大半夜，草草睡下，天不明又爬起来去学校，书包里塞了两个馒头，连咸菜都忘了带——中午不回家吃饭可以节省时间。结果到了中午，一路背书，想不起来吃饭，两个馒头又原样带回。就这样，天天如此，夜夜如此，两个月过去，成绩好不好不知道，附加值出来了：从馒头精打回豆芽菜的原形。

我认识一个人，非常非常热衷于游戏，整天在电脑跟前坐着，玩得不亦乐乎，家里人做好饭让他吃都不吃，左手啤酒右手烟，就那么过日子，人又长得高，一米八七，真跟一颗豆芽菜一般无二！这个怎么解决？戒网就行了。但是网瘾哪有那么好戒的，所以他就在豆芽菜的道路上越走越远。

相思也是思，也会引起人的脾胃失和，吃不下东西，所以害相思病的人都骨瘦如柴，脚步飘忽，可怜兮兮。

纪晓岚著的《阅微草堂笔记》里有一则故事，说是一个人娶了一个小妾，年轻漂亮，令他非常迷恋。不幸小妾早死，这个人也伤心欲绝，整天思念她，茶饭不思，眼看也要追随这个小妾而去。家人着急，遍请名医，无方可治。实在没办法，把他抬到庙里，请老和尚为他讲姻缘开解。老和尚让他的徒弟过来做思想工作，这个徒弟好一番长篇大论，讲什么人生来来回回，都是因果造出来的关系。你和这个女人还有姻缘不曾断绝,所以你活该相思。他说了半天,病人病更重了。老和尚说算了,你去一边去,我来说。他让那个害相思病的家伙附耳过来,他在人家耳朵边上说:"你岁数那么大,小妾岁数那么小。如果她还活着,百年之后,必然你比她先死。如果她活着,你死了,她会不会像你这么难受?"那人一听,对呀!如果我先死,她肯定会再嫁!越想越生气,就不想她了,病也好了。

这就是典型的怒胜思。

无独有偶,《续名医类案》里也有这样一个小故事,讲的是一个女孩和母亲相依为命,后来母亲去世,女孩悲痛不已,吃不下东西,身体无力,胸膈烦闷,吃药无效。后来,当地一个名医就想了一个办法,让女孩的丈夫买通巫婆,巫婆冒充女孩的母亲,说了一番话:"你与我前世有冤,所以你托生到我身边,害死了我。现在你得这样的病,是我施的法。我们生前是母女,死后是冤家。"女孩一听,气坏了,我这么想你,你这么害我!结果念头转过来了,她的病也好了。

《华佗传》里记载了这样的一个病例:一个郡守因为思虑过度——想想看,一郡之守,日理万机,怎么可能不思虑,结果思虑过度,身体里都有了淤血。郡守也是治病心切,送给华佗许多礼物,华佗也绝,你送多少我要多少,但是我就是不给你治病;我不给你治病也就算了,我还要骂你——他还真的写了一封信来骂郡守,什么难听骂什么,气得这个郡守哇哇地吐血,把胃里的淤血全吐了出来,结果病就好了。

所以说好的医生,他是绝对懂得对症下药的。

事实上,"怒胜思"也不过是一种短期内有效的方法,整天从事脑力劳动,不可能天天用发怒来对冲思虑,那样又走上另一个极端。最有效的办法,就是你自己要掌握好一个度,不要思虑过度,凡事看开,顺其自然。

忧。

这可不是一个好词,忧啊,愁啊,郁啊,都是那种挺能迷惑人的果子,看起来很美,吃起来不好吃。

"春未来时先借问。晚恨开迟,早又飘零近。今岁花期消息定,只愁风雨无凭准",刮个风下个雨也愁,真是"秋风秋雨愁煞人"。

《红楼梦》是个贵族世界,里面顶尖的两个贵族,都是忧的化身:一个是黛玉,一个是宝玉。宝玉还有高兴的时候,黛玉高兴的时候可是太少了,别人赏花她葬花,一边葬花一边唱《葬花吟》:"尔今死去侬收葬,未卜侬身何日丧?侬今葬花人笑痴,他年葬侬知是谁?"花啊,你如今死了,我来收取埋葬你,只是不知道我什么时候会死呢?我如今葬花被人笑话是傻子,来年不知道谁来埋葬我呢?这也想得太远了。

神经纤细的人忧愁多,所以诗人写诗离不开"忧",就连曹操那么个大老爷们,还作诗"何以解忧,唯有杜康",又说"忧从中来,不可断绝"。

那,怎么解忧呢?只有喝杜康酒吗?当然不是。喜能胜忧,这是《黄帝内经》的说法。西方主金,主肺,在志为忧;南方主火,在志为喜。火克金,喜胜忧。

元代名医张子和有一个"因喜治悲"的故事:一个病人,父亲被贼杀死,他悲伤过度,心痛不止。别的医生都治不好,针石无效,张子和一去,正好看见一个巫婆在病人家里做法,他就学着巫婆的样,取笑巫婆,戳穿把戏,病人看了特别高兴,于是不药而愈。

林黛玉也有一次喜能解忧的事例。第八十九回,她无意间听说宝玉已经订了亲,本来平时就十分忧虑,怕自己不能嫁给宝玉,担忧没人对自己做主张，甚至噩梦连连；现在一下子五雷轰顶，干脆不想活了，被子也不盖，衣裳也不添，饭也不吃，只是哭泣。和宝玉在一起的时候，也不能剖白心事，贾母和王夫人虽然关心她，但是不知道她的心事，"到半月之后，肠胃日薄，一日果然粥都不能吃了。黛玉日间听见的话，都似宝玉娶亲的话，看见怡红院中的人，无论上下，也像宝玉娶亲的光景。薛姨妈来看，黛玉不见宝钗，越发起疑心，索性不要人来看望，也不肯吃药，只要速死。睡梦之中，常听见有人叫宝二奶奶的。一片疑心，竟成蛇影。一日竟是绝粒，粥也不喝，恹恹一息，垂毙殆尽。"

结果，她昏昏沉沉的，看起来真的是要死的人了，探春打发侍女侍书来看望她，侍书和黛玉的侍女雪雁闲话中说起来，原来宝玉根本没有订亲，还说贾母老太太心里早有人选了，就是大观园里住着的，说要亲上作亲。黛玉居然听见了："那黛玉虽则病势沉重，心里却还明白。起先侍书雪雁说话时，她也模糊听见了一半句，却只作不知，也因实无精神搭理。及听了雪雁侍书的话，才明白过前头的事情原是议而未成的，又兼侍书说是凤姐说的，老太太的主意亲上作亲，又是园中住着的，非自己而谁？因此一想，阴极阳生，心神顿觉清爽许多"，这病就渐渐好起来了。

这可不就是以喜胜忧了？只是到最后还是竹篮打水一场空。

好在我们不是黛玉。现实生活中，哪有事事都顺心的，不着大急着小急，没有远虑有近忧。怎么办？找点高兴事做一做：和朋友小聚啊，出门旅个小游啊，逛街买件漂亮衣服啊，去外边吃个小馆啊，看一场好电影啊，总之，怎么高兴怎么来，这个忧就不同程度地解了。

《张仲景的传说》里有这样一个故事：南阳有个名医沈槐，年事已高，后继无人，忧愁致疾，药石罔效。张仲景干脆给他开了一个荒唐的药方：用五谷杂粮各一斤，搓成团，外面涂上朱砂，让他一顿吃完。这怎么吃得完！看着药方，沈槐直笑。家人真把这些大药丸子做好了，他让人把这些药丸子挂在屋檐底下，谁来他给谁看，一边看一边笑话张仲景：什么破医生，开的什么破药方，你来给我吃吃试试！就这样笑啊笑的，居然病不知不觉间就好了。沈槐顿悟：原来是喜胜忧啊！对张仲景既佩服，又惭愧。张仲景又奉上一丸贴心话："我们这些做郎中的，本来就是为百姓造福，所谓医者父母心。虽然您没子女，我们这些年轻人不都是您的子女？怎么能说后继无人？"沈槐彻底解了忧。

要说到解忧的达人，不得不提苏东坡。

苏东坡活得很热闹，什么出格干什么。看这一段典故："当尧之时，皋陶为上，将杀人，皋陶曰杀之三，尧曰宥之三。故天下畏皋陶执法之坚，而乐尧用刑之宽。"说得有来有去的一段故事，竟然是他杜撰的，而且竟然凭此取了进士。露馅也是他自己给露出来的。请门师的时候有熟读三坟五典的老儒问他："你那段杀之三、宥之三是从哪本书里看来的呀？"这个大才子居然说："想当然耳。"

这个人当爹也不守规矩，和自己的儿子兴致勃勃地取松烟造墨，差点把房子给一把火烧掉。当官也不守规矩，他违反宵禁，半夜爬城墙去外边玩；官府规定不许私宰耕牛，为官不尊，他竟然偷吃牛肉。而且他还和酒徒娼妓混在一起，饮酒唱和。传说在一次筵席上，一个歌妓走来向他求诗。苏东坡从未闻其芳名，但并不推托，立即吩咐研墨，提笔写下两句：东坡四年黄州住，何事无言及李琪。然后接着饮酒说话，让这两句开头孤零零平淡无奇地晾在那里。李琪求他写完，东坡拿笔把后两句一挥而就：却似西川杜工部，海棠虽好不吟诗。看看，整首诗一下子有了光泽，像一粒小小的珍珠。

这样的人生，连做神仙也不羡慕，你看他的"起舞弄清影，何似在人间。"可是，人间又有什么好呢？"怀弟子由"，兄弟情深，不也一样天隔一方？而且，人间有贬谪、有诬陷、有恐慌、有焦虑、有磨难。

苏轼一生和王安石翻来滚去，打了一个回合又一个回合，王安石最失势也不过是罢相而已，而苏轼倒霉大了，差点为此赔上身家性命。

王安石被宋神宗一日几诏，封为宰相，从此开始推行新政。新政之初，就是给政府部门大换血，把反对新政的官员全部拿下，统统换上自以为得力的助手——这是一个小人揽势的最佳时机，这些人既有点小才气，又成不了大气候，对皎皎绍绍、文声卓著的苏轼怀有阴暗的嫉妒，你不是高吗？贬你、囚你、发配你。你不是洁吗？诬你、陷你、污秽你。你不是笑吗？惊你、吓你、折磨你。如有可能，除掉你。于是把他的诗拿来，曲解其意，上疏神宗，指责他诗中有反叛之语，藐上之罪。神宗一声令下，把苏轼从湖州逮捕系狱，接受乌台御史的审判。这就是历史上有名的"乌台诗案"。

"某始就逮赴狱，有一子稍长，徒步相随，其余守舍皆妇女幼稚。到宿州，御史符下，就家取书。州郡望风，遣吏发卒，围舟搜取，长幼几怖死。"抓文人，不是抓大盗，如此的劳师动众，吓得大人孩子哇哇哭叫，女人骂东坡：'你就爱写书，写书有什么好处，吓死我了！'"

苏轼也后悔。书稿"悉取焚之"。心血凝成的文字，十之七八化成灰。他想断了对文字的痴情，火光里飞舞着一群流泪的灰蝴蝶。他后来写此情状："梦绕云山心似鹿，魂惊汤火命如鸡。"

后来更被贬黄州团练副使，穷困至极，久未尝肉食，居然要捉檐下麻雀烤来吃。后来发明东坡肉："净洗锅，少著水，柴头罨焰烟不起。

待它自熟莫催它，火候足时它自美。黄州好猪肉，价贱如泥土。富者不肯吃，贫者不解煮。早晨起来打两碗，饱得自家君莫管。"

晚年又贬官海南，瘴疠之地，更是九死一生，结果又馋上那里的荔枝："日啖荔枝三百颗，不辞长作岭南人。"吃蚝也吃上了瘾，写信叮嘱别人，可别告诉人家，怕那些京官都谋着外调，跑这里来分他的蚝吃。

所以说他很杰出。平常人经历一次这样的灾难就足够缩头缩脑，束手束脚，他一生跌宕，仍旧豪情不改，仰天长笑，这样的人才能写出这样的词："大江东去，浪淘尽，千古风流人物。故垒西边，人道是，三国周郎赤壁。乱石穿空，惊涛拍岸，卷起千堆雪。江山如画，一时多少豪杰……"

可能越是杰出的人，面对灾祸的概率越大，就好比山巅峰尖会格外的风大雨大。所不同的是人和人的反应。屈原是愤而沉江，渊明怨而归隐，诸葛亮像蚂蚁扛起一座山，明知前路艰难，仍旧不可为而为之，刘伶辈寄情于酒，曹操要横槊赋诗。相较他们，东坡在冤枉和迫害面前，要显得平和得多。支撑他走过一生劫难的，倒更像是一种国学滋养出来的博大和豁达。

东坡少时即有儒家用世之志，所谓"士当以天下为己任"，儒家主张"凡可以存存而救亡无不为，至于不可奈何而后已"，这和"刑天舞干戚，猛志固常在"一个意思，只不过一个死而后已，一个死而不已。一次他读到《后汉书·范滂传》，问他母亲："他日儿做范滂，母亲能做范滂的母亲吗？"正因如此，他才会为了草民百姓舍命地和变法不当、误国殃民的新党抗争，却又反过头来又和那些把新党好的一面也全面抹杀的旧党抗争，结果两头不落好，丢官去职，一贬再贬，一路贬到了海岛琼崖。可是饶是如此，还在密州救旱灾，在徐州救黄河的水灾，在杭州疏浚西湖的淤泥建苏堤，老年贬官惠州，也不忘补路修桥。

不过，他还在很小的时候就读《庄子》，老庄又主张旷达超然，"游于物之外"，"无所往而不乐"。我们来看《庄子》里的两个故事：一个是《逍遥游》里的，藐姑射的山上有一个得道神人，洪水滔天而不会被淹死，大旱到金石融化、土山枯焦而不会被伤害，这全得力于神人在精神力上的自我保全；《养生主》里又有一个庖丁解牛，手之所触，肩之所倚，足之所履，膝之所踦，砉然响然，奏刀騞然，十九年用一把刀，利刃如新。若一个人能够在患难的间隙游走得度，则精神的利刃不失，始终能够游刃有余。显然，东坡得志而能行大事，落难而能够豁达大度，磊磊落落过一生，和他在儒家思想和道家修为间取得巧妙的平衡与和谐分不开。儒家思想给他勇猛、坚持、精进，道家思想使他圆润、豁达、明亮。是以虽然境遇跌宕，贫而无衣，穷而无援，连朋友都不敢理他了，他还能够笑得出来。

东坡去世了，终于没有像他担心的那样死在海南荒烟之地。元符三年，徽宗即位，他遇赦北归，第二年死在了常州。其人一生，饥饿病酒，伤害疲惫，异地漂泊、孤村僵卧，自诞生到死亡，起起伏伏际遇如海浪，可是他的心却始终明亮。真的是一蓑烟雨任平生，一曲歌罢大江东，回首向来萧瑟处，也无风雨也无晴。

现代可以出大作家，却出不了苏东坡了；可以出大哲学家，也出不了苏东坡了；可以出大政治家，也出不了苏东坡了。因为我们都在争着深刻和深沉，人人都一脸的深思和疲惫，那个豁达的、天真的、状如顽童的、满脸胡子的男人再也不在了，他眼睛里的明净与天真，他心胸里的豁达与大度，我们可以想却不能亲见了，它们都到哪里去了呢？

对照东坡，我们要学习的也许有很多。都想发财，可是发财不如发心，心若坚强志诚，茅屋可比高厦，黄沙也如金珠；不少人念经拜忏看风水求改运，可是改运又哪如改心，若能像东坡一样心田豁达，那就即使活在蛮荒之地也能生趣无限，乐趣多多。所以，做一个像东坡那样豁达的人吧，我们就能困而能忍，顺能乐助，疑而善思，任何时候都能为自己的生命找到出路，进而能用世，退而能自处，随遇而安，随喜而作，处处都生欢喜心。

恐。

恐伤肾，肾主水；土克水，脾主土，在志为思，所以思胜恐。

说白了，恐惧这种情绪，你冷静下来想想，就不觉得有什么害怕的了。重要的是开动脑筋，就像著名的"杞人忧天"的故事：

杞国有个人总是担心天要塌下来，地会陷下去（"杞国有人忧天地崩坠"），愁得吃不下饭，睡不着觉。别人开导他："天不过由大气聚集而成的，你天天在这中间呼吸、活动，为什么要担心它塌下来呢？"

杞国人说："如果真是由大气聚集而成，那么天上的太阳、月亮和星星不是会掉下来么？"人们又告诉他："太阳、月亮、星星也都是由气体组成的，只不过能发光罢了。"

杞国人又问："地要是陷下去怎么办呢？"人家说："地是由泥土组成的，东南西北哪一个地方不都是泥土啊！你天天都在上边走路活动，哪会陷下去呢？你根本不用担心！"

杞国人一想，是这么回事，于是不害怕了，饭也吃得下，觉也睡得香，正常了。

咱们现在的人，经常会强调一个词"安全感"。越是感觉不安全，这个词出现的频率越高。没有安全感的原因，基本上就是钱不够，爱不够，生命不够，这也不够，那也不够。从反面来想，就是我们爱钱，所以才觉得钱不够；喜欢被别人爱，所以才觉得爱不够；愿意永生，所以觉得生命不够。凡是觉得这也不够那也不够的，就是这也爱，那也爱，爱到害怕，怕还没有得到，就已经死了。

也就是说，我们的七情六欲的发起源头，只有一个：爱。它又分成两端：爱与恐惧。我们的行为不是受爱的推动，就是受恐惧的推动。就像《与神对话》里分析的：情绪永远由一端摆荡到另一端。爱发起了恐惧，恐惧发起了爱，爱又发起了恐惧……

而我们就生活在一个以恐惧为基础的现实世界：在说出'我爱你'之后，你担心的第一件事就是你是否能听到回复。如果你听到了，你又会立刻开始忧虑会失去你才找到的爱。因此，所有的作用变成了反作用——防备失去。

人类所采取的每个行动都是建立在爱或恐惧上，而非只是那些与人际关系有关的行动。每个影响到商业、工业、政策、宗教、你们的幼儿教育、你们国家的社会议程的决定，每个涉及战争、和平、攻击、防御、侵略、认输的抉择，要染指或让出、储蓄或分享、联合或分裂的决心——你所做的每一个自由抉择，都出自仅有的这两个可能思维之一：一个爱的思维或一个恐惧的思维。

恐惧是退缩、关闭、抽回、逃跑、躲藏、掠夺、伤害的能量。

爱是伸展、开放、送出、留驻、显露、分享、治愈的能量。

恐惧以衣裳包裹着我们的身体，爱则容许我们赤裸地站出来。恐惧依恋并且抓紧我们所有的一切，爱则送出我们所有的一切。恐惧紧紧地抓住，爱则温柔地拥住。恐惧是占有，爱是放手。恐惧使人心痛，爱则抚慰人。恐惧攻击人，爱则改善关系。

人类的每个思维、言语或行为都是建立在一个情绪或另一个情绪上。你对这点无法选择，因为没有其他可供选择的东西。但在这两者之间，你有自由可选择其一。

这本书都给你分析得这么透彻了，运用你自己的大脑去想，你选择谁？爱，还是恐惧？那肯定是选择爱啊，好了，不恐惧了。

你用你的思维，战胜了恐惧这种情绪。

但是，要想真的战胜恐惧，也不是那么容易。在抉择的片刻，恐惧却往往获胜。因为我们曾被教育成活在恐惧中。我们从小就被教育"适者生存，优胜劣败"，结果，我们都非常努力地去做最胜任的、最强健的、最聪明的人。我们不敢差，因为怕输。

现在，不要怕。没有输。你自己就是最好的，是受命运恩待的，一切都是完美的。你只需要爱你自己就好了。剩下的，命运会替你做，你只管顺其自然，就像流水上漂着的花片。

还有，人也无法逃脱对于死亡的恐惧。

一次去朋友家做客，和朋友说话，一个朋友说："我看一本书，书里竟然说，人死后还有一个世界，而不是'死后元知万事空'，那种惊悚的感觉，让我把书扔老远，再也不敢看了。"另一个朋友说："我也曾经害怕过，不过我不是害怕死后还有另一个世界，而是害怕死后没有另一个世界了。"第一个朋友很奇怪：我们历来不都是这么学的吗？活着就好好活这一世，人死了就应该什么也没有啊。一时间我们面面相觑。想不到世间还有他这么奇突的思维。

南方友人给我发照片。我们这里还是冷风朔气，他们那里已经花红柳绿。他的院内有一树红花，远远的看不出清楚，问他，他说是"烂茶花"。

很奇怪。茶花艳如火丽如绸，何以名其为"烂"也。

他说你不晓得。别的花开过之后，谢便谢了，纷纷凋落，地上铺满一层，如同烂锦，漂亮得很。唯有它，花谢了还紧抱枝头，吊死鬼一样的吊一树，难看死了，所以叫"烂茶花"。

和"烂茶花"对比最鲜明是"花吹雪"——樱花常常在一夜之间迅猛开放，突如其来，势不可当，然后在风中坠落，没有任何留恋。日本人称之为花吹雪。

好比人对待死亡的两种境界。多数人死时千种不甘，万般留恋，握着亲人的手紧紧不忍释放，因怕的是死后再也不能得见，好比茶花对于枝头的留恋。

我真羡慕第一个朋友，他不恐惧。将来遥远的一天，他若到了人生尽头，必是痛快撒手，一切释然。生亦是他之所欢，死亦是他之所欢。一生无悔无憾，亦无执念。

可是当他发现居然有这么多人怕死的时候，也迷惑了。他出离了他圆满自足的心内境界。既已生了迷惑，便自会追寻、会迷惘、会痛苦、会失落、会难过、会恐惧。总有一天，他也会发现人生本来就是他当初认定的那个样子。生如夏花，一朝离枝，行遍万水千山，出发即是终点。

如果说这样说有点虚，咱们来点实的。

一个女网友，把她自己的经历披露在网上。她在2013年的6月底，查出了癌症，而且是晚期，临床已经无法手术了。当天她独自一人在医院做病理，做各种超声波检查，心里很害怕，手不听使唤地发抖，不能也不想给任何人打电话，就是希望找个没有人的地方大哭一场。她不知道是离婚还是丧偶，反正"那一上午我想的最多的是女儿已经没有了爸爸，要是再没有了妈妈可怎么办！未来的岁月万一跟公婆跟丈夫闹矛盾谁来为女儿遮风挡雨，指明方向？"

是啊，谁不害怕？

噩运当头，有的人说不定真的就吓死了，但是她没有。她冷静下来，开始调整心态，想起未得病时，看到的文章，说癌症是个慢性病，它不像心脑血管方面的疾病，一个不留神"嘎"一下就没了，也不似突发状况下发生的各种离奇死亡让人防不胜防。"癌症是自体细胞的叛变，既然说到叛变，如果处理得当，它们就有可能重回'革命队伍'。我一个发小的丈夫209年8月被确诊肺癌晚期，当时医生预言活不过半年，事实上他不仅顺利度过五年生存期，还在去年10月中旬回到原单位上班了，现在的身体比没有得病时候还强壮。原因何在？我的感觉是他身体底子好，心理上又完全以蔑视的态度对待疾病，但却能够积极配合治疗，所谓'战略上藐视，战术上重视'。治疗之余，他让自己的生活丰富多彩，该走就走，想唱就唱。这样的人怎么可能轻易就死呢？所以，世界卫生组织经过科学统计得出结论：心脑血管疾病才是人类健康的头号杀手，而癌症不是。"

有了这样的想法，她开始针对性地采取措施。

第一，不过度治疗："今天听说一个疗法不错，跑去试验一回，明天听说什么地方有高科技，又跑去试验一回，本就风雨飘摇的小身体成试验田了，怎么可能好呢？治疗的过程其实就是一场你和癌细胞的战役，西医的手段好比是你搬来的救兵，但整个战役需要的是你个人对身体总体的认识和良好的心态以及饮食上的配合，还有对自己病情程度的真正了解，万不可人云亦云，病急乱投医。"

第二，保持心态乐观。化疗后，她的长发全掉了，"一个爱美的女人，面对镜中这样的自己，这才是癌症确诊后的第一大关，很多癌症病人真正的恐惧颓废就是从这时开始的，我有幸挺过来了，为此还专门去影楼拍了一套光头时装照。一个闺蜜的舅舅看我顶着光头化着淡妆戴着一副大耳环招摇过市，曾击掌大笑说：'小罗，你记住，头发什么的都是浮云，'鬼怕恶人病怕撑'，你只要能吃饭能睡觉什么病也打不倒你'。"所以，为了保持好的体力对抗病魔，她有食欲的时候就尽情地吃，保持好心态面对病魔。一位女士得病后顿足捶胸号啕大哭："凭什么是我啊？我这辈子逢山开路，遇水搭桥，什么坏事都没有干过，为什么偏偏是我得病？"她听着可气又可乐：就这样的心态怎么开始以后的治疗？

第三，正确认识疾病。午夜梦回，她扪心自问：如果有未来，那自己的未来就是要做为一个病人度过吗？如果那样，治疗就是浪费，可以马上收拾收拾就死去了。想通了这一层，她就听老祖宗的话，"尽人事听天命"，在有能力做事情的时候，就力所能及地去做，不闷在家里让亲人把自己当个病人对待。

话说到这里，又说到她这个病是怎么得的。她想得也很明白："常识是癌细胞每个人的身体里都有。我在哪一个点上把它惹怒了激活了？在一年的时间里就发展成晚期。自己在病后曾多次回忆，祖国中医讲的是：病从火上来，火在气中生。在我得病的头一年，心情很郁闷，总窝着一口气，闷在身体里出不来。'心结导致气脉打结，气脉打结导致肿瘤发生'。这就是为什么我每年检查身体，一点问题没有，突发癌症却能是晚期的原因。生气憋闷是形成肿瘤的快捷方式，当时我在感情上误入歧途，更没有消解排遣的渠道，整个人心里有些扭曲，可在外却要装得无所谓，多大的委屈都自己忍了，久而久之，不出问题才怪。"

气怒怨恨，这些负面情绪确实后患无穷，大家都长点心吧。

这位女士经历短暂的恐惧后，冷静思考应对方法，总结经验教训，勉励自己放眼未来，结果也很喜人，到她发文时，病症已经完全消失。她又休养一年，想去哪去哪儿，只要开心就行。一年把几十年没做过的事情都尝试了，感觉身体已经完全恢复到从前，如果她不主动说自己有病，还真没有人能看出她曾经得过这么严重的疾病。

所以，她的结论是，感谢命运给自己这趟急速奔驰的列车来了一脚刹车，让她通过这场大病看透了人性、见证了亲情；感谢疾病让她上满发条的奋斗历程戛然而止，给她充裕的时间重新开始不一样的人生。从此，她明白了，这个世界活着的方式有很多种，命运把自己推向哪一种层面都该欣然接受，因为它并没有剥夺自己追求快乐的权利——在任何一种生活里，只要你愿意，都会找到乐子，而世间的一切有什么比快乐更重要呢。

是啊，世间一切，还有什么比当下的快乐更重要的？

秋天来了，一个小和尚天天扫落叶，扫得自己头大："这要扫到哪一天才算完啊。"一个和尚跟他说："你把树上所有的黄叶全都摇下来扫出去，不就省事了？"于是他抱住树狠命地摇啊摇，叶子铺满一地，他高高兴兴地全部清扫了出去。第二天清晨，他傻了眼，昨天的绿叶一夜之间变黄，然后落下，地上仍旧一片狼藉。老和尚摸着他的头说："傻孩子，落叶是扫不完的，今天干完今天的事就好了，不必为明天忧虑。"

老和尚说到了点子上。小和尚就是在忧虑：有"扫到哪一天才算完"的忧虑，有"今天的叶子扫完了，明天的叶子继续落下来怎么办"的忧虑。

忧虑的背面是希望，小和尚希望今天扫完了，明天叶子不再落，可是现实不是这样，于是他感受到了失望。

人是离不了希望的，离了希望活不下去。

一个研读心理学的朋友向我讲述她的梦：一只眼睛瞎了，正在流血的大鸟飞到她手上，她喂它水喝。她的解析如下：这只鸟大约象征着她对婚姻的期望，鸟本来是很大、很漂亮，但是却瞎了，还流着血，说明希望受了伤。事实上，她的婚姻确实出现了问题，老公从原单位离职，却找不到更合适的工作，家庭收入锐减，她开始对丈夫感到失望，对婚姻忧心忡忡。她说："我不希望跟着老公大富大贵，只希望他能够把家维持在一个中等收入的水平，可是现在这个愿望也要落空。"但是，她又说："其实我也不怕，老公说，凭他的本事，一定会走出低谷，让我放心。"她确实是长出了一口气，好像放下心来的样子。

她又重新燃起了对未来的希望。

人的心就这样在正负两极中摇摇摆摆，求取着可怜的平衡。一旦平衡被打破，失望变成绝望，就生无可恋。

希望是对未来的一种乐观的延伸，失望是对未来不乐观的延伸。无论是希望还是失望，都意味着没有活在当下。

杨树、柳树、春天的槿花、夏天的月季、秋天的爬墙虎、冬天的腊梅，老虎、狮子、小狗、小猫、小鸟……它们都通通活在当下，猪、狗、牛、羊也都活在当下。它们对于未来没有规划，也没有恐惧。狼捕杀了一头羊后，会带着家人一直去啃肉，直到啃光吃净才开始下一次打猎。它们没有"积谷防饥"的意识，也没有杀掉好多头羊存起来。

"哆罗罗，哆罗罗，今天不垒窝，明天冻死我"，课本儿里的寒号鸟顾今不顾明、顾头不顾腚，天气暖和了就站在枝头上唱歌，也不忙着垒窝，天气冷了就"哆罗罗，哆罗罗"。可是这不过是一个站在人的角度写出来的童话，天真的故事背后，有一个全人类都有的心理阴影，那就是对未来的忧虑，灰色，巨大。

佛一直教人活在当下，无非是既不希望也不失望，既不担心也不忧虑。看起来很不上进，约等于得过且过。

可是它不是。

得过且过的含义是今朝有酒今朝醉，不管明天是否喝凉水，意思里仍包含着对于明天怎么过的忧虑。活在当下的真正意思是活的每一时每一刻都只是当下。"当下"在不停地来，又不停地过去，而你的心永远只停留在当下的这个"当下"。你乐于感觉当下的美好，那么每一个"当下"的到来你都会觉出它的好。于是这一刻、一刻、一刻，无数刻的当下就把这一生连接成一条金光闪闪的项链。

如果你总是为明天打算这、打算那，你现在的这个"当下"便抱持着对于未来目标的企望和对于不确定事件的忧虑，当下是快乐不起来的，而每一个"明天"的目标达成的快乐都会被明天之后的期待和忧虑对冲消散，真正的快乐永远不会到来，你永远活在不快乐的"当下"。就这么过啊过的，一生就这么过完了。

《心经》上说："无挂碍故，无有恐怖，远离颠倒梦想，究竟涅槃。"说到底，希望和失望都是挂碍。如果今天只过今天的，明天才过明天的，就像一个透脱的小和尚，今天的落叶今天扫，明天的落叶明天扫，而如果明天一片落叶都不曾掉，那就是赚到的快活，高高兴兴跳个舞转个圈儿，那你就能天天找理由跳跳舞转转圈儿。

生死大事，解决了这一大恐惧，生活中的一些小恐惧，也可以通过"思"来解决。"杯弓蛇影"的故事大家都知道："乐广字修辅，迁河南伊,尝有亲客,久阔不复来,广问其故,答曰:'前在坐,蒙赐酒,方欲饮,见杯中有蛇,意甚恶之,既饮而疾。'于时河南听事壁上有角,漆画作蛇。广意杯中蛇即角影也。复置酒于前处,谓客曰:'酒中复有所见不?'答曰:'所见如初。'广乃告其所以,客豁然意解,沉疴顿愈。"

人们往往是对未知事物恐惧,找到原因了,就发现没什么恐惧的。

通过对于这一大段文字的解析,我们明白了情志相生相克的道理:怒伤肝,喜伤心,思伤脾,忧伤肺,恐伤肾;喜胜悲,悲胜怒,恐胜喜,怒胜思,思胜恐。所以我们要注意自己的情绪,不要以为它们看不见摸不着就对身体无碍,很多时候,身体的实质性疾病,根源都在于情绪。

所以,我们要学会养神,知足常乐,顺其自然,凡事不要强求,不要生扭。说白了,就是冷暖无惊。

惊是一个不好的状态。受宠若惊,一旦受到命运的宠爱,或是得了官,或是发了财,或是收获爱情,于是诚惶诚恐,受了惊动,觉得不配得到怎么却得到了?又惶惶然怕失去,像是塞翁得了马,又怕不好的事来冲,又想着最好有坏的事来抵冲,于是儿子骑马摔折了腿,心想:"这才对嘛!"才踏踏实实安下心。

一户人家,数年前得拆迁款几百万,去西藏自驾游,花一百万买了一辆路虎。每日这一家人的生活就是吃吃喝喝,玩玩乐乐。吃喝玩乐的劲头下去了,花一百万买了一个小厂要做实业,再花一百万又买一个小厂继续做实业。亲戚有事,借出去几十万;朋友有事,借出去几十万。可是一个工厂开工,日日亏损;一个工厂的厂房还没有盖起来,就被政策叫停;借出去的钱收不回来,数百万罄尽,路虎也卖了还债,一家人重新穿布衣，吃菜饭，旁人评论说："这下子踏实了。"看他们的面容，也着实让人觉得踏实了。得数百万好比凭空受了惊动，一朝尘烟尽，才能得安宁。

有的人很富很贵，也很踏实，觉得自己受享得起；有的人一夜乍富，就会觉得这样的好生活好像自己不配，像是偷来抢来，必得要还回去才能安稳。也有的人享得了富贵，却安不了贫贱，一朝跌落云端，为人失格失品。心中惊动，如同山岳摇晃，泥石流冲冲而下，屋宇不牢固必要崩塌。

杨绛一生，做过大小姐，使唤着佣人她也安稳；当过教书匠，当教书匠也安稳；被批斗时也扬声大叫，却很快安稳；被下放的时候也安稳，被平反了也安稳；被抬得八丈高，她还是说自己是清水，不是肥皂水，不能吹泡泡。到最后女儿死去，丈夫死去，只剩下自己，心上绽开一个又一个血泡，可是她咬着牙把日子一点点挨过去了，此后长长的孤独寂寞，读书、思考、写作。她哀而不怨，怒而不争。

哪有什么除苦的神明，靠的是你把自己的心修炼得冷暖无惊。苦是一心如叶，风里雨里颠簸，你觉得苦，那自然是苦。若是颠簸却不觉其颠簸，那就不苦。佛说即心即佛，这话是对的，心不苦，一切的境遇就都不苦；心不颠倒恐怖，一切的境遇都不让你感觉上下倒悬，颠倒恐怖。所以杨绛的《写在人生边上》，有年青人觉得她开篇写些神神鬼鬼的是迷信，分明就是她在给自己的心找答案。找到答案了，即使面临神神鬼鬼，也就不惊不怖，自然亦不苦。

于是，冷来了，你知道是躲避不了的，便不去躲，也不像耶稣要被钉十字架时那样抱怨："我的神，我的神，为什么离弃我？"就那么冷着，一边冷，一边想：哦，冷原来是这样子的。暖来了，觉得是应得的，不去想谢主隆恩，臣诚惶诚恐，就那么坦然享受着。一边暖，一边想，原来这就是暖啊。不惊呼，不哭泣，哭泣也可以，却不咒诅，知道世界是这样的。一池寒塘，几株烟柳，坐在石里，看看水光云色。若有人趋近，你拍拍手边石，说："坐。"若有人离开，你就说："哦。"

就是这样——我们当不了至人、真人、圣人，我们可以当贤人啊，顺着天地变化和命运起伏去活，顺势而为就可以很舒服、很自在，情志不伤。

灵兰秘典论

原文

黄帝问曰：愿闻十二脏之相使①，贵贱②何如？

岐伯对曰：悉乎哉问也！请遂言之。心者，君主之官③也，神明出焉。肺者，相傅④之官，治节出焉。肝者，将军⑤之官，谋虑出焉。胆者，中正⑥之官，决断出焉。膻中⑦者，臣使⑧之官，喜乐出焉。脾胃者，仓廪⑨之官，五味出焉。大肠者，传道⑩之官，变化出焉⑪。小肠者，受盛⑫之官，化物出焉⑬。肾者，作强⑭之官，伎巧出焉⑮。三焦者，决渎⑯之官，水道出焉。膀胱者，州都⑰之官，津液藏焉，气化⑱则能出矣。凡此十二官者，不得相失也。故主明则下安，以此养生则寿，殁世不殆，以为天下则大昌。主不明则十二官危，使道⑲闭塞而不通，形乃大伤，以此养生则殃，以为天下者，其宗大危，戒之戒之！

至道在微，变化无穷，孰知其原⑳？窘㉑乎哉！消者瞿瞿㉒，孰知其要？闵闵㉓之当，孰者为良？恍惚㉔之数，生于毫厘㉕，毫厘之数，起于度量，千之万之，可以益大，推之大之，其形乃制。

黄帝曰：善哉！余闻精光㉖之道，大圣之业。而宣明㉗大道，非斋戒㉘择吉日，不敢受也。

黄帝乃择吉日良兆，而藏灵兰之室㉙，以传保焉。

注释

①十二脏：指心、肝、脾、肺、肾、膻中、胆、胃、大肠、小肠、三焦、膀胱十二个脏器。相使：相互联系。

②贵贱：主要与次要。

③官：职守。

④相傅：辅佐君主的宰相。相，为佐君者。傅，为教育太子及诸皇子者。

⑤将军：以将军比喻肝的易动而刚强之性。

⑥中正：即中精，胆为清净之所，藏清汁。

⑦膻中：心脏的外围组织，也叫心包。

⑧臣使：即内臣。因膻中贴近心，故为心的臣使。

⑨仓廪：贮藏粮食的仓库。储藏未去壳的谷物的地方称为仓，储藏已去壳的谷物的地方称为廪。脾胃有受纳水谷和运化精微之能，故称"仓廪之官"。

⑩传道：转送运输。道，同"导"。

⑪变化：饮食消化、吸收、排泄的过程。

⑫受盛：接受和容纳。

⑬化物：分别清浊，消化食物。

⑭作强：作用强力，即指能力充实。

⑮伎巧：技巧。

⑯决渎：通利水道。

⑰州都：水液聚集的地方。州指水中的陆地；都，指水所汇集之处；州都，即水陆汇集之处。

⑱气化：气的运动而产生的生理变化。

⑲使道：十二官相互联系的通道。

⑳原：本原。

㉑窘：困难。

㉒瞿瞿：惊疑貌。

㉓闵闵：忧愁貌。

㉔恍惚：似有似无。

㉕毫氂：形容极微小。氂，同"厘"。

㉖精光：精纯明白。

㉗宣明：通达光明。

㉘斋戒：洗心曰斋，诚意曰戒。即诚心诚意。

㉙灵兰之室：黄帝藏书的地方。

纪老师说

我们的身体是非常奇妙的，它不单纯是物理意义上的身体，由各个零件机械地拼接在一起，像玩具狗或者玩具娃娃一样。这个世界上，每样东西都有它的意识，人身体的细胞和分子原子也各有其意识。我们民间过年要让笤帚簸箕平放休息是有道理的，万物皆当仁待，更何况我们的身体。

新型的疾病观认为很多时候，疾病意味着身体各部分的失衡，内心产生的各种情绪的失调。我们可以通过仪器看到细菌，我们看不到心里的那点东西，比如恐惧，比如怨恨，诸如此类的负面情绪。我们看电影，如果一个人极度恐惧，配音会出现急促的心跳声，扑通、扑通、扑通……甚至是连成一条线，急促得如同鼓点；然后，伴随着一张鬼脸的突然出现，这个人惊声尖叫"啊——"，往后一倒，吓死了。如果法医解剖，能看到他的身体变化，但解剖不到情绪的变化。

十几年前，在报纸上看过一篇报道，印象深刻。说的是一个记者和一个原始部落的人们在一起生活了数月之久，打算做一次有关这个部落的深刻调查。有一天，他们在大森林里行进，一个人狠狠摔了一跤，小腿骨折，骨头都戳破了皮肤，像树杈一样撑出体外，看上去特别吓人。这时候，这些人里面的巫医走了过来，跪在地上，先是双手合十，闭上眼睛喃喃地念诵着什么，然后，他伸出双手，轻轻抚上这个人的断腿，非常轻柔地来回抚摸起来，眼睛是张开的，仍旧喃喃地念诵着记者听不懂的话语。奇怪得很，就在大家的注视之下，在记者的目睹之下，伤者的断腿就那样一点一点地，缩回去，缩回去，随着巫医的吟唱声，缩回到原位。然后，巫医给这个人打上夹板，绑上简易的绷带，让他躺在担架上随大家前行。到第二天，这个人已经能够下地走路了。

神奇不神奇？

要说神奇也神奇，要说不神奇也不神奇，因为人体本身就有自愈能力。组成人体的不仅仅是肉、骨头、肌腱、筋膜和血液这些物理意义上的物质，人体的每一粒细胞都有它自己的意识，更遑论整个身体。那根断了的腿骨受到惊吓，巫医安抚它，哄它回到原来的位置，就像哄一只小猫小狗，它用实际行动验证了人体的灵性。这么说吧，我们的身体，真的是有灵性的，它有自愈功能，有远古的医者先驱们提到的"天然的治愈力"。

通过精神分析来治病，现在也不是什么稀奇的概念了。精神分析治疗是弗洛伊德创建的一种特殊心理治疗技术，既可适用于某些精神疾病，也可帮助人们解决某些心理行为问题。它的原理是发掘患者或求诊者潜意识内的矛盾冲突或致病的情结，把它们带到意识域，使就诊者对其有所领悟，在现实原则的指导下得到纠正或消除，并建立正确与健康的心理结构，从而使病情痊愈。有一个电影叫《催眠大师》，就是运用的精神分析疗法，对电影的男主角催眠，治疗他的心理创伤。

那个治疗断腿的巫师，运用的就是意念的力量。我们中医看病，也是要运神动意，这就是所谓的"医者意也"。

这句话是汉代名医郭玉提出来的，他说："医之为言意也，腠理至微，随气用巧，针石之间，毫芒即乖。"看病是很慎重的一件事，必须要先从意识上充分重视起来，然后才能慎重对待。

郭玉，东汉广汉雒（今四川广汉北）人，师从程高，程高的师傅是涪翁。"乞食人间，见有疾者，时下针石，辄应而效，乃著《针经》《诊脉法》传于世。弟子程高寻求积年，翁乃授之。"程高学成，隐居山野，郭玉拜他为师，学会医术后，走出山林，治病救人。

汉和帝时，郭玉被任命为太医丞，汉和帝要考考他，就叫来一位亲信臣子和一个女人一起坐在帷帐内，吩咐两人各伸出一只手，对郭玉说："你替这个人诊脉，看他什么病。"郭玉两只手诊毕，疑惑地说："左手属阳，右手属阴，脉象既有男人的，又有女人的，这不但不是同一个人的手，而且也不是同一性别人的手。"汉和帝听了大赞。

他给人看病非常灵活，推究病理一点都不僵化死板。有一次，他采药时看见一个人用左手别别扭扭地干庄稼活，右手却用布包着。一问才知道，原来是这人手上不知为何生了一些小疮，一到晚上就痒得钻心，抓破就渗脓水。昨天沾了生水，手烂了，只能包起来。郭玉就让他把布解下来，然后仔细地看了看，又闻了闻，再看地里的庄稼，然后问："这地里是不是才施肥？"

"是呀。"

"这就是了。地里刚施了粪肥，你的手沾了粪毒，就痒得钻心了。"于是他就扯了一把马齿苋洗净，一同到了这人的家里，把马齿苋切碎捣成泥，让这人把手洗净，然后把马齿苋敷上去。几天后，这人的手就好了。

不过，郭玉给穷人治病拿手，给富人和贵人治病就不大行，总是好得不利索。汉和帝就想了一个法子，让得病的达官贵人穿上破衣裳，住进破屋子，再请郭玉去治，往往一针见效。汉和帝就问郭玉怎么回事，郭玉说："腠理至微，随气用巧，针石之间，毫芒即乖。神存与心手之际，可得解而不可得言也。我给达官贵人治病，我自己总是战战兢兢，怎么能定下心来感受他们气血运行的细微变化呢？"

这就是"医者意也"的道理。

几年前，读一篇医生写的文章。他医术很高明，慕名求诊的人很多。一次一个省部级的官员带着他的老父亲来找他治病，他就心乱了，检查、诊断、开方，战战兢兢，结果差点把这位老人家给治死，就是这个道理。还有一个很普遍的说法是医生治不了家里人的病，原因也是心不能定，意不能明，所以看不得病。

《黄帝内经》里有一句话，叫作"下守形，上守神"。低一层阶的医生是把病人看成一部形体出了毛病的机器，拧拧螺丝啊，换换轴承啊，补补漏啊这些内容，机器的各个部分之间没有任何联系。上一层阶的医生，看病人是守着神明，用意念和神来看病，看到的病人，也是一个活生生的有机体，这个有机体的各个部分之间紧密联系，互相作用，牵一发而动全身。

我们常说五脏六腑，哪五脏？哪六腑？它们之间有着怎样的联系？

五脏指的是肝、心、脾、肺、肾，按照东、西、南、北、中排列。

六腑指的是胃、大肠、小肠、三焦、膀胱、胆。

脏与腑的关系,实际上就是阴与阳、表与里的关系。脏属阴,腑属阳;脏为里,腑为表,阴阳表里相配合,并有经脉相互络属,构成脏腑之间的密切联系。

心与小肠相对应,"如心有实火,可移热于小肠,引起尿少、尿热赤、尿痛等症。反之,如小肠有热,也可循经上炎于心,可见心烦,舌赤,口舌生疮等症。"

肺与大肠相对应,"肺气的肃降,有助于大肠传导功能的发挥;大肠传导功能正常,则有助于肺的肃降。若大肠实热,腑气不通,则可影响肺的肃降而产生胸满、喘咳等症。如肺失肃降,津液不能下达,可见大便困难;肺气虚弱,气虚推动无力,则可见大便艰涩而不行,称为'气虚便秘'。若气虚不能固摄,清浊混杂而下,可见大便溏泄。"

脾与胃相对应。"胃主受纳,脾主运化,'脾为胃行其津液',共同完成食物的消化吸收及其精微的输布,从而滋养全身,故称脾胃为'后天之本'。脾主升,胃主降,相反相成。脾气升,则水谷之精微得以输布;胃气降,则水谷及其糟粕才得以下行。'脾宜升则健,胃宜降则和'。胃属燥,脾属湿,胃喜润恶燥,脾喜燥恶湿,两脏燥湿相济,阴阳相合,方能完成食物的传化过程。'太阴湿土得阳始运,阳明燥土得阴自安'。"

肝与胆相对应。"若肝的疏泄功能失常,就会影响胆汁的分泌和排泄;反之,若胆汁排泄不畅,也会影响肝的疏泄。因此,肝与胆在生理和病理上密切相关,肝病常影响胆,胆病也常常波及肝,最后则肝胆同病,如肝胆火旺、肝胆湿热等。此外,肝主谋虑,胆主决断,从情志意识过程来看,谋虑后则必须决断,而决断又来自谋虑,两者也是密切联系的。"所谓"肝胆相照",以示知己,可见这一对的关系之密切。

肾与膀胱相对应。"膀胱的贮尿和排尿功能,依赖于肾的气化。肾气充足,则固摄有权,膀胱开合有度,从而维持水液的正常代谢。若肾气不足,气化失常,固摄无权,则膀胱之开合失度,就会出现小便不利或失禁、遗尿、尿频等病症。例如,老年人常见的小便失禁、多尿等,即多为肾气衰弱所致。"

三焦不是具体的脏器,它是经络在内部的沟连通道,是对在内较深的一些神经、血管、淋巴管、输尿管的功能(包括并无管道系统的一些体液的输布),尤其是肠系膜部位管道系统的功能的总括。

《灵兰秘典论》是《黄帝内经·素问》的第八篇文章,为什么叫"灵兰"呢?它是灵台兰室的简称,相传是古代帝王藏书的地方。之所以叫"灵兰",清·高士宗《素问直解》云:"谓神灵相接,其气如兰。"至于秘典,当然是指秘藏之典籍了,不能轻易示人的,所以黄帝会在文末说:"善哉!余闻精光大道,大圣之业,而宣明大道,非斋戒择吉日,不敢受也。"

在中国,斋戒主要用于祭祀、行大礼等严肃庄重的场合,表示自己的虔诚庄敬之心。《水浒传》里,宋仁宗见瘟疫流行,就亲手书写圣旨一道,提点殿前太尉洪信为天使,前往江西龙虎山,宣请张天师星夜来朝,祈禳瘟疫。洪信到了龙虎山下,张天师岂是能随便就见的?住持说:"太尉大人,这代天师号曰虚靖天师,性情清高,住在山顶的茅庵里,不在本宫。"洪太尉问:"那怎么办?"住持说:"天子要救万民,只有请太尉斋戒沐浴,自背圣旨,焚烧御香,步行上山叩拜天师,方可得见。"第二天天不亮,众道士便伺候洪太尉香汤沐浴,换了布衣麻鞋,吃了素斋,用黄布包了圣旨,背在背上,手提银香炉,烧着御香，指明路径，送他上山。要见一个这么重要的人，就要斋戒沐浴；要接受一个大道至理，那也是要沐浴更衣、戒酒、断荤、不游乐、不与妻妾同寝等，然后再找一个好日子才行的。

说白了，就是这样好的道理，不是随随便便一个人就能看的。满脑门子想着怎么升官发财的人没资格看，一肚子淫滥的浊物也没资格看，一心想着吃吃喝喝的吃货和酒鬼也没资格看，总之，庸俗的人没资格看。或者你这人原本较有深度，但是一时间欲念横流，那你这一时间也没资格看。为什么？因为你的灵性被世俗尘埃染污，你看也看不懂。这是天地间的大道理，需要心地干净澄明、能够通神，才能够看得明白。

本篇以古代中国社会政治体制中的官制类比人的脏腑功能，认为脏腑各有不同职能，其中以心为统帅，称为"君主之官"。

黄帝在开篇问歧伯"十二脏之相使贵贱何如"，歧伯开始打比方：

心者，君主之官也，神明出焉。

《封神演义》里，纣王听信妲己妖言，欲会见仙姬、仙子。妲己哪里有本事请来仙姬仙子，就于十五日夜请轩辕坟内众妖狐变成仙子、神仙、仙姬来鹿台赴宴。宴席上，有妖狐露出尾巴，被纣王的叔叔比干看见，连同武成王黄飞虎追踪到轩辕坟内，一把火把狐狸精全都烧死。妲己深恨比干，誓挖其心。

这天，纣王正与妲己和新纳的雉鸡精胡喜媚共进早餐，妲己忽然口吐鲜血，昏迷不醒。胡喜媚说妲己常有心痛之疾，一发即死，需要有玲珑心一片煎汤吃下，此疾即愈，并且推算说在朝歌唯有丞相比干是玲珑七窍之心，可借一片食之。

纣王信以为真，命人急召比干。比干听说此事，心中惊怒。先前姜子牙看破比干将有大难，留一张符给他，叮嘱他在危急时化灰冲服，可保无虞。比干入朝前先饮下符水，然后来到鹿台下候旨。纣王说妲己心痛之疾，唯玲珑心可愈。请皇叔借一片作汤。比干怒奏："心者一身之主，隐于肺内，坐六叶两耳之中，百恶无侵，一侵即死。心正，手足正；心不正，则手足不正。吾心有伤，岂有生路！"厉声大叫"昏君"，剖腹摘心，掷与纣王。他掩袍不语，面似淡金，径下鹿台而去，一言不发，骑马飞奔，忽然听见一妇人叫卖无心菜，比干勒马问："人若是无心如何？"妇人如果能够回答"人若无心亦活"，比干就无事；结果妇人遵照常识回答了一句"人若无心即死！"，比干大叫一声，一命呜呼。

心就是这么重要。说它在五脏六腑中居于君主的地位，一国之君，天下之主，一点都没有错说。它统摄脏腑，为十二官之主。

"心主血脉，其华在面"。如果心血充足，心脏功能好，不用问，脸色一定好，红润润有光泽；如果一个人心火过旺，面色就不是红润有光，而是潮红，长痘；如果心血不足，心脏功能不好，脸色必定苍白。还有的人脸色青紫，这是心血瘀阻的症状——我入学时的老师，教我们时年纪大约三四十岁，身躯胖大，面色青紫，看起来很怪。结果他自揭谜底说："唉，看见你们这么年轻，这么健康真好。我都不知道自己啥时候就会死啦，我有严重的心脏病啊。"所以，看着他上气不接下气地讲课，我们的心全都提着。果然，我们毕业不到一年，他就去世了。

心既为君主之官，那所谓的心病，可不仅仅只和心脏有关，它和别的脏腑都可能相关。比如中医认为上午九点多发作的心脏病，可能是脾胃的原因；下午两三点发作的，可能是小肠经的问题；如果是下午三点到五点发病，可能是膀胱经的问题；如果下午五点到七点发作，就和肾经相关。还有的人，总爱长出气，觉得胸口憋得慌。我的老母亲就有这症状，怀疑她是心脏病，带她去医院检查，结果心脏各项指示正常，倒显示她肺有问题。所以，心病也和肺经相关。

我一个邻居，前阵子刚去世，他是吃饱喝足之后，躺下一觉没起来，睡梦中去世的——按中医的说法，是吃饭吃撑了，脾胃从心那里夺气运化食物，引发了心脏病。所以吃饭最好七分饱，不要吃到撑。尤其是吃自助餐，可千万别怕吃不回本来，扶着墙进去，扶着墙出来。饿了你也心慌，撑了你也心脏难受，真吃出点心脏病来，得不偿失。

心是君主，是天子，它在人间看起来是最大的。但是，它是天的儿子，是要代行天的旨意的，君主有气数尽的时候。

周朝（包括西周和东周）是中国历史上寿命最长的朝代，延续了八百年。开国的周文王、周武王，那是何等的英明神武，结果末代子孙周赧王是个可怜虫。秦国打过来，周赧王凭"天子之威"凑集了几千人，又向许多富户借钱充军饷，结果这几千个乌合之众一打就败，富户聚到宫门大闹催债，周赧王吓得躲到宫后的一个高台上，那个高台后来被称为"避债台"。

南唐后主李煜，被宋逼到江南一隅，苟且偷生十几年，终于向宋投降，他也被掳到汴京，被宋太宗毒死。

这样的事情太多了。这些王朝气象已尽，凭着君主一己之力，是不可能力挽狂澜的。

心这个君主，它也是代天行事，这个"天"，指的是人先天的"元气"。元气不足，会出现心脏的早搏；元气大伤，会出现心脏的间歇，这都是心脏病的范畴。

心不但主血脉，而且还主神明，神明指的是人的精神、意识和思维活动。有的人一看就非常精神，脑筋灵活，随机应变，这人的心气就足；有的人精神萎靡，呆呆的，反应不灵活，这一看就是心气不足的表现。

有一个朋友，半年月前家里出了点事，让他非常郁闷。此后就开始心情烦躁，听不得一点噪音，也不能看见人影儿，就愿意一个人窝在家里。我们拉他出去走走，谁知道他说我不出门，我看见阳光就浑身难受！朋友自己也很苦恼，说我是不是得精神病了？一个有经验的中医朋友就说，你这阵子胃是不是难受？他说是啊，特别难受。中医朋友说这就是了，你这是伤了胃经了，结果影响到你的心理，看起来好像是你的心病，其实是胃病。他给朋友开了方子，调理胃病，如今胃病好了，人也没事了，他也不再到处看心理医生了。

人体各部分本来就不是能割裂开来的，它是一个互相关联、互相影响的整体，胃经影响到心经很正常。

还有的人，看起来真的跟所谓的精神病一样，小时候我一个邻居，眼睛发直，我跟她打招呼她也不理我，好像没看见。瘦得皮包骨，她老公说："她又饿又吃不下饭，看米烦看面烦，看什么都烦。又胆小，晚上月亮透过的树影映在炕上吓得她睡不着觉，说外边有人，想捉她，想害她。"我们都觉得她是精神病，现在想来，她是元气不足，而元气藏肾，这是肾有毛病的症兆。

把胃、肾调理好了，元气上来了，邪气不侵，这些毛病就都好了。

既然"心者，君主之官"，心脏的作用就是极其重要。一主神明，也就是所谓的"心藏神"；二主血脉，既主血，又主脉，心气旺盛、心血充盈、脉管通畅，心主血脉的功能才会正常；三主阳气，心的阳气推动血液循环，使生命不息。

一般来说，心脏疾病没有单一的特异症状，不过，如果几种症状同时出现，比如胸痛、气促、乏力、心悸、头晕目眩、晕厥等，就要考虑心脏是否健康的问题。要想保护心脏，首先要学会正确呼吸：平躺，双臂轻松地置于身体两侧，深呼吸几次。接着收紧脚趾头部位的肌肉，数三下，然后放松。按照这种方法，放松身体的每一组肌肉群，整个过程都要保持深呼吸。锻炼完毕后，深呼吸放松，然后慢慢起身。还要多吃复杂的碳水化合物，因为复杂碳水化合物富含淀粉和纤维，进入体内后可以缓慢释放能量。全麦食品、谷类食品、糙米、燕麦片、荞麦和土豆等都属于复杂碳水化合物。尤其注意少吃盐和钠。钠是盐的一部分，在许多调味品和罐装食品中，也含有大量的钠。平时我们要尽量选择"低钠""不添加盐"的食品，少吃香肠、火腿、罐头汤、腌菜，不然会给心脏带来负担。平时注意多运动，经常锻炼的话，心血管发病率会降低。如果我们每周运动三次，患病风险会大大降低。尤其要预防高血压，当血压升高时，心脏不得不更加努力工作，才能把血液输送到身体各个部位。清晨起床宜慢不宜快，一定要留足"缓冲时间"，千万不要一睁开眼睛，一个鲤鱼打挺就蹦起来，蹦不对了，就出毛病了。尤其是中老年朋友，必须注意。

肺者，相傅之官，治节出焉。

王冰注："位高非君，故官为相傅。主行荣卫，故治节由之。"张景岳注："肺主气，气调则营卫脏腑无所不治。"总之，就是强调肺的重要作用。打个比方来说，如果心是君主，肺就是宰相，辅政大臣。

若以行政级别来论，五脏都是中央大员，六腑是地方官。中央大员是不会给你造报表抓具体事务的，它们起的都是统领和管理大局的作用。除了心这位君主，肺在另外四位大员的地位中是最高的。肺有两页，呈环护之状，护着的就是心。打个比方，肺好比是诸葛亮、刘伯温,诸葛亮护持着刘备三分天下,刘伯温护持着朱元璋一统江山。

诸葛亮是什么样的人物?所谓"丞相祠堂何处寻?锦官城外柏森森。映阶碧草自春色,隔叶黄鹂空好音。三顾频烦天下计,两朝开济老臣心。出师未捷身先死,长使英雄泪满襟。"

为什么说肺主管"治节出焉"?所谓的治,我们都认为它是治理调节的意思,也就是说,肺主管治理调节。但是,它也可以有另一种解释,这里的"治"与"乱"相对,也就是说,肺的功能是"治"的,是正常的,是顺序的,是没有毛病、没有问题的,在这种情况下,人的气机才能够正常表现。

那么,什么是"节"呢?我们说二十四节气,节气这个东西,天地之气正常,它也就正常。人体也是有"节"的,这个节应和着天地之间的节气。你看《红楼梦》里,秦可卿得了重病,"这年正是十一月三十日冬至。到交节的那几日,贾母、王夫人、凤姐儿日日差人去看秦氏,回来的人都说:'这几日也没见添病,也不见甚好。'王夫人向贾母说:'这个症候,遇着这样大节不添病,就有好大的指望了。'"什么意思?到了交冬至这个节气的时候,人没有添病,这人就有不死的希望。

还有"年"这个中国人最看重的,我们传统最大的节日,这不是用来欢庆的,是用来度过去的"节",也就是"劫"。那是要放鞭炮驱邪的,也是要群聚饮酒来用身上的正气对抗邪气的。为什么要彻夜不眠地点着灯守岁?就是为的不让"年"这头怕火、怕光的邪兽侵害人体,使人得病。

至于别的年节,现在我们国家也越来越看重,传统节日放假,清明假、端午假、春节假。这不是让我们大吃大喝的,而是让我们安稳心神,好度"劫"的。结果我们把这意思弄反了,大吃大喝搞出好多病,不是度"劫",反而成了应"劫"了。

我们说"肺主一身之气",这句话没毛病。人的一身之气,确确实实由肺主管。俗话说人活一口气,平生气在千般用,一旦无常万事休,是人都知道这口气有多重要。这就是肺的管辖范围。

但是,身体各部分紧密联系,互相作用,互相影响。有时候,看着好像是肺的原因,憋得喘不过气来,胸闷,其实,那是肾气虚的原因。

钱钟书和杨绛这对夫妻在"文革"中饱受冲击,生活困顿,更被强邻逼迫,仓皇搬到女儿阿圆的宿舍,一家三口蜗居在一起。后来阿圆的同事让出小红楼的两间房给杨绛夫妻,他们就搬往小红楼去住。搬家忙乱,钱钟书劳动态度好,别的忙帮不上,拙手笨脚地去扫那堆陈年积土,杨绛阻止不及,他已吃下大量灰尘。本来已经着凉感冒,这一来引发哮喘,不能躺下睡觉,得用许多枕头被子支起半身,有时甚至不能卧床,只能满地走。

他们的医疗关系被降到了街道上的小医院,医生给点药吃,也不管事。钱钟书呼吸如呼啸,杨绛不知轻重,戏称他为"呼啸山庄"。一夜,他穿了又重又不暖和的厚呢子大衣在屋里满地走,杨绛已经几夜和衣而卧,陪着他不睡,此时睡着了,忽然听不见他呼啸,只见他趴在桌上声息全无,吓得立即跳起来摸他的手,他随即捏捏杨绛的手。原来他是乏极了,打了个盹儿,这一来,立刻继续呼啸。

1974年1月18日下午,钱钟书呼吸和平时不同,急促得快连续不上。阿圆恰好下班回来,急忙到医院去找大夫,又找到了校内的司机,几个邻居架扶着钱钟书,把他推上汽车,杨绛和阿圆坐在他两旁,听着钟书急促的呼吸随时都会停止似的,杨绛急得左眼渗血。到了北医三院,大夫给他打针又输氧，将近四小时，钱钟书才缓过来。

钱钟书此时的病，按中医的看法，已经不止是肺的原因，"肾主纳气"，他纳气的功能很弱了，所以才会躺不下去，一个劲儿大喘气。

还有，如果胃不好，吃东西不消化，没有足够的营养输布给肺，再由肺输布全身，人的气也不够。所以你看林黛玉"两弯似蹙非蹙罥烟眉，一双似喜非喜含情目。态生两靥之愁，娇袭一身之病。泪光点点，娇喘微微。闲静时如姣花照水，行动处似弱柳扶风。心较比干多一窍，病如西子胜三分。"为什么会娇喘微微？她吃不下饭去，晚上又睡不好，脾胃虚弱，肾经也虚弱，肺焉得不病？

李逵、鲁智深这些大汉，动不动就"小二，上几坛好酒，切十斤牛肉"，他们肯定不闹神经衰弱的毛病，也肯定不闹肺上的毛病。而且，这些人想到什么就去干，根本不东想西想，这也是他的体质决定的。肺的神明是魄，他们的肺气足，魄力就强。你别说让林黛玉杀人造反，她喜欢宝玉都喜欢到骨头里了，得知宝玉娶了宝钗，她活活被气死，临死都不敢把话说全，只说了半句："宝玉你好……"就呜呼哀哉。吃东西少，肺气不足；肺气不足，魄力不足。这就是悲剧。

我的姨母，我对她一个很深的印象，就是她的手掌心总是烫的，大冬天的也要把手贴在冷墙上冰着；而且她又爱去厕所，不光是年老，年轻的时候也是这样，小便频繁，又解得不多。后来替她问中医，中医说她这都是肺气虚的表现。

我们通常一说咳嗽，就说是肺的原因，这个当然也对，但是，不全面。就像《黄帝内经·素问·咳论》里所表达的：有一天黄帝吃完饭，闲着也是闲着，就问他的老师岐伯，为什么肺会让人咳嗽？岐伯说五脏六腑都能让人咳嗽，接着给他详细讲解：肺管皮毛，皮毛先受了风邪，肺肯定就是直接的受害者。在这种情况下，如果胃里又吃了点凉的东西，凉气沿着脉气进入了肺（脾胃属土，肺属金，土生金，所以胃受寒，也会直接影响到肺），肺里外受寒，就开始咳嗽。

岐伯又说，虽然咳嗽是生于肺的，但是受病的根源则有可能传自五脏，不是肺这一个脏器的原因。比如说，秋天的时候，一般都是肺先感受到邪气，因为秋天属金，肺属金，所以同类相感，有什么风邪，肺肯定第一个倒霉。冬天的时候，冬天属水，肾属水，肾会先遭殃；春天的时候，就是春天属木，肝属木，肝先倒霉；夏天的时候，夏天属火，心属火，心又成了第一个受害者；长夏的时候，长夏属土，脾属土，脾就最易生病。

这五脏受了风寒，传给肺，就开始咳嗽。传到大肠，就会闹肚子。

肺引起的咳嗽，既咳又喘，这是肺气上逆的表现。有的人甚至咳出血来，这就是肺不收敛引起的症状。

心引起的咳嗽，是咳着咳着就会心口疼，心火上逆，嗓子眼儿里像堵着东西似的难受，如果咳得严重，就会咽喉肿痛或者喉部肿大、呼吸困难。

肾引起的咳嗽，咳的时候会腰部和脊背疼痛，因为肾脉是贯穿整个脊背的。肾寒脾湿，所以咳着咳着还会有口水流出来。

脾引起的咳嗽，会引起右边胁下疼痛，隐隐的还会牵连到肩背疼痛。这是因为脾气本来是应该从左边升起，胃气从右边下降的。如今脾受了寒湿，导致线路走反了，胃气从右边上逆了，所以右边的胁下就会胀痛，一直会上冲到肩背。胃气不肯下降，肺气也没有下降的通路了，所以就开始咳嗽。运动后会咳嗽得更加剧烈。

肝引起的咳嗽，咳的时候肋骨下面的两边都会疼痛，这是因为肝经是从身体前面的左右两边经过的，所以咳嗽时会左右两边都疼，甚至咳得都不能转身，一转身肋骨下面就更疼。

这是五脏引发咳嗽的不同症状。除了五脏引发的咳嗽，当然还有六腑引发的咳嗽，同样是咳嗽，却同人一样，是千人千面的，有不同原因，引发不同的咳嗽症状，不能一概而论。

肝者，将军之官，谋虑出焉。

将军是干什么的？将军是领兵的，主谋虑的。上战场打仗，士兵耗命，将军耗的可就是心了。

说是有一回，诸葛亮命令赵云攻取一座城池，他制定了详细周密的计划，结果赵云出发后，他才发现出问题了。进攻途中有条河正涨水，若按原定的计划行军，整个行动将功亏一篑。诸葛亮正急得不行，却传来喜讯，城池已破。原来，赵云事先知道河水会涨，还没出发，就让士兵准备好舟筏。有这股细心的劲头，怪不得赵云会是不折不扣的"常胜将军"。

一次，赵云大胜曹军，本应乘胜追击，只见败军按兵不动，他竟然也按兵不动。手下问他为什么，他说要反思。对方反思败绩，他则反思胜绩：别人只看到我军大胜，我却看到自己军队的弊病，绝不贸然轻进。所以赵云是"常胜将军"。

读一部小说，内容精准地阐释了什么叫将帅耗心。正方和反方围绕一条小路做了一场精彩的斗争，然后，反方的主帅和军师做了一番探讨。"战时什么最耗心力？"军师问，主帅摇头。军师道："抉择。主帅可以不冲锋，可以不杀敌，甚至可以不出大帐，但不能不抉择。主帅的决策关系十几万几十万人性命，这份重任压在肩上，你会踟蹰不前，会犹豫不决，会顾此失彼。两害相权取其轻，两利相权取其重，这个道

纪连海谈 黄帝内经

理谁都懂，但是如何判断利害，如何取舍，这里面需要考虑的因素变数太多太杂，稍有不慎就会抉择失误。战争一旦打起来，士兵耗命，主帅耗心。我们和敌国开战，最让我劳心的就是这条路。"

主帅忽然反应过来："如果我们现在不去突袭，等到战时再去，不行吗？"

"当然可以！假如现在开战，走不走这条路，你来决定，你会如何抉择？"

"我走。"

"那你要思考对方他会不会防备，他虽然不知道这条路的具体位置，但是他知道有这么一条路。"

"他会防备。"主帅道。

"好，那么他会派多少人马防备？而你要派多少人马才能打赢他？如果打赢，局势转变，他们也许会大乱，也许会团团围困那座城。如果大乱，那就是大好时机，如果他反应迅速围住了你，你的几万人马就死在那座城池里面了。"

"那我要不走呢？"主帅换了另外一条路。

"好，不走。但那条路摆在那里，他诱惑着你，你会想一旦突袭成功，不仅能攻下一座城池，而且能骤减边线压力。这实在是一招太妙的棋，别的城池战事越激烈，你越会想这条路。它可以大大减小伤亡，它能一举扭转乾坤，它甚至可以摧毁敌国这一带的防线。你会走吗？"

主帅无法回答。

"走，你已经贻误了战机，前线战事如此紧张，还要再抽掉人马去劈山开路，走一条成功几率不过半的路。不走，你不甘心，战事越艰难越渴望胜利，越想冒险。这条路只要还横亘在你心里，就注定会耗尽你所有心力，你无法抉择。"

"所以，你要提前实施。"

军师点头："现在实施，一旦成功，我们攻克敌方前线指日可待，我爹当年的计划非常精妙，我们两年之内可以拿下敌方城池。而如果失败，最好我们能全身而退，最坏几万人马死在那里，对我们的防线损伤并不大。"

"失败中，我们做到了最好。"

这就是将军耗心的地方，必须要谋虑，要思谋周到，一点一滴都不能漏掉。

电视剧《我的团长我的团》里，那个团长龙文章，你看他要考虑多少事情：怎么鼓动士气，带一群兵渣子打一场又一场惨烈的仗；怎么让这群兵渣子有活下来的最大可能，为此他不惜下跪也要挽留美国派来帮助他们的军械师和联络官；怎么攻克日本将领竹内连山在南天门的重重防御……

将军，不好当。

肝是给我们的身体当将军的。

为什么有的人做事踏实、稳重，有的人动不动就发脾气，易怒、烦躁？为什么有的人这阵子做事挺踏实、稳重，过一阵子又易发脾气，烦躁？这就是肝气、肝血的原因。如果肝气、肝血很足，外化的表现，就是做事踏实、稳重；如果肝气、肝血不足，外化的表现就是动肝火——肝气、肝血不足，脑子就跟不上趟，想问题就想不清楚，一团乱麻，不知道怎么办，不发火才怪。

我们上学的时候，特别流行开夜车，好多学生晚上都打着手电掊在被窝里学习，我们班主任就直接说："你们别跟他们学！那样学不好！

纪连海谈 黄帝内经

该吃吃，该睡睡，保证睡眠成绩才能上得去。"我们真就该吃吃，该睡睡。我们宿舍一共八个人，也真有一两个同学是开夜车的，大晚上怕影响我们，等查夜的老师走了，就跑到洗漱间，就着昏暗的灯光看书。但是效果，说实话，真不好。这两个同学也没考上大学。

用中医的说法，夜里一点到三点，肝经当令，你不休息够，肝血怎么会足？你肝血都不足，你怎么发挥你的聪明才智，听懂第二天老师讲的课？天天如此，恶性循环，学习成绩怎么会好？

还有，"肝开窍于目"，大晚上的，大家都闭上眼睛睡觉了，全身气血都归于肝，肝主藏血，肝得到很好的休息，眼睛也得到很好的休息。第二天眼睛明亮，思虑周全，大脑灵活。你熬夜不睡，第二天眼睛肯定是干涩的，大脑昏昏沉沉的，做事丢二落四，说话颠三倒四。

这样的体验放在过去不常见，现在可不鲜见。守着电视不睡觉的，抱着电脑不睡觉的，盯着手机不睡觉的，太多了。然后你看吧，生活中，各种各样的乌龙事也就多了，烦躁易怒的人也特别多。

二十多年前，我特别喜欢看漫画书《机器猫》，里面有一个情节特别逗：机器猫被强制不许睡觉，第一天、第二天……忘了到第几天，他腾地一下蹦起来，呲牙裂嘴，跟个恶魔似的，旁边有人说："不好，困疯了！"太困了，真是会把人困疯的，因为伤了肝，肝主怒，发脾气就理所当然了。

现在很多人都有大眼袋，按照中医的说法，一般眼袋出现有三个方面的原因，第一个原因就是肝："肝是排毒和造血系统之一。肝开窍于目，肝的问题全表现在双眼处，若肝无法排清毒素，就会形成眼袋。"中医给出的解决方法是每日频饮决明菊花水（决明子15克、杭白菊15克泡水），可疏肝清火，每日当水喝即可逐渐令眼袋消失。然后再做到早睡早起不熬夜,即可令眼袋不易生。

第二个原因是"肾虚会发生体液代谢障碍,肾气不足,日久导致气血不畅,出现眼袋",解决方法是黑枸杞茶去眼袋法:先准备好黑枸杞一小把、红枣3—4粒,直接将黑枸杞和红枣放入玻璃杯中,以开水冲泡服用,或者用水煮沸后服用。

第三个原因是"脾胃功能减弱,会导致体内积水,致使下眼睑松弛,形成眼袋,从经络学来看,下眼睑走胃经,眼袋的位置是胃经的承泣穴和四白穴所在。体液代谢功能出现衰退,胃机能变差,令承泣穴和四白穴阻塞所造成的。"它的解决方法是淮山扁豆煲鸡脚:淮山15克,扁豆15克,芡实15克,苡仁15克,鲜鸡脚200克(约10只),生姜丝少许。然后先将鸡脚去衣清洗,切掉脚趾甲。将淮山、扁豆、芡实、薏苡仁、鸡脚和姜片一起放瓦煲内,加水2500ml(约10碗水),武火煲滚后文火煮2小时。煮好后加入食盐调味即可。原理是汤中鸡脚性味甘平,有健脾益气、舒筋强骨的作用,而且鸡脚含较多的胶原蛋白,食用能令皮肤光滑而有弹性;淮山具有益气养阴、补脾肺肾的功效;扁豆具有健脾化胃的作用;芡实可以健脾除湿,固肾益精;薏苡仁有健脾利水渗湿的作用。所以这道汤适宜脾虚有湿症、体倦乏力、便溏者食用。

至于调理眼部代谢,中医也给开出药方:人参、红花、珍珠、丹参、黄檗、腊菊花各30g,薄荷、冰片各15克。把上述药材磨成粉末,入杏仁膏研匀,然后用以慢火熬成膏,直接贴敷在眼袋处,每次15分钟,一般3至5个疗程就可以根治了。据说这个配方源于《神农本草经》一书,它是结合个人身体代谢规律及体质进行协同调理、通过激活眼部自身代谢能力逐渐分解眼袋内淤积水液、黑色素及脂肪,从而达到从根本上解决眼袋问题。

看来，人的身体就是一个互相联结、互相作用的大型磁力场，牵一发而动全身，所以平时一定要注意身体各方面的调理，方不至于出现这样那样的问题。

除了身体的调理之外，情绪的调理也很重要。

《红楼梦》后四十回，讲薛蟠娶了一个母老虎夏金桂，在婆家横行霸道，赶跑了薛蟠的美妾香菱，又跟自己从娘家带来的丫头宝蟾拌嘴。薛姨妈在宝钗房中听见如此吵嚷，自己扶了丫头，往金桂这边来，听见里头正还嚷哭不止。薛姨妈道："你们是怎么着，又这样家翻宅乱起来，这还像个人家儿吗！矮墙浅屋的，难道都不怕亲戚们听见笑话了么。"夏金桂也不怕婆婆，直接怼道："我倒怕人笑话呢！只是这里扫帚颠倒竖，也没有主子，也没有奴才，也没有妻，没有妾，是个混帐世界了。我们夏家门子里没见过这样规矩，实在受不得你们家这样委屈了！"宝钗不放心母亲，也跟着过来，此时开口劝两句，又被夏金桂拿话堵她："好姑娘，好姑娘，你是个大贤大德的。你日后必定有个好人家，好女婿，决不像我这样守活寡，举眼无亲，叫人家骑上头来欺负的。我是个没心眼儿的人，只求姑娘，我说话别往死里挑检，我从小儿到如今，没有爹娘教导。再者我们屋里老婆汉子大女人小女人的事，姑娘也管不得！"

这么大闹一场，薛姨妈也没有办法，只好回自己房中，薛姨妈忽然叫道："左肋疼痛的很。"说着，便到炕上躺下。宝钗知道薛姨妈是一时被金桂这场气怄得肝气上逆，左肋作痛，此时也等不及医生来看，先叫人去买了几钱钩藤来，浓浓的煎了一碗，给他母亲吃了。又和香菱给薛姨妈捶腿揉胸，停了一会儿，略觉安顿。

我们平时也要注意，如果你出现"两肋下痛"，这是肝经出现问题了。再严重些，小肚子也会疼。还有，肝血不足的人，会"目无所见"。如果思虑太过，嗓子还会疼痛。至于口苦、口干，这都有可能是思虑太过的原因。

也许你不懂中医，不明药理，这都不要紧，你起码对自己的情志、情绪是有认知的。如果你苦恼多，觉得郁闷，就听听音乐，读读诗歌，抒散一下胸臆，解解忧烦，这样也利于肝经。

世界本身就是一个大修炼场，不可能让人事事如意，有的人更夸张些，可谓事事不如意，比如香港女星郑佩佩。

我们对她最深刻的印象是在电影《唐伯虎点秋香》中，她和周星驰搭档的经典片段。那年她46岁，正在人生低谷。

原本她是20世纪60年代至70年代当之无愧的香港影坛一姐，中国第一打女，曾被封为"武侠影后"，演艺事业一片光明，但是，她爱上了一位台湾富商，24岁事业如日中天之际，跟着丈夫远赴美国。

虽然她嫁入豪门，但却日夜操劳，而且不被丈夫疼爱和理解。而郑佩佩自己开影视公司破产欠债，两个人的关系雪上加霜，最终离婚，郑佩佩选择净身出户，然后带着四个孩子重新回到香港。

最困顿的时候，她买不起房子，又不愿意告诉父母，让他们担心，一家人借住佛堂。46岁时，她重返荧幕，一切从零开始。《唐伯虎点秋香》就是她最困顿之时拍的电影。

郑佩佩说，离婚后那段独自抚养孩子的日子，她每天都觉得自己特别倒霉，一出门就听到乌鸦叫。然后禅院的住持跟她说："乌鸦叫也好，坏的日子也好，你都走完了，接下来就是好日子。什么东西都是一半一半的，一半阴的一半阳的，一半好的一半坏的。"

这就是她的豁达，无论当下多么倒霉，她总是知道倒霉的另一半是幸运。然后为了抵达幸运的那一半，她笑着继续努力。

所以她哪怕一生像坐过山车，经历了一举成名、结婚隐退、婚姻破败、事业停滞、东山再起，她仍旧一边笑着，一边应对。

我们要向这样的女人学习，她不愁闷到底，也不郁结到死。所以她如今七十多岁了，仍旧活得神采奕奕。

肿瘤形成的原因有很多，情志因素是其中之一。中医有"百病皆生于气"的说法，比如甲状腺结节、乳腺结节、身上其他部位的肿瘤等都与"气"有一定的关系。

比如甲状腺疾病为例，中医叫"瘿"病，是由喜、怒、忧、思、悲、恐、惊这"七情"引起的，称为气瘿，在西医的医疗用语中就叫甲状腺结节。中医认为它的发病路径是先肝气郁结，接着横逆犯脾，然后脾失健运，于是痰浊内生，痰气互结，接着循经上行，结于喉结之处，于是就由无形的气固化成了有形的疾。

说实话，活人都不容易，尤其是人到中年，矛盾也多，变故也多，各种压力集聚一起，不可能天天都顺气，也不可能天天都开心。不开心就会造成肝气郁结。男人为什么烟瘾、酒瘾越来越重，越来越沉默寡言或者脾气暴躁？女性为什么会月经不调、失眠、便秘、脸上长斑、爱发火、发胖？细究根源，确实跟肝气郁结有很大关系。于是，这疾病的第一步，就开始了。

我们心情不好的时候总没有胃口——有的人几天暴瘦十斤八斤的，有饭都吃不下去，这就是肝气"犯脾"了。脾是后天之本，它失去了正常的运化能力，就会大便不成形，也会发胖，吃东西没有胃口、消化不良，甚至经常感冒等。这是疾病迈出了它的第二步。

到了"痰浊内生"，身体内部已经因为肝气郁结犯脾，产生了垃圾，而且不易清除。等到痰气互结，循经上行，"痰"和"气"像两个坏家伙，勾结着在身体内部顺着经络游荡，成了流窜犯。

最终，它固定下来，如果"结于喉结之处"，就是甲状腺结节；如果坐实到了子宫，就成子宫肌瘤；停在乳腺，就变成乳腺增生；严重的到胃里，变成胃肿瘤；到肝里，变成肝肿瘤。

这么些病，它的根就在于肝气郁结。西医统计，80%的疾病与不良心理因素有关，甲状腺结节、乳腺结节、消化系统肿瘤、女性的大部分肿瘤，背后的根源就是肝气郁结。我一个年轻的同事，不过三十多岁，男士，平时心胸不太开阔，和人合伙写一本书的过程中，又动气争功，结果体检的时候查出了甲状腺癌。多可惜。

所以，我们不要等到疾病由虚到实的地步，才有所警觉，那样通常就晚了。最好能够正本清源，从根儿上堵住发病的渠道。这就需要注意以下几个方面的问题：

首先，不能"气、急、累"。

人比人，气死人，不和人比，就不生气了。送大家儿首不气歌，没事常念念：

不气歌（一）
他人气我我不气，我本无心他来气。
倘若生病中他计，气下病来无人替。
请来医生将病治，反说气病治非易。
气之危害太可惧，诚恐因气命要去。
我今尝过气中味，不气不气真不气。

不气歌（二）

人生就像一场戏，今世有缘才相聚。
相处一处不容易，人人应该去珍惜。
世上万物般般有，哪能件件如我意。
为了小事发脾气，回想起来又何必。
他人气我我不气，气出病来无人替。
生气分泌有害物，促人衰老又生疾。
看病花钱又受罪，还说气病治非易。
小人量小不让人，常常气人气自己。
君子量大同天地，好事坏事包在里。
他人骂我我装聋，高声上天低入地。
我若错了真该骂，诚心改正受教育。
要是根本没那事，全当他是骂自己。
左亲右邻团结好，家庭和睦乐无比。
夫妻互助又亲爱，朝夕相伴笑嘻嘻。
政通人和想天伦，晚年幸福甜如蜜。
邻里亲友不要比，儿孙琐事随他去。
淡泊名利促健康，文明礼貌争第一。
三国有个周公瑾，因气丧命中人计。
清朝有个闫敬铭，领悟危害不生气。
弥勒就是布袋僧，袒胸大肚能忍气。
笑口常开无忧虑，一切疾病皆消去。
不气不气真不气，不气歌儿记心里。

只要你能做得到，活到百岁不足奇。

不气歌（三）

世上到处都是气，无气万物无生机。

人活凭的就是气，无气活着啥意义。

浑身正气身体壮，邪气缠身伤身体。

你不生气气找你，气是自己争来的。

人生一生都是气，若是气人己先气。

惹人生气为不义，人要生气为中计。

生气百害无一利，气坏别人伤自己。

气出病来自己医，花钱受罪人讽讥。

气量狭小没出息，只让别人窃窃喜。

生气常常伤理智，办坏事情悔莫及。

争气损尽己力气，看你争气不争气。

世人都应晓利弊，欢欢喜喜消消气。

大度能忍天下气，不气别人不生气。

你尊我敬多谦虚，但愿大家都和气。

既不能气，也不能急，当然也不能累。说白了，就是一个原则：努力可以，但是不要过分努力。着急也好，劳累也罢，都会引起身体透支，降低抵抗力，疾病乘虚而入。我们天天讲"放下"，放下的不光是贪念和邪念，放下的也不仅是仇恨和不原谅，我们不肯接纳不完美的自己、不肯接纳自己的这种不完美的心理也需要放下。

对自己宽容些，自己是什么样子，就让自己是什么样子，很多时候，"得过且过"也不是一个很坏的词。所以，建议大家放松心情，看看书，听听音乐，休养休养身心，不要让负面情绪黑压压地笼罩住自己。

另外，中医建议：推一推，肝经通。因为肝主疏泄，肝气一通，百脉皆通，而肝气又最容易受情绪的影响，不开心容易形成肝郁，肝气一旦郁结，就会更加深陷不开心的泥淖，拔不出来。通肝经的目的，就是要让自己的肝气不郁结，它的手法就在一个"推"字：

推脚：先左脚后右脚，从脚背处沿着脚缝向脚趾的方向推，用点力气，让它有酸痛的感觉，每只脚各五十遍。

推腿：坐下，先把左腿弯曲，膝盖放平，让双手掌交叠按在左大腿根部内侧，稍用力向前推到膝盖，先左后右，各五十遍。

推肋：让双手握拳，屈肘，肘关节用点力把肋部夹紧，然后做手臂伸直弯曲的动作，使大臂反复地在肋部充分摩擦，直至发热。

还有"肝在志为怒，在声为呼"，所以，中医建议，当我们感觉肝气不舒的时候，不妨高声呼叫，因为呼叫可以疏解肝气，让我们觉得舒服些。如果大喊大叫不雅，不如痛痛快快地唱唱歌，中医认为："脾在志为意，在声为歌"，所以唱歌也可以使得脾胃气机通畅。而且，唱歌也是锻炼，呼吸会有节奏地加快，通过肺的呼吸加速，增加气血运行，增加正气恢复的机会。

中医还推荐两种"开心茶"，一种是玫瑰花茶：玫瑰花具有行气解郁、和血散瘀的作用。当心情郁闷、脘胃胀满疼痛或月经不调、乳房胀痛时，用5~10克的玫瑰花，开水冲泡20~30分钟后饮用，有改善症状的效果。还有一种是合欢花茶：《神农本草经》中说合欢安五脏，和心志，令人欢乐无忧。中医认为，合欢花性味甘、平，归心、入肝经，有解郁安神的功效。忧郁烦恼时可取合欢花1朵、红枣5颗、冰糖适量，一起放入杯中，冲入沸水，加盖浸泡10分钟，代茶饮用。

吃饭时，肝气郁结，可吃有疏肝作用的蔬菜，比如茼蒿：它是疏肝理气的首选食品。茼蒿具有行肝气、消食开胃、通便利腑的作用。茼蒿中含有特殊香味的挥发油，有助于宽中理气，特别是肝郁气滞所致的善怒、频频叹气、胸胁胀痛等症状。白居易有诗云："杜康能散闷，萱草解忘忧。"萱草开的花就是黄花菜。买干的黄花菜25克与合欢花10克，加水煮半小时，用药汁兑蜂蜜，睡前喝一杯，可以舒解心中郁闷，安神活络，令人欢乐无忧。而黄花菜能除烦安神，这两样配合到一起就能达到除烦、解郁、安神之效。

最后，一定要注意睡眠时间，最好晚上十点钟就要入睡。睡不着怎么办？睡前搓揉涌泉，按摩足三里，方法不新，但是有效。还可以喝川芎茶：睡前生闷气，以致难以入睡，川芎有助解决这类问题，有开郁疏肝的作用，天天喝川芎茶，睡觉前心情舒畅了，肯定睡得香。睡前可以热水泡脚，泡脚的水要快淹没膝盖，水温要足够热，以能够耐受为宜；泡到身体微微出汗，让整个身体里的血液上下循环一遍，这样就睡得快了。

胆者，中正之官，决断出焉。

胆是六腑之一。六腑分别是：胆、胃、大肠、小肠、膀胱和三焦。

我们常说"肝胆相照"，形容两个人互相了解、互相理解、互相支持，过命的交情。中医解读肝与胆，也是这样密切的关系。

中医从以下几个方面分析了肝胆的密切关系：

"就位置来说，肝位于右胁，胆附于肝叶之间。肝与胆在五行均属木，经脉互相络属，肝为五脏之一，胆为六腑之一，二者互为表里。在消化功能方面，肝主疏泄，分泌胆汁；胆附于肝，贮藏、排泄胆汁。二者通力合作，使胆汁疏泄到肠道，来帮助脾胃消化食物。所以，二者互相影响，肝的疏泄功能正常，胆才能贮藏排泄胆汁；胆的疏泄功能正常，胆汁排泄无碍，肝才能正常疏泄。

就精神情志方面来说，肝主疏泄，调节人的精神情志；胆主决断，表现人的勇敢与怯懦。两者相互配合，互相作用，人的精神意识思维等活动才能进行正常。所以才说：'胆附于肝，相为表里，肝气虽强，非胆不断，肝胆相济，勇敢乃成。'（《类经·脏象类》）

肝与胆的关系，一荣俱荣，一损俱损。肝病常常影响胆，胆病常常影响肝，临床上有'肝胆同病'的说法。进入肝脏的细菌、病毒可能经胆汁侵入胆囊，病毒性肝炎后常常继发病毒性胆囊炎。肝病患者胆汁酸分泌减少，会使胆固醇和游离胆红素在胆汁中沉淀下来，所以，有肝病的人更易患胆结石。而胆结石、胆道蛔虫或肿瘤也会使细菌'逆流而上'，引起肝脏甚至全身的感染。"

如今，人们得脂肪肝和胆结石的越来越多，要预防这两种疾病，就都要保持心情舒畅，只有这样，才能肝气顺畅，胆汁输送也才能通畅。同时，也都要注意饮食，限制烟酒，脂肪和胆固醇的摄入要减少。

为什么把胆叫作"中正之官"？这是用来比喻胆的主决断的作用，不偏不倚、公正、果敢。

王冰注："刚正果决，故官为中正。"马莳《素问注证发微》："胆为肝之腑，谋虑贵于得中，故为中正之官。"吴昆《素问吴注》："刚正果决，直而不疑，故为中正之官。"张介宾《类经三卷·藏象类一》注："胆禀刚果之气，故为中正之官。"高士宗《素问直解》："生阳上升，无所偏倚，犹中正之官，识量惟胆。"

郭学本在《易道与人生》2015年第二辑中运用易学及道教的有关知识论述了医家的"中正之官"，说它"与道家的'道'，佛家的

'空'，儒家道家的'无极'，同出而异名，都是中空而生万物，是无中生有。及医家的'决'，与道家的'一'，佛家的'色'，儒家道家的'太极'。同出而异名，都是气，其状如'旋涡'，总在不停地旋转，其大无方，其小无内，'决'生万物，万物是'决'。"

一提到中正之官，我们首先想到的就是一身正气的封建王朝的官员，比如海瑞、包拯，他们不偏不倚、铁面无私、不徇私情、以国家法度为上；更会联想到我们国家现有的执法机构，这是理想的执法机构里的执法者最理想的形象。

如果落实到个人，这就是典型的"脚正不怕鞋歪，身正不怕影斜"的人物类型，一身正气，周身是胆。比如南宋的文天祥，官至右丞相兼枢密使，被派往元军的军营中谈判，结果被扣留。脱险后南归，继续坚持抗元。祥光元年（1278年）兵败被张弘范俘虏，在狱中坚持斗争三年多，在柴市从容就义。这人的胆气就够正、够洪大、够壮。看他的《正气歌》，那是何等的壮志豪情：

"天地有正气，杂然赋流形。下则为河岳，上则为日星。於人曰浩然，沛乎塞苍冥。皇路当清夷，含和吐明庭。时穷节乃见，一一垂丹青。在齐太史简，在晋董狐笔。在秦张良椎，在汉苏武节。为严将军头，为嵇侍中血。为张睢阳齿，为颜常山舌。或为辽东帽，清操厉冰雪。或为出师表，鬼神泣壮烈。或为渡江楫，慷慨吞胡羯。或为击贼笏，逆竖头破裂。是气所磅礴，凛烈万古存。当其贯日月，生死安足论。地维赖以立，天柱赖以尊。三纲实系命，道义为之根。嗟予遘阳九，隶也实不力。楚囚缨其冠，传车送穷北。鼎镬甘如饴，求之不可得。阴房阗鬼火，春院闭天黑。牛骥同一皂，鸡栖凤凰食。一朝蒙雾露，分作沟中瘠。如此再寒暑，百疠自辟易。哀哉沮洳场，为我安乐国。岂有他缪巧，阴阳不能贼。顾此耿耿存，仰视浮云白。悠悠我心悲，苍天曷有极。哲人日已远，典刑在夙昔。风檐展书读，古道照颜色。"

他的诗里列出来的这些人，像苏武、嵇康等人，全都是有胆气的中正之人。

苏武（前140—前60年），字子卿。西汉的天汉元年（前100年），奉王命以中郎将持节出使匈奴，被扣留。匈奴贵族多次威胁利诱，逼他投降，他说什么也不肯；后来干脆把他赶到北海（今贝加尔湖）边牧羊，扬言要公羊生子，才放他回国。苏武嚼毡饮雪，历尽艰辛，留居匈奴十九年，持节不屈。一直到始元六年（前81年），方获释回汉。苏武去世后，汉宣帝将其列为麒麟阁十一功臣之一，彰显其节操。

还有嵇康：

"嵇中散临刑东市，神气不变。索琴弹之。奏《广陵散》。曲终曰：'袁孝尼尝请学此散，吾靳固不与，《广陵散》于今绝矣！'太学生三千人上书，请以为师，不许。文王亦寻悔焉。"《世说新语》里这段话，刻画出了嵇康的胆识。

中国历史上有名的几个黑暗年代中，魏末算是一个。魏是篡汉自立，挟天子以令诸侯，结果天道循环，也面临这种尴尬的局面。曹魏政权在司马氏的觊觎之下摇摇欲坠。司马掌权的政治是高压的，搞得人人自危，佯狂避祸，不问政治。比如竹林七贤。在这种黑暗统治下，竟然出了一个敢捋虎须的人——嵇康。

嵇康是七贤之首，才艺双全。而且，这个人还长得好看，按现在的标准来看，一米八多的大个儿，《世说新语》中说他"萧萧肃肃，爽朗清举。"还有一条："或云：'肃肃如松下风，高而徐引。'山公曰：'嵇叔夜之为人也，岩岩若孤松之独立；其醉也，傀俄若玉山之将崩。'"

这个美男子痛饮酒，避乱世，还有个很有趣的爱好，就是打铁。"生绝巧而好锻，宅中有柳树甚茂，乃激水环之，每夏月居其中以锻"。他娶了曹操的曾孙女长乐亭主，做了驸马。如此龙章凤姿，天质自然，才高八斗之人，司马政权自然愿意笼络帐下，于是派出同为七贤之一的山涛劝他为官。假如这事儿放到现在，恐怕好事临头，乐得屁颠屁颠，感激涕零，马上整整衣饰，抹足头油，然后走马上任。嵇康，不仅严辞拒绝，而且变本加厉，写了一篇《与山巨源绝交书》，公诸天下，公然与司马政权为敌。除了强调自己的不堪束缚之外，要命的是他公然宣言："非汤武而薄周孔。"汤武周孔，认真说起来都是篡位而自立，他这样一非议，不是给司马将军的取曹而代之设置言论障碍吗？更何况这个人还刚肠嫉恶，对不喜欢的人绝不假以辞色呢？杀机已经埋伏。

嵇康的朋友吕安被诬陷入狱，为了证明自己的清白，举出嵇康来为自己作证。嵇康不负友望，陈词相救，却不料连他也一齐陷进牢狱里面。小人钟会进言当杀，说："康上不臣天子，下不事王侯，轻时傲世，不为物用，无益于今，有悖于俗。昔太公诛华士，孔子戮少正卯，以其负才乱群惑众也。"小人干起坏事来，也知道引经据典，文人整起文人来，真是非死不欢："今不诛康，无以清洁王道。"

钟会也是个文人，当初对于嵇康非常仰慕，写了一篇《四本论》，想给嵇康看，"置怀中，既定，畏其难，怀不敢出。于户外遥掷，便回急走"。更为传神的是第二次："康方于大树下锻，向子期为佐鼓排，康扬锤不辍，旁若无人，移时不交一言。钟起去，康曰：'何所闻而来？何所见而去？'钟曰："闻所闻而来，见所见而去。"

小人结怨，以命相偿。嵇康临刑，几千太学生为之游行请愿，不仅要求释放他，而且要求让他来当导师。可惜请愿不准，嵇康就这样死了，临死弹奏一曲《广陵散》，从此此曲成绝响。

这样的胆色，这样的刚性，这样的说直理，认死理儿，他确实当得起人类社会的"中正之官"。

那么，胆的大小和人的胆量有关系吗？是不是说勇敢的人，"胆大"的人，他的胆囊就大？切除胆囊，这人就"胆小"了？

一位医生对于这个问题如此回答："说胆囊与胆量有关，胆囊切除后，胆量就变小了，这是完全没有科学依据的。胆囊的主要作用，一是储存胆汁，在进食一段时间后，食物经过十二指肠，刺激十二指肠黏膜，产生一种激素叫缩胆囊素，可以使胆囊收缩，将胆囊内胆汁立即排入十二指肠，以助脂肪的消化和吸收。此外，胆囊分泌黏液，可以保护胆道黏膜，不受浓缩胆汁的侵蚀和溶解。从胆囊的作用可以看出，它主要是帮助消化，和胆量的大小没有关系。"

一位中医专家也对此做出自己的解答："中医学上的胆与胆量也并非一个概念。中医里的胆和肝是连在一起的，胆是肝的附属品，因此中医上说肝胆'相表里'，肝胆是处于人体中焦的器官，肝藏邪，肝胆助消化，肝的疏泄影响到胆的疏泄，胆的不正常也会影响到肝脏，影响肝气。肝气的变化可能会影响到人的情绪，一些肝火旺的人，情绪容易比较激动，脾气比较大，但是内脏对情绪的影响并不能说明肝气对人的胆量有影响。中医上而言，一个人胆量的大小属于情绪的范畴，与胆的大小并没有联系。"

"凡十一脏，取决于胆也"，出自《黄帝内经·素问之六节藏象论》。有人根据《素问·灵兰秘典论》中的"胆者，中正之官，决断出焉"的功能特点，混同了"取决"和"决断"的意思，认为胆对五脏六腑起决定作用，所以说"凡十一脏，取决于胆也"。

但是，胆能比心更重要吗？心可是五脏六腑之大主；能比肾重要吗？肾可是先天之本；它也不比脾重要，脾为后天之本；而肺则为相傅而主一身之气，看起来都非常重要，为什么要说十一脏都取决于胆？

有人认为，按照运气学说中的少阳主春生之气说，认为胆属少阳，无生则无化、无收、无藏。李东垣首先认为："胆者，少阳春生之气，春气生则万物安。故胆气春升，则余脏安之，所以十一脏取决于胆也。"李中梓也认为："胆为奇恒之腑，通全体之阴阳。况胆为春生之令，万物之生长化收藏，皆于此托初禀命也。"张志聪亦说："五脏六腑共为十一脏，胆主甲子，为五运六气之首，胆气升则十一脏腑之气皆升，故取决于胆也。"

可是，"胆气春升"没错，光升不降也不中，光出不入也不中，哪一个环节都非常重要，怎么能凭着这一点，就说十一脏都取决于胆？

那么，到底这句话是什么意思呢？

有人讲医易同源，医源于易，所以，学习中医理论要运用易经的理论与思维去思考和阐述：

"阴阳者，天地之道也，人亦应之。'冬至一阳生''阳生于子'，也就是说一年之阳气在冬至这一天开始升发，而冬至处在中国农历的子月；就一日而言，子就是子时，是一日阳气升发之刻。易经的十二消息卦就形象地说明了这个道理。与子对应的是复卦，从卦象我们可以清楚看出一阳爻处在五阴爻之下，也是一阳生于下之意。一年之阳生于子月的冬至，一日之阳生于子时，人身之阳亦生于子，而这个

'子'就是胆。在天干地支纪年法中，甲子排在第一位，而甲和子对应的也都是胆。所以说'凡十一脏，取决于胆也'。"

有人则以人事作喻：

"人与人之间若能和睦相处，互相制约，那是再好不过的了。然而，现实生活里，矛盾总是有会发生的，甚至会演绎得越发激烈，矛盾的双方互不相让，甚或发生小至争斗，大至战争，也是不无可能的。当此之时，我们最希望的是能有一个中间人可以出来给予双方一个恰当的调和，以缓解双方之间的矛盾进一步激化，使之罢手言和。于是，现实生活里，就出现了这么一种为人处事总是中正不阿，不偏不倚，且又能说会道的能人来，把矛盾双方的观点给予折中，从中找出能让双方都能接受的意见或建议来。这种人多被称为'和事佬'！成为敌对双方都很需要的热点人物。

像周恩来这样的伟人，在中共的发展史上，不论是战争年代，还是和平年代，发生过多次的整人整风运动，每次的运动中，争执的双方都没有将周恩来作为整治对象，相反在最关键最危急的时刻，都是由周恩来斡旋之后，平息了很多不该发生了事件，还能将争执的双方矛盾折中，找出最佳的解决问题的方案，而且在很多时候在一些重大事件的决策上还能起到决策者的作用，挽救了多次的被动局面，起到了力挽狂澜的巨大作用。

人事国事如此，人体也是如此。

我们人体有五脏六腑，心肝脾肺肾五脏，胃小肠大肠胆膀胱三焦六腑，总计十一个脏腑。而唯有胆，是为中正之官，清静之腑，主决断。

胆属少阳之脉，居半表半里之间，为经脉脏腑之枢机，主调达疏泄。中医五行学说里，有生克制化之说，但五行的生克制化都得有个度，不可太过或不及。因为在中医讲，一旦五行之一出现了太过或不及，都将会发生病患的。

所谓五行的太过或不及，其实说白了，就是脏腑之间相互发生了矛盾，需要斗争，这时候，在无法取得平衡的时候，就要生病。此时，就需要有能者出来为之调和一下了，而胆在藏象学说里，为中正之官，刚正不阿，清正廉洁，是以谓之'清静之腑'，具有'调达疏泄'之能。因此由胆出来调节一下各脏腑间的表里虚实寒热，使之趋于平衡，那是再恰当不过的了，当然了，各脏腑之间的平衡与否还需要胆的决断功能来定论了。是以曰：'凡十一脏皆取决于胆！'"

还有人从饮食角度来解读这句话：

"对于上了年纪的老年人来讲，经常会遇到食欲不振的情况。大多数人往往认为是脾胃出了问题，经常吃一些健胃消食的药物。其实对于这种情况，养好胆才是最重要的。'凡十一脏，取决于胆也'，胆汁分泌正常，脾胃功能才正常。

按照中医的理论，'凡十一脏，取决于胆也'，也就是说，人体的其他脏腑，都取决于胆气的生发，脾胃自然也不例外了。《东医宝鉴》认为：'肝之余气，泄于胆，聚而成精。'意思是说，胆汁为肝之余气所化生。胆汁在肝内生成之后，再在肝的疏泄功能作用下，流入胆囊。胆囊的作用主要是浓缩、储存和排泄胆汁。打个比方来说，如果将肝脏比喻成胆汁的'生产工厂'，胆囊则是存放胆汁的'仓库'。正常情况下，胆囊除了存储胆汁，还会对胆汁进行'精加工'。当人体处于饥饿状态时，'仓库'的大门就会紧闭。而人在进食3~5分钟之后，胆囊就会开门放行，将存储的胆汁排入十二指肠，以帮助消化和吸收。而且，肝胆的疏泄功能对脾胃升降也有促进作用。胆气足，胆汁分泌旺盛，脾胃升降有序，消化能力才强。如果胆汁得不到正常的生成和排泄，脾胃升降紊乱，就会出现食欲不振、恶心呕吐等不良症状。可见，想要减轻脾胃的负担，就得保护好胆，使胆汁得到正常的分泌。生活中有些患者轻易就将胆囊切掉，这样做是不负责任的。由于失去贮存的仓库，胆汁就会随意流掉了，这样就更容易加重肠胃的负担。进行胆囊切除手术的人经常会有消化不良、腹胀腹泻等症状，就是这个原因。所以，不到万不得已的时候，最好不要将胆囊切除。"

胆主生发，夜里十一点到一点的子时是胆经生发的时候。子时浓睡是对胆最好的养护。

战国有位名医叫文挚，对齐威王说自己的养生之道是把睡眠放在头等位置。无独有偶，清朝宫廷里，睡觉也是头等大事。一个贴身伺候过慈禧的老宫女，把她的经历和所见所闻点点滴滴叙述出来，被金易先生整理出来，出了一本书叫《宫女谈往录》，这个老宫女对于宫廷生活中的睡觉是这样叙述的：

"宫廷里最最重要的事，依我看是睡觉。一切行动坐卧的安排，都要以睡觉为主。皇帝、皇后、太后、小主、格格们都要睡午觉。早晨要早起，不论春夏秋冬，五点至六点起床，七点以前要梳洗完毕，就是小主在屋子里闲坐或庭院里遛弯，也必须光头净脸。皇上也是最晚9点到10点间就寝，到11点至1点之间，正是浓睡的时刻。白天也是这样，11点至1点必须午睡，这叫得天地阴阳的正气，是健康长寿的秘诀，是精神畅旺的保证。宫廷祖宗的家法，绝不许晚上贪玩熬夜不睡，也不许早晨睡懒觉不起床。宫里上下几千人，都要切实遵守这个规矩。老太后更是精神旺盛，就是在园子里，也从没有在5点以后起过床。这是大清国入关以来的传统，老祖宗列代传留下来的家法。谁要怠慢了这个制度，贴身的宫女或太监就要传杖挨板子，打宫女、太监，看你当主子的脸往哪里放。所以，当宫女、太监的就要随时提请主子注意了。我在宫里七八年，从来没看见过衣冠不整、头发蓬松的人。"

我们现在熬夜的人特别多，原因也各式各样。无论什么事情，其实都抵不过健康这头等大事。所以，一定要注意作息，不可掉以轻心。

胆是少阳之火，少阳么，火不大，但是，再小的火，可以燎原，它可以一点一点地扩大。胆的阳气虽少，但是"少阳主枢"，它是一个枢纽，它汇聚起来的精气可以通过这个点位生发传导，输布四方。这可是非常重要的。所以才会说"凡十一脏，取决于胆"这句话。

除了要注意睡觉之外，我们早晨也一定要吃早餐，否则空腹时间过长，胆汁分泌减少，长此以往，不但会影响消化功能，还会增加患结石的风险。

报纸报道杭州一位16岁的女孩，三年来不吃早饭，十几颗黄豆大小的结石堆在胆囊，导致胆囊惨变"小煤矿"，胆囊癌变就差这一步。不吃早饭易患胆结石的道理我们都明白，胆汁是帮助消化的，胆囊是盛胆汁的。胆汁来源于肝脏，肝脏相当于自来水总公司，胆囊就是我们身体这栋大楼的蓄水池。肝脏每天为我们制造600—1000毫升的胆汁，也有的说800—1200毫升胆汁。不吃饭的时候，胆汁储存在胆囊里，胆囊把稀薄的胆汁浓缩到90%，吃饭的时候，胆囊把浓缩后的胆汁经过胆总管排进小肠，帮助我们消化食物中的脂肪营养。经常不吃早餐，胆囊内潴留大量胆汁，长此以往，形成结石。医生指出，如果胆结石直径大于2.5~3厘米，其癌变几率较大。

我一个远房亲戚，有一次她自己也说不清楚是胃疼还是肚子疼，疼得满炕打滚，呜哇乱喊。家人把她送到医院一检查，胆里面长满了结石。还有一个朋友，也是这样的症状，疼得他脸色蜡黄，哇哇地吐。结果一转眼，又什么事儿也没有了，跟个好人儿一样，没病没痛的。过了半天，又痛，又痛得哇哇得吐。到医院一检查，也是胆结石。

他们都是吃早饭的，为什么还得胆结石？

先说我这个亲戚吧，她的老公出了车祸瘫痪了，儿子不务正业，离婚了，有一个女儿由她带着，一家子的生计都压在她的肩上。她平时看起来是个风风火火的脾气性格，大笑大骂的，对公婆也不好，年迈的公婆用电灯她也不肯付电费；平时自己大吃大喝，舍不得给公婆吃一点。大家都说她忤逆不孝，但是，她心里确实是很恐慌的，这一点我能看到：为了给儿子再娶媳妇，翻盖了房子，借了一屁股债。家里的光景过得大窟窿小眼睛的，焉得不急？还有，她的一个口头禅就是"该喝喝，该吃吃，什么时候死什么时候算，早死早埋"。有一次偶然机会，我吃她做的菜，我的天，菜上蒙着一层厚厚的油，香得护口。我吃不下去，她吃得香得不行。据说她家年年过年杀一头大肥猪，两三个月就给吃光了。她老公现在说话的时候喉间都是呼噜噜的痰响。越急，越压抑，越焦虑，越是吃，结果就是生机被压制，胆气无法生发，情绪郁积，再加上不良的饮食习惯，胆里就长了很多的结石。

再说我这个朋友，他是一个知识分子，长期熬夜，晚上十二点睡觉算早的，平时都是凌晨一两点钟才睡。此时正当浓睡的时候，他刚躺下，还两眼鳏鳏，想东想西，少阳之火本来就是小火，需要培养，他不但不培养，还过分耗散，逐渐的就会使胆经出现问题，胆囊也就有了毛病。

所以，我们不要有了病再去治，而要防患于未然，平时多注意关注自己的情绪，学习疏导自己的情绪，饮食有度，睡觉有节。

朋友们可以对照一下自己，你每天早晨，会不会有口苦的感觉；会不会平时不自觉地叹气？还有的人，脸上总是洗不干净的样子，老觉得晦暗无光，身体也没有油脂，干干的，如果是这样，可以请中医调理一下胆经了。

膻中者，臣使之官，喜乐出焉。

膻中穴，古书上这样形容它的位置：肺之间、胸之内、心之外、胃之上。可见它的位置之重要，可以连通四海八荒。《甲乙经》云："在玉堂下一寸六分，直两乳间陷中，任脉气所发，仰而取之。"当今人们在临床中结合男女解剖结构，令该穴的定位取穴更加准确而实用。其定位法：在胸部，当前正中线上，第4肋间隙，两乳头连线的中点。取穴：仰卧，男子于胸骨中线两乳头连线之交点处定取；女子则于胸骨中线平第4肋间隙处定取。

膻中属任脉，是足太阴、少阴，手太阳、少阳；任脉之会。气会膻中心包募穴。被击中后，内气漫散，心慌意乱，神志不清。

它是"臣使之官"，代君发令。同时又"喜乐出焉"，如果你平时工作压力大，思想负担重，开心不起来，那就用你的大拇指捋你的膻中穴。生气的时候，人们经常会捶胸口，这样好像才能把郁闷的气纾散出来，捶胸口其实就是按摩膻中穴。

中医的说法，膻中穴是"中丹田"，常刺激它，可促进健康。

《针灸大成》里有一个案例，说的是一位刑部官员用喉过度，得了咽喉炎，太医院有一个大夫，说："您的病在胸膈之间，服药无效，须得针灸。"然后他给这位官员推荐了杨继洲，杨先生在这位官员的膻中穴上先针刺，再用艾叶灸，这位刑部老爷的嗓子渐渐恢复正常。如果我得慢性咽炎的时候用这个法子，说不定早好了，不至于现在还时不时地嗓子发紧，说不出话。

从中医角度讲，咽炎的病因是用嗓过度、肺气受损——普通人又不懂发声原理，不是气出丹田，就像我，只会用嗓，结果声带、咽喉受伤，津液化为痰，咽不下，咳不出，病发的时候，老是吭吭咳咳，特别难受，别人听着也特别烦。杨继洲先生的治疗方法是使全身的气机得以正常运行，使得痰气消散，津液正常供应，修复咽喉，于是病就好了。这就是膻中处于肺之间的重要作用。

它位于胸之内，可以使气机通畅，调顺情志，不至于使人生气的来，气得肺都要炸了——我们生气的时候，那种憋闷得说不出话，喘不上气，一个劲捶胸口，可不就像是肺要气炸了一样。这是上焦出了问题，气的运行被阻隔，郁在胸腔里面，造成闷胀不舒的情况。这时候，真的不妨捶胸顿足一番，这样可以捶打膻中穴，缓解憋闷不适感，使被阻塞住的气重新畅流。不过要注意，不能用大力，这个部位紧邻心脏，力气大了，身体会更加难受。

它位于"心之外"，比如说人生气了，眼看要厥过去，我们通常的做法就是抱着他揉膻中穴，人就能慢慢缓过来。也就是说，它可以缓解心脏病的急性发作，因为它本来就在心的外面，便于心脏急救。心是君主，膻中，也就是心包，是心的近臣，调节心包，能救君主一命。

它位于"胃之上"，如果胃里难受，胀满，揉膻中穴，可以打嗝放屁。把气疏散开了，胃里就不那么难受了。

武侠小说中常说高手点了对手的膻中穴，轻者动弹不得，重者立即毙命。这应该是小说家言，不过也说明膻中的重要性。《黄帝内经》认为"气会膻中"，它可以调节人体全身的气机。现代研究发现，膻中穴位于人体胸腺的部位，可参加机体的细胞免疫活动。而点按该穴后可影响心血管神经的调节中枢，促进全身血液的重新分配，改善冠状血流量，还可以提高胸肺部的植物神经功能。

现代医学也证实了，刺激膻中穴可以通过调节神经功能，扩张冠状血管及消化道内腔径，在临床上可用于呼吸系统疾病、消化系统疾病、心血管系统疾病以及产后缺乳等病证的治疗。

平时，我们可以常按膻中穴，可以起到很好的保健作用。心脏如有不适，比如呼吸困难、心跳加快、头晕目眩，此时按膻中，可缓解症状；烦躁生闷气的时候，按膻中就可使气机顺畅，烦恼减轻；女性按膻中能防治乳腺炎，同时还可以丰胸美容；产妇灸膻中可以催乳。

脾胃者，仓廪之官，五味出焉。

对于《素问·灵兰秘典论》里"脾胃者，仓廪之官，五味出焉"这句话，王冰注："包容五谷，是谓仓廪之官。"马莳《素问注证发微》云："脾胃属土，纳受运化，乃仓廪之官。"吴崑《素问吴注》云："脾胃收纳水谷，故称仓廪之官。"张介宾《类经三卷·藏象类一》注："脾主运化，胃司受纳，通主水谷，故皆为仓廪之官。"张志聪《素问集注》云："脾胃运纳五谷，故为仓廪之官。"高士宗《素问直解》云："胃主纳，脾主运，皆受水谷之精，犹之仓廪之官。"

《素问·脉要精微论》里说："仓廪不藏者，是门户不要也。"王冰注："仓廪，谓脾胃。"马莳《素问注证发微》云："仓廪，脾胃也。"张登本、武长春《内经词典》云："谷藏曰仓，米藏曰廪。仓廪即指储藏米谷的仓库，比喻脾胃具有受纳水谷，运化精微，供应人体需要的各种物质的功能，故称脾胃为仓廪。"

但是到了《黄帝内经》里的《刺法论》，又把脾封为"谏议之官"，把胃封为"仓廪之官"。

显然，按照同类项规则，胃是妥妥的"仓廪之官"，这是没错的。

所以，我们就先来说胃。

"胃"是个象形字，据的是小篆字形。上象口袋形的消化器官，下为肉。它的本义就是指人和动物贮藏和消化食物的器官。

胃位于膈下，上接食道，下通小肠。胃的上口为贲门，下口为幽门。

胃又称胃脘（guǎn，又读wǎn），"脘"的古音同"管"，义亦相通。故胃之上为食管，胃之下为肠管，胃居二者之间名为胃管（脘）。它分为上、中、下三部：胃的上部称上脘，包括贲门；胃的中部称中脘，即胃体部分；胃的下部称下脘，包括幽门。《中国医学大辞典·胃》按"胃，汇也，水谷汇聚之所也，为人体内消化器，形如囊，左大右小，横卧于膈膜下，上端为贲门，接于食道，下端为幽门，连于小肠。"

胃乃"六腑"之一。

有人这样解释："胃"从"田"从"肉"，我们吃进东西，好比在田里播下种子，收获的是水谷化成的精和气。"肺主一身之气"，这"一身之气"，就是水谷化成的。过去人常说"能吃是福"，因为吃进去的东西能够化作精和气，性命全在这口气上。

从这个意义上说，胃确实是主管粮仓和后勤的。古人讲"仓廪实而知礼节"，一个社会，如果繁荣发达，民众不缺吃喝，肚子里有油水，就不犯穷争恶斗乱抢的毛病，精神文明素养就会稳步提升；一旦仓廪不实，缺吃少喝，人性里的下作与恶劣甚至残忍全都暴露出来了，礼节就不被人重视了。

这句"仓廪实而知礼节"的话，原出司马迁的《史记·管晏列传》，管仲年少时和鲍叔牙是好朋友，后来管仲"任政于齐，齐桓公以霸，九合诸侯，一匡天下，管仲之谋也。"

管仲追忆他和鲍叔牙的交往："吾始困时，尝与鲍叔贾，分财利多自与，鲍叔不以我为贪，知我贫也。吾尝为鲍叔谋事而更穷困，鲍叔不以我为愚，知时有利不利也。吾尝三仕三见逐于君，鲍叔不以我为不肖，知我不遇时。吾尝三战三走，鲍叔不以我怯，知我有老母也。公子纠败，召忽死之，吾幽囚受辱，鲍叔不以我为无耻，知我不羞小节而耻功名不显于天下也。生我者父母，知我者鲍子也。"

也就是说，管仲干出这么没品的事，和鲍叔牙合伙做生意，分钱的时候他给自己多分，给朋友少分，幸而鲍叔牙了解他，也理解他，知道他不是贪，是贫穷。人穷志短，马瘦毛长，大约就是这个道理。管仲家的仓廪不实，他就顾不上彬彬有礼，你谦我让。

柴静有一次和一个新疆卖羊肉串的小贩一块吃凉粉，他说当年一路被同乡驱赶，脚被拴在电风扇上绞断了，在贫困山区落下脚接来亲人，亲人却为独占地盘，对外造他杀人的谣言。柴静说："不会吧？真的吗？"小贩把筷子往碗上一放，看着她说："底层的残酷，你不理解。"

换个说法，底层人的仓廪不实，生发出的种种残酷悖乱，她不理解。

这是人类生活中，如果自家仓廪不实会生出的种种让人不理解、无法接受的现象。把这种情况安放在人的身体上，道理其实是一样的。

胃是"仓廪之官"，人能吃，吃下去能消化，它就像一个仓库管理员一样，勤勤恳恳地把人收纳进来的东西归好类，比如酸、辛、甘、苦、咸，全都分好类：肝喜酸，心喜苦，脾喜甘，肺喜辛，肾喜咸；然后呢，它再分门别类地输布开去：酸入肝，苦入心，甘入脾，辛入肺，咸入肾。

《黄帝内经》说"胃者，五脏六腑之海也""水谷皆入于胃""五脏六腑皆禀气于胃"。胃的作用不言而喻。人们常说"人生在世，吃喝二字"，吃喝可都是要入胃的。人这一辈子，为嘴拼命，给胃打工。

现在的人，生活好了，怕胖，一心减肥，减成厌食症的人很多。光看见瘦得风光，瘦得漂亮，一叶障目，看不见过瘦的人身体受的伤。

长期太瘦会导致胃下垂——当人体过分消瘦，身体内腹壁松弛、腹肌薄弱，就会导致悬吊、固定胃位置的肌肉和韧带松弛无力，腹压下降，于是整个胃的生理位置就会降低、胃蠕动减弱，从而引发胃下垂。

会得胆结石——过于消瘦的人热量摄入不足，沉淀在身体组织中的脂肪就加速消耗，胆固醇也随之移动，导致其在胆汁中的含量增加，胆汁变得黏稠，析出结晶并沉淀形成结石。

女性还会得子宫脱垂，因为太瘦，没有了足够量脂肪的保护，子宫容易从正常位置沿阴道下降，子宫颈下垂，甚至脱出于阴道口外，形成子宫脱垂。

太瘦的女孩子还不易受孕。医学专家说女性的体脂百分比至少要达到17%，才能维持正常的月经周期和性欲水平，这也是女性健康怀孕、分娩及哺乳的最低脂肪标准。体内脂肪过少，雌激素的合成和它在血液内的浓度水平就会受影响。这是真的，我亲戚家小女孩，爱漂亮，不肯吃饭，结婚后一直无法怀孕，医生说她太瘦了。一家人都愁得要死。

而且，过瘦会导致骨质疏松。太瘦了，雌激素水平不足，影响钙与骨结合，正常的骨密度就无法维持，易骨质疏松，发生骨折的概率也增大。

贫血这一点就不用说了，太瘦了不贫血才怪，营养摄入不均衡，铁、叶酸、维生素B12等造血物质本来就摄入不足；吃得少，基础代谢率也低，肠胃运动慢、胃酸分泌少，影响营养物质吸收，就贫血了。

至于记忆力衰退，这个不用说，你不肯吃东西，大脑缺乏营养，岂止记忆力，理解能力也下降啊，而且头发也会大量脱落，发色暗淡无光。

说实话，无论胖瘦，健康第一，用健康去置换所谓的美丽，这就过分了。

你虐待你的胃，你的胃会报复你。你不给它东西吃，往严重里说，它会要你的命。这是真的，不是危言耸听。

当然，说过度减肥不好，暴饮暴食当然也不好，那对胃也是虐待。

"胃主血"，水谷精微到了胃里，提取出来的精华就是"血"。人无处无脉，无处无血，也无处没有胃的功能在起作用。在养护脾胃，吃饭吃到七八分，过饥过饱都不好。早餐一定要吃，早晨七点到九点是胃经当令，就是要给它饭吃的时间。人体阳气此时升起，人间天地的阳气也升起，人体气场和天地气场相合，一片阳气升腾之象，这时候就需要阴，也就是食物的辅助了。食物属阴，此时的饭，是焦渴的田地上下来的一场及时雨！所以早饭要吃得丰盛、营养全面。而且，此时吃进去的饭，九点以后脾经当令，它的使命是把食物变成精血畏送五脏，所以不易发胖。

当然，有一点例外，那就是如果你头天晚上吃得过饱，甚至很撑，你再第二天早上吃得很多、很丰盛，那对胃也不好，也会发胖。具体情况具体分析。正常情况下，就是早吃好，午吃饱，晚吃少。

《黄帝内经·灵枢·经脉》载胃经病的症候："胃足阳明之脉……

是动则病：洒洒振寒，善呻，数欠，颜黑，病至则恶人与火，闻木声则惕然而惊，心欲动，独闭户塞牖而处，甚则欲上高而歌，弃衣而走，贲响腹胀，是为骭厥。是主血所生病者：狂疟温淫汗出，鼽衄，口喎唇胗，颈肿喉痹，大腹水肿，膝膑肿痛，循膺、乳、气街、股、伏兔、骭外廉、足跗上皆痛，中指不用。气盛则身以前皆热，其有余于胃，则消谷善饥，溺色黄；气不足则身以前皆寒栗，胃中寒则胀满。"

又《灵枢·邪气藏府病形》："胃病者，腹䐜胀，胃脘当心而痛，上支两胁，膈咽不通，食饮不下，取之三里也。"本经主要病候：寒热，疟疾，癫狂，鼻塞，衄血，口喎，颈肿，喉痛，腹胀满，胃脘痛，恶心呕吐，饮食不化或消谷善饥，及经脉所过部肿痛。

朋友们可以对照自己的情况看一看：会不会无缘无故哆嗦一下，这是胃火不旺的象。是不是爱打哈欠，这是胃寒，胃气虚、胃气不振的象。有的人上牙痛，这也是胃经的病象。有的人不是天生的脸色黑，是哪怕脸是白的，给人感觉也是发黑，这是血不能上荣于面的象，也是胃经的病。还有的人爱流鼻血，这是胃气不降的原因。还有人会咽喉肿痛，有的女人老得很快——我见过一个女人，三十来岁的年纪，一笑起来，鱼尾纹快把整张脸都盖住了，这个人就是吃饭少，胃口不好，脸色也发黑，一看就很不健康的样子。还有的老年人膝关节肿痛，这个也和胃经不通有关。还有的人明明刚吃了饭，转眼就饿了，胃里东西还多，他就是想再吃，这是胃火太盛。

如果有的人精神上表现特别癫狂，躁狂，也和胃经有关。他的运化和输布没有制约，他就张狂得不行，觉得天大地大，老子最大。甚至会裸奔，乱跑。说到这里想起来竹林七贤之一的刘伶了，这家伙爱喝酒，"刘伶初不以家产有无介意。常乘鹿车，携一壶酒，使人荷锸而随之，谓曰：'死便埋我。'"他饮酒成狂，任性放诞，有时脱掉衣服，赤身裸体呆在屋中。有人看到后讥笑他，刘伶说："我把天地当房子，把房屋当裤子，诸位为什么跑到我裤子里来？"私心揣测，这家伙是不是喝酒把胃喝坏了，成了癫狂症？

像这样嗜酒成狂的人，我还真见过一个，是我老家村里的人，已经死了。他生前劣迹有许多，听得我耳朵都起茧。有一年我暑假放假回家，天很热，蚊子也多，一直折腾到大半夜才合眼蒙眬睡去。刚睡去不一会儿，就听见一阵远远的叫骂声从街上传来，且传且近，话里都洋溢着浓浓的酒气："高盼弟，你听着！你挑唆我媳妇不跟我，你不是东西！不是人！老子要杀了你！要砍了你全家！我……"后面是一连串不堪入耳的脏话。

我娘喃喃地嘟囔，"这个高宝柱，迟早会出事……"

等到我两个月后再听到消息，这个人已经跨入作了古的人的行列，把自己的位置定格在了一个小小的坟包上。古虽古，年龄并不大，大概不过三十多点儿。

被高盼弟的丈夫——他姐夫砍死了。高盼弟是他的大姐。

这人有两个特点，一是爱喝酒，一是爱骂街。而且是二合一型的，喝醉了就一圈一圈绕着大街骂，骂和他有过仇的人，或者在酒场上和他起过冲突的人，关键是他骂得很流氓，翻来覆去就是执意要和被骂的人的所有的女性亲属发生性关系，上至八十岁的老娘下至七八岁的娃娃。有一次半夜里被他的骂声惊醒，一边听一边恨得我牙痒痒，直想拿一把刀出去劈了他，骂得太恶劣了。但是没人敢回腔，这个家伙骂大街的时候惯常拎着刀。

开始的时候有人向他娘告状，他娘骂他，他揍过他娘一拳头，差点没打得闭过气去,从那以后,没人敢说他了。

有一次在我家打麻将,他的六七岁的独生儿子来叫他回家吃饭,正打得上瘾,他不肯动,孩子就拽他,三拽两拽,拽火了,他飞起一脚,踹在孩子心窝上,那孩子立马脸色蜡黄,蹲下动不了了。我后来读《红楼梦》,见凤姐威胁贾环说,"要不是我拦着,(你哥)早窝心脚把你的肠子给窝出来了。"觉得很形象,也很可怕,根源就在于此。吓得我娘赶紧搂着孩子给揉。

他的大姐和他相差快二十岁了,长姐比母,弟弟的一切活计都是姐姐操心。他这样打孩子骂大人过了几年,媳妇也受不了了,干脆卷包回了娘家,不回来了。他找不着媳妇不跟他的理由,就觉得是姐姐挑唆的,不干了,天天去姐姐家门上骂,照样流氓得不堪入耳,而且威胁着要劈掉姐姐、姐夫和外甥女。姐姐家紧闭街门,不敢出来,结果有一天半夜喝了酒他真就带着刀去撬门。街门撬开,他站在院子里大叫着:"高盼弟,你听着,你爷爷我今天就打发你们一家子归西!"然后开始撬房门。他在外边撬,他姐夫拿着菜刀在门里边早站好了,门撬开,他推门就进,被他姐夫一刀劈在脑袋上,但并不就死,只是砍昏过去了。他姐一家子赶紧张罗着送去医院,抢救、打点滴。他醒过来,大概酒劲还没下去,仇恨熊熊燃烧,他一把拔掉输液管子,下床就跑,要接着砍仇人。这一下床,送了他的命。

当然,他姐夫也被逮走了。全村人出奇的达成一致,联名上保,说是为村里除了一害,不然不定会有哪个的命遭在他的手上,联的名字里有他的母亲。

当初我想的是如果人生悲剧可分两大类,一是命运悲剧,一是性格悲剧,这个高宝柱应该属于后者,现在再看,性格悲剧的背后,其实是身体原因，喝酒把胃经喝坏了，搞得精神方面狂躁癫狂。

和狂躁癫狂相反而又同源的是忧郁症，又叫抑郁症。

中医把抑郁症归为胃经和肾经这两条经脉的病证：从胃经的角度描述，所谓"病至则恶人与火，闻木声则惕然而惊，心欲动，独闭户塞牖而处"，反正就是不愿意和外界接触，怕光，怕声，成天心慌，愿意独处。从肾经角度描述，就是"目如无所见，心如悬，若饥状，气不足则善恐，心惕惕如人将捕之。"眼睛发直，木木的，没有神采。心老是像悬着一样，又像没吃饱，又像是心里害怕，老觉得有人要抓自己，害自己。

这种病症现在很多，应该是和现代人的生活方式有关：工作节奏快，生活压力大，各种人际关系错综复杂，不要说"逢人只说三分话，不可全抛一片心"了，干脆就是逢人不说话，更不抛一片心。不信你问自己，你能叫得出来你的左邻右舍的名字吗？甚至你能认全你的左邻右舍吗？在单位里，成天嘻嘻哈哈倒好了，哪怕没什么实质性的交心话，起码还有一个纾解心情的渠道，要命的是在单位里也是各忙各的，板着脸，见面只是点点头就算打招呼。这样的景象其实挺可怕的。

原先农耕时代，家家的大门都是大敞四开，吃饭的时候你端着碗到我家串门，我端着碗到你家串门。有一个邻居老叔，如今已经作古，他在世的时候，每天吃饭必得端上一碗来我家报道，吃光一碗，他再回家盛一碗，继续端到我家来吃。他饭量又大，一顿饭得跑四五趟，乐此不疲。还有时候，大家都不在家里吃饭了，一人端一碗饭，掐两个饼子，端到街中心，有人站着，有人蹲着，有人在碌碡上坐着，说说笑笑的，就把饭吃了。大家你一句我一句，有什么话说说讲讲的，都没什么心机，也没什么好藏着掖着的，这种人际关系，得抑郁症的确实少。

要治疗抑郁症这样的情志病，中医也主张从胃经或肾经的角度去治疗，先调身体，再调心理。破寒邪，使胃肾功能恢复正常，就会大幅度减轻心理症状。

下面再说脾。

"脾者，谏议之官，知周出焉。"

这句话出自《黄帝内经·素问》的遗篇《刺法论》。所以，若按《灵兰秘典论》，说脾与胃合为"仓廪之官"，这话没错，很有道理；若说它是"谏议之官"，也没错。

我们先了解一下什么是谏议之官。

我们都学过一篇叫作《邹忌讽齐王纳谏》的文章，这里的讽不是讽刺，下属讽刺上司，臣子讽刺君上，你不想活了？古语中的"讽"，是有话不明说，不能明说，所以用暗示，使听到这话的人自己去领悟。

这个事儿得从邹忌自己一天的偶然经历说起：因为他长得帅，一天早晨就问他老婆，"我孰与城北徐公美？"其妻曰："君美甚，徐公何能及君也？"人家城北徐公本来就是齐国之美丽者，邹忌不自信，又问其妾，妾曰："徐公何能及君也？"好巧不巧，有客人来了，他又问客人，客人说："徐公不若君之美也。"到第二天，人家徐公本尊来了，他仔仔细细地观察人家，发现人家比自己美，照镜子看看，发现自己比人家差远了。晚上睡觉就琢磨这事儿："吾妻之美我者，私我也；妾之美我者，畏我也；客之美我者，欲有求于我也。"

这家伙头脑真是够清醒，明白了妻妾和客人夸美自己的背后原因。这还不算出奇的，出奇的是，他入朝见威王，拿自己做例子，对威王进行讽喻去了："臣诚知不如徐公美。臣之妻私臣，臣之妾畏臣，臣之客欲有求于臣，皆以美于徐公。今齐地方千里，百二十城，宫妇左右莫不私王,朝廷之臣莫不畏王,四境之内莫不有求于王:由此观之,王之蔽甚矣。"

齐威王听进去了,夸他说得好,下令:"群臣吏民能面刺寡人之过者,受上赏;上书谏寡人者,受中赏;能谤讥于市朝,闻寡人之耳者,受下赏。"令初下,群臣进谏,门庭若市;数月之后,时时而间进;期年之后,虽欲言,无可进者。燕、赵、韩、魏闻之,皆朝于齐。此所谓战胜于朝廷。

这件事的可贵之处有二,一是邹忌能够推己及国,心系朝廷;二是国君能够善言纳谏,一力推行。一个有出招的勇气和怎么出招的智慧,一个有接招的智慧和雅量。

对于一个国家来说,谏议之官是非常重要的。

秦代专门设有谏议大夫的官职,专掌议论。唐朝时,有左拾遗、右拾遗这样的小官,所谓的拾遗,就是以谏为职的官员,被称谏官,又称言官,专挑皇帝的毛病的。

唐朝名臣魏徵作过《谏太宗十思疏》,是劝谏太宗居安思危,戒奢以俭,积其德义的。话虽然说得悠长委婉,意思表达一点都不含糊,说什么"凡百元首,承天景命,莫不殷忧而道著,功成而德衰,有善始者实繁,能克终者盖寡。"究其原因,"夫在殷忧必竭诚以待下,既得志则纵情以傲物;竭诚则吴、越为一体,傲物则骨肉为行路。虽董之以严刑,震之以威怒,终苟免而不怀仁,貌恭而不心服。怨不在大,可畏惟人;载舟覆舟,所宜深慎。"

谏官,古时代称为言官,就是专门说话的官。他的职责就是看不顺眼的要说,臣民做法他看不顺眼,觉得有违法度礼制的要说;皇帝做法他看不顺眼,觉得有违法度礼制的更要说。皇帝是不能杀言官的,而且皇帝还怕言官。这就是为什么魏徵敢这么直言不讳的原因，他知道皇帝不能杀他，他也知道皇帝"怕"他——当然，这个皇帝，必须是清如水明如镜才成，如果换成秦始皇那样的，管你什么官，一概杀无赦！

唐太宗李世民爱玩鹞鹰，一天正捧着一只鹞鹰在宫门外，突然看见谏议大夫魏徵走来，吓得他赶紧把鹞鹰藏进袖子里，魏徵可能是看见他的小动作了，故意东拉西扯，磨磨蹭蹭，说什么也不肯走，急得李世民冒火。好容易等魏徵走了，他把鹞鹰拿出来，鸟早憋死了。

熙宁二年（1069年），宋神宗提拔程颢为太子中允、权监察御史里行。监察御史是言官，程颢任御史，特别较真，常常数落宋神宗。有一回，午餐时间过了，程颢还对着皇帝絮絮叨叨，宋神宗饥肠辘辘，又不能说。还是侍从跟他说的："御史不知上未食乎？"程颢这才退出来。

言官是把说话当职责的，他们说话是必须，老是说好话不提意见，时间一长，这个言管也就干不成了。

明朝的言官出名的厉害，看雒于仁作的这个《酒色财气四箴疏》：

《酒箴》：耽彼曲蘖，昕夕不辍，心志内懵，威仪外缺。神禹疏仪，夏治兴隆。进药陛下，酿醋勿祟。

《色箴》：艳彼妖姬，寝兴在侧，启宠纳侮，争妍误国。成汤不迩，享有遐寿。进药陛下，内嬖勿厚。

《财箴》：竞彼锣镣，锱铢必尽，公帑称盈，私家悬罄。武散鹿台，八百归心；隋炀剥利，天命难湛。进药陛下，贷贿勿侵。

《气箴》：逞彼忿怒，恣睢任情，法尚操切，政戾公平。虞舜温恭，和以致祥；秦皇暴戾，群怨孔彰。进药陛下，旧怨勿藏。

皇上之恙，病在酒色财气也。夫纵酒则溃胃，好色则耗精，贪财则乱神，尚气则损肝。

以皇上八珍在御，宜思德将无醉也，何日饮不足，继之长夜。甚则沉醉之后，持刀弄枪。

以皇上妃嫔在侧，宜思戒之在色也。夫何幸十俊以开骗门，溺爱郑氏，储位应建而未建。其病在恋色者也。

以皇上富有四海，宜思慎乃捡德也。夫何取银动至几十万两，索潞绸动至几千匹，略不知节。甚或拷索宦官，得银则喜，无银则怒而加杖。皇上无宜自解，何以信天下，而服沂之心耶！此其病在贪财也。

以皇上不怒而威畏，宜思有忿速惩也。夫何今日杖宫女，明日杖宦官，彼诚有罪，置以法律，责之逐之可也，不必杖之累百，而不计其数，竟使毙于杖下。此其病在尚气也。

皇上诚嗜酒矣，何以禁臣下之宴会；皇上诚贪财矣，何以惩臣下之饕餮；皇上诚尚气矣，何以劝臣下之和衷。

矛头直指皇上，这已经够牛气了。还有杨涟的《"弹劾魏忠贤二十四罪"疏》，矛头直指魏忠贤，也很牛气，列魏忠贤大罪二十四，分明是老虎头上拔毛。他还说什么"积威所劫，致掖廷之中，但知有忠贤，不知有陛下；都城之内，亦但知有忠贤，不知有陛下。"要求将他"刑部严讯，以正国法，并出奉圣夫人于外，用消隐忧。"

国家有谏议之官，一个人的身体也好比一个国家，也需要有谏议之官。

脾到底有什么厉害之处，要把他定位为"谏议之官"呢？

《说文》徐注曰："谏者，多别善恶以陈于君。"君王高高在上，总不能时刻明察秋毫，必得要有这么一种官职，把种种善恶面陈君王，君王才不会被蒙蔽。

想当好"谏议之官"，没有一颗正直的心不行，否则怎么明是非、辨善恶？没有勇气和气概也不行，凡事退退缩缩，只想保乌纱，不想尽职责，肯定当不好这个谏议之官；不大度也不行，得罪我的我就拼命张罗罪状，致之死地而后快，就侮辱了"谏议之官"的名号。

脾是符合"谏议之官"的种种条件的。

它能够"知周"，就是方方面面，都能知道周详，哪儿有问题，他就知道问题的根源在哪里。它位居中央，属土，坤卦，《周易》坤卦之六二云："直方大。不习无不利。"所谓的"直方大"，意思是："直其正也，方其义也。君子敬以直内，义以方外。敬义立而德不孤。直方大，不习无不利。则不疑其所行也。"坤卦又云："积善之家，必有余庆。积不善之家，必有余殃。臣杀其君，子杀其父，非一朝一夕之故。其所由来者渐矣。由辩之不早辩也。"臣杀君，子杀父，好比说恶症杀掉宿主，这非一朝一夕之功，皆是日常"积"来的"不善"。之所以不善日积，就是因为"辩之不早辩"，也就是"谏议之官"没好好干活，失职了。

脾居中央，各方出现什么问题，它都要及时传达。所以它每时每刻都忙忙碌碌的。

脾在志为思，如果思虑过度，也会伤脾，结果吃饭没有胃口。因为脾主肌肉，有的人吃得不多，但是肥胖，就是脾虚的原因，身体内部湿气重。这样的人需要多运动，脾要运化四方的，多动才能把湿气运化出去。

脾湿分寒湿和湿热，寒湿困脾是指寒湿内盛，困阻脾阳，脾失温运，以纳呆、腹胀、便溏、身重为主要表现的寒湿症候。其临床表现为脘腹胀满，口腻纳呆，欲呕，口淡不渴，腹痛便溏，头身困重，或小便短少，肢体肿胀，或身目发黄，面色晦暗，或妇女白带量多，舌体淡胖，舌苔白滑或白腻，脉濡缓或沉细。湿热蕴脾则是指的湿热内蕴，脾湿健运，以腹胀、纳呆、发热、身重、便溏不爽为主要表现的湿热证。临床表现则为脘腹胀闷，恶心欲呕，口中粘腻，口渴不多饮，便溏不爽，小便短黄，肢体困重，或身热不扬汗出热不解，面目发黄色鲜明，或皮肤发痒，舌红，苔黄腻，脉濡数或滑数。脾湿生痰型哮证。

我们都很熟悉一个词：脾虚。

在中医理论中，"脾虚泛指是脾气虚损造成的一系列身体脏器失调的多种生理现象。脾虚包含运化失常导致营养吸收出现障碍，水液失于布散导致体湿痰多，甚至是出现败血症。"肾是先天之本，脾为后天之本，是气血生化之源，所以脾虚不可小看。

从西医角度来看，脾作为人体的一个脏器，属于免疫器官。脾脏占有全身的四分之一的淋巴组织，脾脏中含有大量的淋巴细胞和巨噬细胞，所以是人体最大的一个免疫器官的同时，又是机体细胞免疫和体液免疫的中心。由此也可见脾对于人体的重要性。

脾虚会导致很多疾病的入侵，同时影响人体的阳气，而阳气决定人的寿命。

脾虚会导致肥胖，因为脾虚会导致运化能力下降，代谢困难，结果食物积存体内，就会肥胖。肥胖又容易引起心脑血管疾病、脂肪肝、增加心脏负担，形成恶性循环，影响人的寿命。

脾虚也会导致肌肉松软，腹部出现"游泳圈"，如果你发现自己肚子上肉越来越多，这也是脾虚的一种表现。

除了肥胖的体征外，有的人"手无缚鸡之力"，精神不振，面色蜡黄或苍白。这也是脾虚的表现。

中医把"虚"分为阳虚和阴虚，阳虚怕冷，阴虚怕热。脾虚会导致气阴双虚，结果就是大冬天的手脚发热，喜冷；大夏天的又易中暑，常年处于低血压状态，精神头不足，浑浑噩噩。

拉肚子也是脾虚最典型的的症状，主要是由于脾阳虚，造成食物无法运化，湿气入侵，大便溏稀。

脾本来就是气血生化之源，脾虚则不统血，导致血液不能按正常的血管运行，出现慢性出血，月经量过多。

中医理论认为脾主运化水谷精微，开窍于口，所以判断脾脏虚不虚，要看口。在《灵枢·脉度》中说："脾气通于口，脾和则口能知五谷矣。"所以脾虚的人，吃东西会无味；脾热的人，口中甘甜；脾气失调，会出现口腻、口苦等现象。如果口中出现异味，多为脾失调造成的。

《黄帝内经·素问·五脏生成篇》记载："脾之合肉也，其荣唇也"，胃中有火的话，就会上行于唇；胃有火，脾必受灼，所以，唇肿也是脾胃出现问题。

脾如果失去运化功能，会导致食欲不佳，湿阻中焦，导致口角生疮。这是典型的脾虚湿阻的表现。如果口角生疮反反复复，是因为脾胃阴虚，而且疮多发于唇部、舌头、口腔两侧和上颚。

如果嘴唇总是脱皮，干裂，这是脾胃积热上冲，而外受风邪侵袭造成的。

如果口唇淡白无光，也表示脾虚气亏。

如果嘴边发黑，则是典型的脾虚湿盛的表现，脾虚导致身体怠倦，湿气入侵严重。

另外，脾虚会导致胃纳不佳，食物难以克化，脘腹胀满，胃气上逆，于是呕吐。所以，如果饮食稍微不注意就呕吐，经常消化不良，多数是脾虚造成的。

小孩子在非出牙期经常流口水，也可能是脾虚，脾气不足造成的。

夏季脾胃虚弱，导致体内湿气太重的话，伸出舌头来看，会看见一条"水汪汪的大舌头"。这种情况，是饮食太冷、太杂和食物不健康，以及居住环境潮湿造成的。

那么，怎么调理脾虚呢？

中医认为，可以艾条灸灼足三里穴，也可以利用艾条灸关元穴、气海穴。但是，不可盲目艾灸，要在专业中医师指导下治疗。

大肠者，传道之官，变化出焉。

什么叫"传道"？好比说驿站的中转通达的功能。"传"指驿站，"道"为通达；"变"是变更，"化"则指教行于上而化成于下。

我们可以从四个方面对于"传道"和"变化"进行理解：一方面谷物在此暂留，好比人在驿站暂时打尖；另一方面则是指的直达出口的通道，三则是将谷物变成浊物，四便是奉上焦之教化，将浊物化成于下。

大肠传导糟粕，排泄大便，排出体外，但是，这些工作也不是大肠本身单独能够完成的，它需要肺气下达，行气于大肠，推动糟粕沿着大肠管道向下传导，如唐容川在《医经精义·脏腑之官》所说："大肠之所以传导者，以其为肺之腑，肺气下达，故能传导。"而且也需要胃气下行，以润大肠之气，推动大肠之气传导糟粕；也需要肾阴前达，滋润大肠，才能方便于传导糟粕；不光是肾阴，还需要肾阳温化大肠，从而使糟粕可以成形，有肾阳虚的人，大便多溏或晨泄；肝气疏泄也非常重要，肝气疏泄作用于大肠，使其机枢和调，血气通畅，糟粕粪便才能顺利地排除。

除了传导的作用，大肠主津，有输布津液的作用。当然水精吸收输布主要在于小肠，所以小肠吸收输布的津液叫作"液"，言其量大，大肠吸收输布的津液叫作"津"，言其量少。大肠本身就是驿站，上承下达，上行下布，如果它受盛胃腑饮食的津液不足，或严重腹泻，都会引起大肠的津的亏损。

大肠其实也能吸收精微。人的饮食提供的精华到了大肠这里，已经所剩无几，但是，也仍旧需要在大肠里再次运化转输，营运周身。

大肠本来就是"传不洁之道"，当然有排除毒素的作用。有的人因为便秘，心烦欲呕，腹满而痛，特别难受。《伤寒论》里就讲大便难解的时候，"心中懊而烦"，严重的甚至会出现谵语、喘冒不能卧。以前读小说，读到一个地主老财在运动中被批斗，可能是惊吓上火，便秘一个月，最后不堪其苦，一根绳子把自己吊死了。可见便秘有多难受。

出现便秘最好不要用"开塞露"或者去灌肠，这样会伤害大肠功能，短时间之内有效，时间长了就不见效果了。有一个女孩子老是使"开塞露"，到最后她的肠子都病变了。还是需要从根本上解决，调理身心。心情如果急躁、焦虑、忧愁，也会出现肠干便秘的情况。

小肠者，受盛之官，化物出焉。

我们通常说"消化"，其实"消"和"化"是两个词，"消"是物理作用，把大块的磨成小块，把固体消化成液体——如同冰消成水。这叫"消"。胃是负责"消"的。

"化"是化学作用，把吃进去的东西的性质彻底改变，这个是需要在小肠里完成的，所以"化物出焉"。

小肠接收了人吃下去的种种东西，它要把这些东西转化成精华，然后上缴，由肾来进行管理和支出。如果小肠功能不好，女人脸上就易长斑。身体里的垃圾越堆越多，不往外表现才怪。这个时候光抹什么祛斑液、淡斑霜是没什么用的，需要调理小肠。

一个人的肠道功能如果不好，可以从以下几个方面看出来：

一是面色暗黄，色斑，痤疮，口臭，口干；二是前胸后背长红疙瘩，皮肤粗糙、干燥无光泽；三是毒素二次吸收引起多种慢性疾病，小腹突出，坠涨；四是痔疮、放臭屁，下肢无力，肿胀不适。

那么，如何调理肠道呢？

医生建议一是每天要吃易消化的东西，不要吃太饱，使肠胃有充分的休息时间；二是忌口，不要吃辛辣、生冷、油炸的东西，夏天要来了，忍住，不要受冰激凌的诱惑！多吃水果蔬菜，少喝咖啡、可乐、浓茶等有刺激性的饮料。三是少吃多餐，这个很好理解，因为一次性不能吃太多，所以要多餐；四是养成细嚼慢咽的好习惯；五是多做运动，当然前提是不要太累；另外晚上睡觉前躺在床上，顺时针揉摸脐周，做保健运动。总之尽可能不吃药，因为任何药物对肠胃都多多少少有刺激。如果消化不良，实在难受，就吃点酵母片。

肾者，作强之官，伎巧出焉。

什么叫"作强之官"呢？

人的身体如果是一个国家的话，那就既要有君主，也要有将军，也要有相傅、也要有言官。而"作强"，就是要强有力，凭借勇力来护卫君主。说白了，这就是一个大力士的角色。

我们通常总是把大力士和有勇无谋联系起来，觉得这种人不怎么上品，不怎么高贵，但是，大力士可是很重要的，征战的时候，他要架着战车冲锋；如果君主身先士卒，身边也必有大力士保驾；如果车陷沟坎，大力士能把车给硬抬出来。

三国里的许褚和典韦都是大力士，典韦是曹操的贴身侍卫，高大威猛。曹操在濮阳和吕布交战时，典韦奋力救了曹操一命。曹操在宛城讨伐张绣时，张绣军变，典韦为掩护曹操逃跑，身被乱箭乱枪致死，曹操"亲自哭而奠之"；这也就算了，第二年，曹操率军行至淯水时，又在马上放声大哭："吾思去年于此地折了吾大将典韦，不由不哭耳！"许褚绰号"虎痴"，因其"力如虎而痴"，也是曹操的贴身侍卫。这家伙能倒拖牛尾，猛将马超见了许褚都不敢轻举妄动。

项羽力能扛鼎，也是一个大力士。

除了他身为君主，天生勇力外，还有一个人，也是身为君主，天生勇力。

前阵子《芈月传》热播，芈月的对头惠文后生的儿子嬴荡，在他老子死后继位，为秦武王。这家伙就是个大力士，而且他还特别有野心："寡人想乘着垂帷挂幔的车子，通过三川郡，一睹周天子王城的辉煌。如果能满足这个愿望，即使死去也心满意足。"说到底，就是想揽天下于怀抱。

这是一个热血沸腾的年轻人，钟爱攻攻打打，杀杀伐伐。他自己勇武过人，又喜爱勇武之士，身边的大力士都得了高官厚禄，如任鄙、乌获、孟说等。秦人有谚："力则任鄙，智则樗里。"讲的力气大的是任鄙，智谋深的是樗里疾。任鄙后来做到了汉中郡守——能做到一郡之守，那便不止一把子力气那么简单了，必定是有智有勇。至于乌获，《战国策·燕策一》记苏代曰："今夫乌获举千钧之重，行年八十而求扶持。"说明此人年轻时力举千钧，而寿至八十。

又有一个叫孟贲的家伙，齐人，曾在野外见一头黄牛和一头黑牛打架，他便管闲事，从中以手分开，黄牛伏地，黑牛还不罢休，触斗不止。孟贲大怒，左手按住黑牛脑袋，右手把牛角拔了出来，角出牛死。

此人听闻秦武王招揽天下勇力之士，来到秦国，秦武王即拜为大将。

秦武王四年（公元前307年），秦国终于攻占韩国重镇宜阳。秦武王引任鄙、孟贲一班勇士到宜阳巡视，然后直入洛阳，以窥周室。当时周赧王姬延主政，手里无兵无权无财无力，一听强秦之主率军而来，敢不遣使迎接？秦武王心下着实瞧不上这个有名无实的天子，倒是对太庙中的九鼎十分感兴趣，命人引领参观。

相传，夏朝初年，夏王大禹划分天下为九州，令九州州牧贡献青铜，铸造九鼎，象征九州，将全国九州的名山大川、奇异之物镌刻于九鼎之身，以一鼎象征一州，并将九鼎集中于夏王朝都城。《史记·封禅书》云："禹收九牧之金，铸九鼎。皆尝亨鬺上帝鬼神。遭圣则兴，鼎迁于夏商。周德衰，宋之社亡，鼎乃沦没，伏而不见。"

商代时，规定士用一鼎或三鼎，大夫用五鼎，诸侯用七鼎，而天子才能用九鼎，祭祀天地祖先时行九鼎大礼。因此，"鼎"就成为国家的传国宝器，嬴荡对九鼎感兴趣，自然因为这上象征天下的宝器，他也想有，他想问鼎天下。

嬴荡进太庙，见九个宝鼎一字排列，个个都庞大无匹，赞叹不置。九只鼎，每只鼎腹各有一字，分别为荆、梁、雍、豫、徐、扬、青、兖、冀。嬴荡指着雍字鼎大叫："这雍州之鼎，是我大秦的鼎，我要把它带回咸阳！"守鼎之官失色："自从武王定鼎于此，没有移动过它们，每只鼎都有千钧重量，没人能举得起来。"嬴荡对这话不屑一顾，扭头问任鄙和孟贲："你们能否举起此鼎？"任鄙有自知之明，说："我只有百钧之力，此鼎重千钧，我举不起来。"孟贲却不甘示弱，教人用两根粗绳系在鼎耳，他伸开双臂，套入绳索之中，恶狠狠喝一声："起！"硬生生把大鼎抻拽得离地半尺，又重重砸在平地。他用力过猛,眼珠迸出,眼眶流血。

嬴荡的好胜心被彻底激发,大笑:"你这举是举了起来,也忒费力气。看我的!"任鄙扑通跪下:"大王万乘之躯,不可轻试!"秦武王不听,任鄙拉着袖子苦苦劝谏,嬴荡大怒:"你自己举不起来,也不让寡人举,是嫉妒寡人比你有力气?"于是他踏步上前,也把两只胳膊套进绳索里面,尽平生之力,屏一口气,喝声:"起!"眼见那鼎真个的离地半尺。他犹嫌不足,心下想着再举高些,最好能举过头顶,却不想咔嚓一声,腿骨被生生压断,他大叫一声,众力士见势不妙,一拥而上,将鼎托离一边,咚的一声,重重墩在地上,一霎时尘土飞扬,地面被砸出一个深坑。

嬴荡如土委地,七窍皆流出血来。众人失色,急急扶归,痛号半夜,气绝。

可惜。

肾,在人体中,执行的就是大力士的任务,扮演的是有勇力的角色。人的力气都是从肾上来的,全凭它来护佑心这个君主,如果一个人的心出了问题,有可能是肾的功能有了问题。如果人的肾精很足的话,人就会心灵手巧,所谓"伎巧出焉"。

唐人王冰注解说:"强于作用,故曰作强;造化形容,故云伎巧。在女则当其伎巧,在男则正曰作强。"这句话说得很隐晦,但是又很有道理。男女结合,怀孕生子。男子肾要有力,才能"作强",精子强壮,生的孩子才会健壮;女子肾要好,受精卵着床子宫,可以非常精细地培养变化出小婴儿的形体面貌。男"作强",女"伎巧",这岂不是"天造地化"的精妙?

那么,肾,就是肾脏或者我们俗话说的"腰子"吗?按照中医理论,这样的说法又太局限了。中医里所指的脏器,主指其功能,不是单纯指的那个实体。肾的功能好,是指的肾的经脉的功能好。肾这个实体器官的作用是通过经脉,把肾经的功能显现出来。

纵欲过度会伤肾,这一点大家都知道。在这方面,有两个人给我们做出了反面例子。一个就是《红楼梦》里的贾瑞,这家伙爱上王熙凤,被凤姐三番两次整治,得了重病。结果这日有个跛足道人送他一面镜子,两面皆可照人,镜把上面錾着"风月宝鉴"四字,让他只照背面,别照正面,可救他一命。结果他向反面一照,只见一个骷髅立在里面,吓了一大跳;又好奇去照见正面,结果只见凤姐站在里面招手叫他。贾瑞心中一喜,荡悠悠的觉得进了镜子,与凤姐云雨一番,凤姐仍送他出来。就这么三四回,"到了这次,刚要出镜子来,只见两个人走来,拿铁锁把他套住,拉了就走。贾瑞叫道:'让我拿了镜子再走。'——只说了这句,就再不能说话了。"一命呜呼。

还有一个,当然就是《金瓶梅》里的那个西门庆。这家伙是个淫棍,天天勾三搭四,最终也倒霉在这个"淫"字上,一病不起,请医官来看,医官说:"老先生此贵恙,乃虚火上炎,肾水下竭,不能既济,此乃是脱阳之症。须是补其阴虚,方才好得。"结果也没能好,大好年纪,一命呜呼。

有的人说怕什么,肾亏了补起来。这样不对。我们动不动就讲补肾,乱吃补药,会吃坏。一定要自己注意养肾,护肾,如果肾经出现问题,那就咨询有经验的中医,按医生说的进行调理,不能自己乱来。

近年来,得肾病的人在年龄段上有下行趋势,一篇文章讲,"随着人们生活环境和饮食习惯的改变,全世界儿童及成人肥胖症的发病率逐年递增。目前,全世界有6.71亿肥胖人群,中国已跃居为全球第二大肥胖

纪连海谈 黄帝内经

人群聚居地。据《中国居民营养与慢性病状况报告（2015年）》显示，我国6至17岁儿童青少年超重率为9.6%，肥胖率为6.4%，比2002年分别上升了5.1和4.3个百分点。许多家长认为孩子处在生长发育时期，需要进食较多的高蛋白、高油脂、高热量的食品。很多孩子吃成了小胖子，甚至出现三高：高血压、高血脂、高血糖，而孩子的肾脏体积本身相对较小，这无疑增加了肾脏代谢的负担，严重者还会造成肾损伤。"

那么，怎么才能回避儿童因为肥胖得肾病的风险呢？

在日常生活中，家长不要一味让孩子吃重油、重糖、高脂的食物，要尽量按食物金字塔搭配孩子的饮食：谷类最多，蔬菜水果其次，适量的蛋白质，少许油脂。而且孩子的饮食要清淡，不可过咸，因为盐亲水性很强，进食1g盐可增加100ml的体液量，体液量的增加可以引起血压的增高，长期持续的高血压可造成肾损伤。

另外，要使孩子保持有规律的运动、充足的睡眠，减少静坐时间。

除此之外，儿童的零食尤其要注意，一方面尽量控制孩子吃零食，另一方面，即便要吃，也要吃新鲜的、天然的食材，而且以不影响正餐为要，吃零食距离正餐中间至少相隔一个半小时，睡觉前半小时避免吃零食；而且避免过量，不能不断地吃。油炸的、过甜的、过咸的零食不要吃，含糖、含酒精的饮料不要喝。

《中国儿童青少年零食消费指南》把孩子喜欢的零食按"可经常食用""适当食用""限制食用"三个级别做了分类，录在这里，以供参考：

可经常食用：水煮蛋、烤黄豆、新鲜水果（每天食用）

适当食用：牛肉干、黑巧克力、饼干（每周1—2次）

限制食用：冰激凌、膨化食品、炸鸡（每周不超过1次）

谷类及薯类零食、豆制品及奶制品零食、蔬果类零食、坚果类零食，属"可经常食用"。

添加了盐或糖的加工食品，如地瓜干、怪味豆、卤豆干、奶酪、奶片等以及用糖或盐加工的果蔬干，如海苔片、苹果干、葡萄干、香蕉干等，属"适当食用"；经过盐焗、糖渍等加工的坚果，如琥珀桃仁、盐焗腰果等也属于"适当食用"级别。

全脂炼乳因含糖量太高要"限制食用"；水果罐头、果脯、枣脯等应"限制食用"。

总之，通过正确安排儿童饮食，控制儿童体制，患肾脏疾病的风险就会大大降低。

三焦者，决渎之官，水道出焉。

三焦是什么？

对于"焦"字的含义，历代医家也多有争论。有的医家认为"焦"当作"膲"，膲为体内脏器，这样这个"焦"就是有形之物；有的医家则认为"焦"是无形之气，能腐熟水谷的变化；还有的医家认为，"焦"字应当作"樵"字，樵，即榷，也就是节，指的是人体上、中、下三节段或三个区域。对于三焦的"有名无形"和"有名有形"之争，至今尚无统一看法。

我们通常说五脏六腑，心、肝、脾、肺、肾，称五脏；小肠、胆、胃、大肠、膀胱、三焦，称六腑。别的脏器都有独立的主体，三焦没有，它是一个组合体的称谓。按照脏腑部位和功能，可以分为上焦、中焦、下焦。其中肺为上焦，脾、胃、肝、胆为中焦，肾、大肠、小肠、膀胱为下焦。又有一说法，说心与肺为上焦；脾与胃为中焦，肝脏按其部位来说虽应划归中焦，但它与肾关系密切，所以把它和肾一同划归

纪连海谈 黄帝内经

下焦。

也就是说，三焦无形，它是六腑之一。

即使医家们围绕着它"有名无形"还是"有名有形"争论来争论去，但是，对于它的生理功能的认知还是比较一致的，一般认为它是分布于胸腹腔的一个大腑，唯三焦最大，无与匹配，故有"孤府"之称。就像张景岳所说："三焦者，确有一腑，盖脏腑之外，躯壳之内，包罗诸脏，一腔之大腑也（《类经·脏象类》）"。它的功能实际上是五脏六腑全部功能的总体。

《灵兰秘典论》说"三焦者，决渎之官，水道出焉"，"决"是开决、疏通的意思，"渎"则是水沟，"决渎"，就是疏通水道。这一点我们都很清楚它的重要性。如果水道不通，整个城市就污水横流，臭气四溢，人们不能生存。所以三焦的作用就是保障水利。它的作用可以治水的大禹作比，三焦有多重要，大家就都清楚了。

华佗在《中藏经》里指出三焦非常重要，它总领五脏六腑，不但连缀五脏六腑的筋膜，还管"营左养右"，就是营养左面，养护右面，还管"导上宣下"，就是引导上面，宣泄下面。

《黄帝内经》把三焦归为少阳，"太阳"是大火，"少阳"是小火，身体里面需要有火，但是不能有大火，大火猛烧，人寿不长，所谓"壮火之气衰"，"少火之气壮"。三焦就是使人气壮。

膀胱者，州都之官，津液藏焉，气化则能出矣。

对于"州都之官"，唐人王冰注曰："位当孤府，故谓都官。居下内空，故藏津液。若得气海之气施化，则溲便注泄；气海之气不及，则閟隐不通，故曰气化则能出矣。《灵枢经》曰：'肾上连肺，故将两藏，膀胱是孤府。'则此之谓也。"明人张介宾的《类经·十二官》

注:"膀胱位居最下,三焦水液所归,是同都会之地,故曰州都之官,津液藏焉。膀胱有下口而无上口,津液之入者为水,水之化者由气,有化而入,而后有出,是谓气化则能出矣。营卫生会篇曰:水谷俱下而成下焦,济泌别汁,循下焦而渗入膀胱。正此谓也。然气化之原,居丹田之间,是名下气海,天一元气,化生于此。元气足则运化有常,水道自利,所以气为水母。知气化能出之旨,则治水之道,思过半矣。气化大义,又见三焦胞络命门辨及膀胱图注中。"清人张志聪《黄帝内经集注》则注:"膀胱为水府,乃水液都会之处,故为州都之官。水谷入胃,济泌别汁,循下焦而渗入膀胱,故为津液之所藏,气化则水液运行而下出矣。"

打个比方,三焦是主管疏通水道的官员,膀胱则是主管储藏水液的官员。膀胱把水液储藏后,再输布出去:出汗、肺液、涕泣、尿液。如果遗尿或者撒不出尿,都与膀胱的气化功能相关。

膀胱经是身体中最大的一条排毒通道,同时,膀胱经也是身体抵御外界风寒的重要屏障,若这条经络通畅,外寒难以侵入,内毒及时排出,没有内忧外患,身体当然就好。

膀胱经是最长的一条经络,上面生长着67个穴位:后背脊柱两侧的穴位,全是膀胱经的穴位。所以,女性常按摩整个后背或在后背艾灸、刮痧、拔罐等,就可以将膀胱经的毒排出去。

每天下午3点到5点,膀胱经的气血最旺,在这个时候,如果你去刺激它,能更快把你身体里的毒素排出体外,这个时候要多喝水,加速尿的排泄。

膀胱经不通会出现以下症状:恶风怕冷、颈项不舒、腰背肌肉胀痛;腰膝酸软、静脉曲张、尿频尿多;尿黄、前列腺肥大。有医生建议,如果女性白带多而发黄,每天可用力按揉双脚小脚趾头上的至阴穴(井金穴)20分钟,三天白带减少,颜色变淡;一个星期,白带恢复正常的颜色和流量;如果头发早白,额头长痘痘,每天用力掐揉足通谷穴(荥水穴)30分钟,坚持1个月,便能看到令人惊喜的效果;如果便秘,有痔疮,每天按揉束骨(输木穴)30分钟,可以通便,防止痔疮的生成;如果有颈椎疼痛和落枕的现象,每天按揉昆仑穴(经火穴)30分钟,配合喝黑豆芝麻薏米浆,3至5天症状即可缓解;如果小便红黄,味道重,每天用力按揉委中穴(合土穴)20分钟,配合多喝白开水,三天症状即改善。

要想打通膀胱经,可用艾灸、捏脊法、刮痧法、拔罐法、敲臀法;还可用掌根从颈椎一直揉到尾骨,肉太厚的话也可用肘来揉。膀胱经在腿上的部分也很重要,同样可以艾灸、刮痧、拔罐、点揉、敲打,甚至用手大把攥,只要能充分刺激它就行。还可两腿绷直,俯腰两手摸地,向后仰身弯腰以及仰卧起坐,还有许多瑜伽上的动作,只要能刺激腰椎以及大腿后侧的膀胱经都可以采用。

以上都是医生的建议,但是,朋友们如要做相关治疗,还是要结合自身实际情况,咨询专业医师。

人的身体好比一个国家,各司其职又互相配合,君主要是明君,臣子要为能臣,这样人才能够健康长寿。如果君主昏聩,那不用说,再能干的臣子也没用;如果臣子不行,君主再贤明也没用。想想看这是多么玄妙的道理,保养身体和治理国家的情况居然是一致的。

异法方宜论

原文

黄帝问曰：医之治病也，一病而治各不同，皆愈，何也？

岐伯对曰：地势①使然也。故东方之域，天地之所始生②也，鱼盐之地。海滨傍水，其民食鱼而嗜咸，皆安其处，美其食。鱼者使人热中③，盐者胜血④。故其民皆黑色疏理⑤，其病皆为痈疡。其治宜砭石，故砭石者，亦从东方来。

西方者，金玉之域，沙石⑥之处，天地之所收引⑦也。其民陵居⑧而多风，水土刚强。其民不衣而褐荐⑨，其民华食⑩而脂肥，故邪不能伤其形体。其病生于内。其治宜毒药⑪。故毒药者，亦从西方来。

北方者，天地所闭藏之域也。其地高陵居，风寒冰冽。其民乐野处而乳食⑫，脏寒生满病⑬。其治宜灸焫⑭，故灸焫者，亦从北方来。

南方者，天地之所长养⑮，阳之所盛处也。其地下⑯，水土弱⑰，雾露之所聚也。其民嗜酸而食胕⑱，故其民皆致理⑲而赤色，其病挛痹⑳。其治宜微针㉑，故九针者，亦从南方来。

中央者，其地平以湿，天地所以生万物也众㉒。其民食杂㉓而不劳，故其病多痿厥寒热。其治宜导引按蹻㉔，故导引按蹻者，亦从中央出也。

故圣人杂合以治㉕，各得其所宜，故治所以异而病皆愈者，得病之情㉖，知治之大体也。

注释

①地势：指高低、燥湿等因素。

②始生：开始生发。取法春生之气。

③热中：谓热积体内，热邪滞留在肠胃里。因鱼性属火，多食使人热积于中，而痈发于外。

④盐者胜血：盐味咸，咸能入血，多食则伤血。胜：伤，损害。

⑤疏理：皮肤腠理疏松。

⑥沙石：即流沙，今称沙漠。

⑦收引：收敛引急，秋天的气象。

⑧陵居：依山而居。陵：依靠山陵，临近山陵。用作状语，指居住地势较高。

⑨不衣：不穿丝绵。褐荐：用毛布为衣、细草为席的生活习惯。褐，毛布。荐，草席。

⑩华食：指吃鲜美酥酪、肉类食物。

⑪毒药：泛指治病的药物。

⑫乐野处：乐于野外居住，即游牧生活。乳食：以牛羊乳为食品。

⑬脏寒生满病：内脏受寒，而发生胀满等疾病。

⑭灸焫：一种治疗方法，即用艾灼烧皮肤治疗疾病。

⑮长养：南方的气候水土，适宜生长养育万物。

⑯地下：地势低洼。

⑰水土弱：水土卑湿。

⑱胕：通"腐"，指腐熟的食物，或指腌制发酵后有腺臭味的食物。

⑲致理：肌肤密致。

⑳挛痹：筋脉拘挛，麻木不仁。

㉑微针：小针。

㉒天地所以生万物也众：中央之地，地势平坦，气候适宜，物产丰富。

㉓食杂：所食之物繁多。

㉔导引按蹻：古代保健和治病的方法，类似于气功和按摩。

㉕杂合以治：综合各种疗法，用以治病。

㉖得病之情：能够了解病情。

纪老师说

本篇论述了居住在东、南、西、北、中不同地方的人，由于受自然环境及生活条件的影响，形成了生理上、病理上不同的特点，因而发生的疾病各异，在治疗时就必须采取不同的方法，才能做到因地、因人制宜。

"故东方之域，天地之所始生也，鱼盐之地。海滨傍水，其民食鱼而嗜咸，皆安其处，美其食。鱼者使人热中，盐者胜血。故其民皆黑色疏理，其病皆为痈疡。其治宜砭石，故砭石者，亦从东方来。"

我们人不是石头缝里蹦出来的猴子，除了有人类的父母之外，也以天为父，以地为母。所以我们也像庄稼一样，要按时令节气生长，踩对自然的鼓点和节奏。这就是我们通常所讲的天时、地利、人和。既合天时，又合地利，又合人和，才能健康长寿。

所谓的"异法"，就是不同的治疗方法。就是黄帝问岐伯的话："医之治病也，一病而治各不同，皆愈，何也？"同一种病，治疗方法却不同，然而都治好了，原因何在。

纪连海谈 黄帝内经

岐伯回答说，这是地势的原因——也就是地域的原因。来自不同地方的人，得了同样的病，所谓一方水土养一方人，这一方人得病也与这一方水土相关。这就是本章题目"异法方宜"的意思。其实不只是地方不同的人需要治疗方法有不同，就是地方相同的人，有时候根据其所从事的工作不同等原因，治疗方法也会有差异。

这是我在一本小说里看来的，说是一个中医世家的孩子，其曾祖父、祖父、父亲皆供职太医院。这孩子要想当医生，也要经过试炼。最不可或缺的试炼当然就是看病、开药方。"名医与神医的唯一区别显现在药方上。神医和名医都能准确判断病情，所用的药物也一样，仅有的细微差别在药量上，有时只差半钱，但效果云泥之别。"

这次，他家的门诊来了一个伤风感冒的车夫看病，这个孩子和他的祖父、父亲一人开了一个药方，过后拿出来放在一起比对。祖父和父亲的药方从药材到药量完全一样，孩子选用的药材与他们相同，但有味药多了一钱。这味药主要用于镇静平咳，多个一钱两钱无关紧要。祖父笑着问孙儿："你知道我和你父亲为什么都将这味药减少一钱吗？"这个孩子摇头，他觉得自己的药量正合适，祖父和父亲的少了些。祖父道："这位病人是个车夫，每天都要赶车，伤风这种小病不会让他放下马鞭不去干活，你的药量从医病方面来说，无可非议，但是你没有注意到他的特殊情况，这味药嗜睡，用你这个药量，他赶车赶着赶着会睡着，一旦人仰马翻，他的病将比伤风更严重。"这就是医生的难当之处，连如此细微处都考虑得周详备至。

还有另外一本书里写到的一个轶事，说得是"穷家门"的由来。穷家门，就是要饭的花子、乞丐。"穷家门的乞丐，在早年都供奉范丹，如今都供奉朱洪武。"因为朱元璋出身贫贱，以要饭为生。

"……至元顺帝时，北地燕京城考场开科取士，朱洪武曾北至赶考，功名未仲。行至良乡县土地庙内，忽患伤寒病症，倒卧殿内，至日落时，有两个乞丐携瓦罐而入。二丐见洪武倒卧殿内，用手去摸他，周身发烧，知为感冒伤寒所致，将他抬至殿后方砖之上，有狗皮二张，给他铺一盖一，将砖上掘洞，烧以柴草。到夜内，朱洪武周身出汗，筋骨止住疼痛。二丐将其扶起，又将他们讨的剩菜剩饭，用柴草热熟给他食之。至次日，病已痊愈。问二丐姓名，则称梭李二姓，为范丹的穷家门人。"

后来，朱元璋当了皇帝，忽然染伤寒之症，大医屡治不愈。朱洪武忽然想起：昔日在良乡县土地庙中曾染此病，为梭李二丐疗愈，于是命人在各处寻找梭李二丐。找到之后，朱元璋让他们继续为他治病，二丐说："霸王坑不敢复用。"帝说："杂合菜能否再做？"二丐答："可以再做。"

"于是帝命二丐往御膳房，去做杂合菜。太监导引二丐至膳房。二丐将鸡汤一锅放于院中，在御膳房静坐直到日暮，用鸡鸭汤搀各种菜饭，杂合一锅，在灶上熬熟，命太监进食。不料洪武帝食之，竟觉香甜味美，饭后周身见汗，次日病即大愈。"

两个乞丐能知什么医理药理，居然也能够用民间的法子，治了朱元璋的伤寒。虽说这是民间传说，但也体现着民间疗疾的智慧。

再说回来这个"地势"。

这里面的学问太大了。上面说到乞丐疗朱元璋伤寒之疾的事，出自《江湖丛谈》，著者本就自幼在外奔走，所以知道的不同地方的人和事，实在是多而又多。而比他知道的更多的，就是那些跑江湖的。跑江湖的一般都当天赚当天的嚼裹，自然得有这份平地抠饼、对面拿贼的本事。

跑江湖的里面有一个行当，就是算卦相面，行话叫"金点"。作者举例，说一个相面先生，凭什么本事平地抠饼，"相面的先生，……玩艺场儿一站，用嘴一聊，就能教游逛的人们围着他不走。这种能为是第一手，叫作'原黏'。圆好了黏子，再用'韩信乱点兵之法'。什么叫'乱点兵'呢？用这种法子，就能把人拢住了不走，又像拴马桩儿，他向围着的人们说：'别看咱们这场围着的人不多，内中的事儿不少，我用眼一看，就能知道谁有什么事，内中有两个人要找事做，还没找着呢，内中有一个人，心里不大痛快，要和别人打官司。内中有一个人，心里很烦，他家里有个病人。内中还有一个人，气色不好，正犯口舌。'他嘴里说着，眼睛不住地往大众脸上观瞧，这叫'观色'，又叫'把簧'。譬如某甲正要和人打官司，他听相面的先生说，这些人里，有个人要扛官司呢，他以为是说他呢，不由得心里佩服这位先生相法高明。心里一动，他脸上就显形儿。相面先生见某甲脸上显形儿，就将簧头把过来了，然后就说：'今天我还是不要钱，奉送相法，可不能全都送；就送七位。聋子不送，我说什么话他听不见。哑吧不送，我说什么他不知道。小孩子不送，我说什么他不懂。咱们有个主意，我有七个纸条儿，谁要愿意教我白送相法，谁伸手，接着一张纸条，便算有谁一相，接着亦别喜欢，接不着亦别恼。'说到这里，他就散放纸条儿，围着的人都抢着接他那纸条儿，某甲亦接了一张。他送的时候，向某甲先问：'你是哪县的人呢？'某甲若说：'我是房山县周口的人。'相面的先生就向某甲说：'我看你的气色发滞，印堂发暗，目下你要和人打官司对不对呀？'某甲不唯说：'先生你相的对，我还求先生细给我看看，我这官司打得能赢不能？'相面的先生说，'先不用告诉你官司输赢，我先给你相相，你是为什么事打官司，教大众看看我的相法如何？'某甲问：'你看我为什么打官司吧？'相面的先生说：'你的气色，犯小人，二虎争食。'某甲拍掌顿足的说：'真对，真对！'"

为什么相面的会相得这么对？这就要看他的熟悉地域的本事了："相面的先生，问某甲是哪县的人，那不是问哪县的人，是要'地理簧'哪，什么叫'地理簧'呢？我先向阅者诸君解释明白。我们中国的地方很大，在早年清初的时代，是南七北六十三省，到了清末的时候，有二十二省之多，四万万人民都有一定的职业，可是一县有一县的特殊职业。譬如，山东章邱的人在家乡是种地务农了，若是出门做事，有两个途径，他们的同乡在我国各省市、各商埠码头的绸缎行做事的人很多，十有八九在祥字号做事。他们章邱县的人，若在二十岁里外出门做事，都找他们的乡亲，同乡就能把他们推荐到绸缎店里做学徒，到如今祥字号的买卖，外县人是很少的，都是他们本乡土的人了。章邱人如若不愿意奔绸缎行，还有一条途径，就是打铁。当铁匠的人，吃得道远道宽，就属着章邱人了。可是章邱亦有不奔那两条路的，干别的行儿虽有啊，亦是百里有一。相面的先生，若能明白章邱县这种情形，就是他懂章邱县的地理簧儿。设若有章邱人找相面先生谈谈相，相面的先生，只要一问他们，你是哪里人？他说出'章邱县'三个字来，就能知道他做什么事：穿的衣服干净利落，就是绸缎行的；穿的衣服不干净，就是铁行的。相面先生不用按着相貌上的五官爵，就以他是那里的人，接着地理簧的情形，就能知道他是哪行的人，做的什么事。如若告诉他，我看你的相貌应当入商界，他准能佩服相面先生是有功夫的。这种地理簧是江湖金点十三簧里第一簧。我详细地解释这县的地理簧，阅者诸君便能了然个中的意义。其余的各地勿用如此絮繁，简单地谈谈，阅者便能尽知其详。我国的出产是一个地方一个样。人做事,亦是各有一行。比如,山西位水县的人,都是在于果子铺做事的居多。山西榆次县的人是粮行居多。山西五台人,军政界做事的多。山东烟台福山县的人,饭庄子做事的多。山东胶州人,在北平这地方说,他们山东胶州的人,在西四牌楼吃油肉行的多。山东曹州府的人,在军界入伍的多。直隶定兴县的人是在澡堂子、煤铺做事的多,干别的事儿虽有,可是很少。算卦相面的如若不懂地理簧是不成的。就是见了山西人,说是唱二簧戏的,那就不用挣他山西人的钱了。那么某甲告诉相面的先生是房山县周口的人,按着地理簧说,是应当如何呢?据敝人所知道的,那个地方的人,十有八九都是在煤窝上做事的。按着'现簧'说(江湖金点,管明白人现在心里有什么事,调侃儿叫'懂得现簧'),凡是有矿产的人,都免不了争夺的。揣情度理,他要没事,不能来到北平的。北平的最高法权是管附近二十县的。他猜着某甲是来北平上诉的。说'某甲的气色,犯二虎争食',某甲称为神相,是对了他的现簧了。"

下面某甲再请相面先生算官司输赢,他可不给你白说了,他就要要钱了。这也是一门子本事。

当医生的,也要熟悉地理位置、风土人情。这也是一个需要博学多识的行业。

宋人吴曾《能改斋漫录》记载了北宋名臣范仲淹没有发迹时的一桩佚事:一天,范仲淹到庙里求神问卦,想知道自己将来能不能做宰相,然后抽了一支签,签上表明不能;又问:"我能做个好医生吗?"签上仍旧显示不能。他很失落,旁人问他:"当不了宰相,值得你叹气;当不了医生,你叹什么气?"范仲淹说:"能协助天子,为天下苍生谋福利的良相我当不了;自然愿意为天下苍生疗治疾病。能做一个好医生，上救君王父母，下救天下苍生，这样的愿望我也无法实现，难道不值得叹息吗？"从此，"不为良相，便为良医"这句话便流传开来。可见一个好的医生，地位有多高，多被人尊崇。一个好医生哪是那么容易当的？

一方水土一方人，每个地方和每个地方的风土人情、穿衣吃饭都不一样，看病吃药打针治疗的方法，也不能一概而论。所以李时珍说："欲为医者，上知天文，下知地理，中知人事，三者俱明，然后可以语人之疾病。不然，则如无目夜游，无足登涉。"

"上知天文、下知地理、中晓人事"，这都不止是一个医生的修为了，而这在《黄帝内经》里才是对学中医的人的一个基本要求，可见古时候对医生的要求有多高。

我们中国的地理是西高东低，《淮南子·天文训》云："昔者共工与颛顼争为帝，怒而触不周之山，天柱折，地维绝，天倾西北，故日月星辰移焉；地不满东南，故水潦尘埃归焉。"我们国家的西北地势都偏高，东南地势都偏低。高原和平原生长的植被和作物不一样，地势影响动物和植物，人要吃动物和植物，人也就受地势影响，人的体质也不一样。一方水土养育一方人，这一方水土的人迁移到别的地方，且得有一个适应过程，很多人会有"水土不服"的情况出现。还有的人背井离乡的时候，随身带一包家乡的土，到了很远的地方，水土不服了，身体出问题了，捏一捏家乡的土放进自己要喝的水里，喝下去，症状就能缓解。

"故东方之域，天地之所始生也"。

岐伯口里的东方，是按照当初的地理方位来说的，是指的中原地区的东边。

东方是日出之地，我们常说"左青龙，右白虎，前朱雀，后玄武"，其实应该是"东青龙，西白虎，南朱雀，北玄武"才对。东方木、南方火、西方金、北方水、中央土，所以东方青龙，其类草木。这个地方，一定是百草丰茂，草木茂盛。肝主木，所以这里的人肝火比较旺、肝气也比较旺。

"鱼盐之地。海滨傍水，其民食鱼而嗜咸，皆安其处，美其食。"以中原地区为坐标，岐伯当时指的东方，那里有海，出产鱼、盐，所以说是鱼盐之地。一方水土养一方人，产鱼的地方，人当然就是吃鱼、吃海产品、嗜咸——不缺海盐啊，不由自主吃盐就多。

前些年去大连开会，那地方临海，接待晚宴上，海螺、蚬子、对虾、生鱼片都上桌，都是海货。一大盘子鲍鱼，足有二十只；大龙虾，一大盘子二十只的海参，一大盘子二十只的扇贝，特别豪华。大龙虾张牙舞爪，垫的是厚厚的冰，上面是生鱼片和生虾片。我吃了一只鲍鱼，把贝壳留下了。又吃了一只扇贝，也把贝壳留下了。吃了龙虾还有大对虾，然后就饱了。别的都不记得吃过些什么，晚上回到宾馆，居然就胃里胀得不舒服。我是北方人，又不经常吃这些。难怪有一道腌生虾我吃不了，本地的摄像吃得津津有味，恨不得一盘子全吃光。

东方的人近海，人家不需要汗珠子摔八瓣地在田地里劳作耕种，一网下去，饭也有了，菜也有了，海边的水里长的有现成的海带。许多年前，好像是在《读者》上读过一篇文章，讲的就是海边渔民的生活——每年落雪，故乡海蛎子鲜肥，村里老少男女纷纷拿起蛎钩，挑着条筐，背上掏净瓤的葫芦奔海滩去打海蛎子：

"累累的蛎房一层层地聚附在礁石上，蛎壳都向外凸着。女人们乖巧，手中的蛎钩像一只细长而尖锐的鸟喙，不偏不倚地啄在壳缝上，一撬，蛎壳应声分家，再用戴在手指的的白铁皮做成的'铁指盖'一铲，白白嫩嫩的蛎肉便汁水不少地甩进葫芦里。男人们却不甚耐烦，舞动着蛎钩哗哗地把海蛎子人礁石上整个的揭下来，再扔入筐里，这叫打蛎子头；我们这些小人儿们，总爱在滩上捡拾滚蛎子，这大约是牡蛎的又一品种，它们不附着在礁石上，而是像卵石般随着浪头在海滩上滚来滚去，硕大者竟可如碗，滋味也别样的清鲜。若用炭火炙烧着吃则味道尤胜其他。

每回打海蛎子，无论饿不饿都要在海滩上饱餐一顿，总是男人们先哈哈冻木的手，从衣兜里掏出冻得坚硬的苞米饼子，发狠地咬下半块，再选择一只肥大的蛎子撬开，"须溜溜"地将带着冰碴的蛎肉吸到嘴里，然后一阵豪嚼，一时间，满海滩只听得一片被冰得"嘶啦嘶啦"吸凉气的声音。那坚硬糙口的饼块和冰凉的蛎肉刚入口时着实难受，可嚼上几口，便觉鲜香满口。岛上人都挺馋这野味十足的'生蛎子就饼子'，而那妙不可言的滋味只有在寒风凛冽的海边才可体味，有时真说不清是去打海蛎子，还是就为了去吃卜这么一顿，现在每每想起，仍觉满口生津。

打回来的蛎子头和滚蛎子，大都在院子里堆成蛎壳垛，用雪埋起来，晚上，女人们便在灶前将蛎壳一个个的打开，取出蛎肉。童年那些寒冷的雪夜里，我常常蹲在灶前伴着妈妈，未烬的灶灰中，妈妈总要为我埋上几个滚蛎子，一会儿，那烧熟的海蛎子一开一合的，'噗噗'向外喷着白气，立时，屋里溢满了鲜鲜的气味，那盏小小的油灯上罩上了一圈毛茸茸的光晕，那是些多么温馨的雪夜呀！

冬日里的渔村，家家都飘着海蛎子的鲜气，包的擀的蒸的拌的，样样吃食都离不开海蛎子，在我的印象里，最鲜美的莫过于海蛎子氽得汤了,那汤汁牛乳般凝白,上面总结着一层鲜皮,喝一口能鲜得呛嗓子,男人们总爱用多加了醋的蛎汤醒酒,无论喝得怎样醉了八仙,只要喝上几口蛎汤,浑身便立时清清爽爽!岛上风俗,刚生小孩的女人都要喝上一个月的蛎羹,据说既养身子又下奶水。清代诗人宋琬在他的《咏牡蛎》诗中也称其为'子母汤',看来这种风俗是有道理的。

待客、过节时的饭食只需在滚沸的蛎汤中扔上几把面条即可,这海蛎子面往往只有小半碗面条,余者全是肥嘟嘟、翘颤颤的蛎肉,这也大约是世上最鲜美的面条了吧。海蛎子的种种滋味,实在难以描摹,在登州只做了五日知守的苏东坡,在饱啖海蛎子之后,曾大发感慨,言蛎肉之鲜美:'诚不足为外人道也!'此言大不谬也。

海蛎子还是海边人家的一种收入来源,小孩们没事便经常提着一小铁桶蛎肉"五分一碗"的叫卖,有时打多了,便用开水焯一焯,晾晒成蛎子干,分寄给内地的亲友或卖给小贩。不过,这蛎干又硬又艮,还有股怪味,不大好吃。

日前偶而读到一篇小文,文中讲的是吃到一种名叫蚝的海珍,这蚝又是如何如何鲜美。我十分纳罕,不知蚝是何美味,一查辞书,咳,原来文中说的蚝就是海蛎子干。"

而且还可以吃鲜海蜇:"喝海蜇要等到上秋之后,那时的海蜇多的是,海面上时不时的飘来一扇锅盖大小的海蜇来,在日光下闪闪熠熠的,我们放了学便往海沿跑,等着海蜇潮到岸边,便用刨钩将它拖上来,在它身上捅个洞,穿上绳子用木棍抬着颠颠地往家里跑,那海蜇其实是一兜子水,还没有到家,海蜇已化去了一半。渔民的坛子网里灌着大海蜇了,也只须打个招呼,便可持刀一块块卸到自家的水桶或条筐里。

割回家的海蜇都浸在大盆里,那一块块厚凉粉般的海蜇,在透明中泛着蓝莹莹的光,不过它要比凉粉胶硬的多,翘颤颤的极富有弹性,刀锋过处,爽利异常。在拾掇海蜇时可要躲着它的爪须和身上的粘膜,那东西蜇人。

秋天里每至傍晚,满村里都响着刀剁砧板声,那定是在剁海蜇了。先得将海蜇的头、爪剁去,刮净蜇血和粘膜,在净水里浸一会儿,然后用刀片成薄片,再切成细长的条,用水淘洗数遍,海蜇条渐薄渐细,腥气渐无,最后盆中的蜇条变得清亮透明,像一根根发好的上等粉丝!淘好之后,将备好的蒜泥、鲜辣椒齑、香菜段及盐、味精等一起倒入盆中,再甩上几滴香油,然后呼啦倾上半瓶子老醋,用筷子拌几下便可食用了!

在岛上,拌海蜇既不当饭也不当菜,一般都是晚饭后消食解暑的佐餐,小饭桌摆在院子里,大盆的海蜇丝正居其中,那透明翘颤的蜇丝,红红的辣椒末,碧绿的香菜梗,引逗着人的胃口,全家每人捧着一大碗海蜇丝,满院子喉咙响。这鲜海蜇一入口似啖肥膏腴肉,口感极为肥美,却又异常的清凉滑爽,毫不腻口,嚼起来咯咯嘣嘣地响,别有一种脆嫩,佐料酸辣咸香之味满口乱窜,烘托出海蜇那特有的爽鲜味,诱着人欲罢不能。初秋之时,夕阳射得人燥热,那海蜇一入腹便觉凉爽无比,可浑身却辣得大汗淋漓,真是痛快至极。"

这样的美味,只有近水楼台,方能尝得。这就是人家的"皆安其处,美其食"。

但是,海货吃多了,问题也就出来了。"鱼者使人热中",这里的鱼是指海鱼,不是河鱼湖鱼这些淡水鱼。海鲜性凉,如果吃得少,我们的身体能把它消化掉,没问题;如果吃得多了,身体消化不了,积起来，就会过敏，起包，痒得不行，这又成了"热中"。

"盐者胜血"，岐伯认为，吃盐多的人，血液粘稠，甚至变黑，所以这边的人皮肤颜色也是黑色的。不光是海边的人"盐者胜血"，我一个邻居，皮肤特别黑，他太太就说他，平生最爱吃咸菜，而且是用大白萝卜腌得老咸老咸的那种咸棺材板儿，吃起来没够，我觉得他的皮肤黑和这个也有一定关系。

"故其民皆黑色疏理"，理，就是腠理，就是指的皮肤的纹理。疏理，指的是这儿的人皮肤的纹理都比较稀疏。这个没办法，摄入那么多盐分，它得需要排出来，有一个途径就是出汗。为了排汗更通畅，他们的皮肤纹理也都比较疏松，而非紧致。口重的人，你仔细观察，皮肤的纹理都比较疏松，汗毛眼也比较大，这是基于身体排汗的需要。如果有人皮肤黑，毛孔粗大，这人吃盐就比较多。法国有句俗语："美女生在山上，不生在海边"，为什么呢？就是因为海边的女性平均摄入的盐量比较多，皮肤很容易长出皱纹。

还有，咸是走肾的，肾虚的人下意识地就想吃点咸口的来补肾。现在的生活方式甚至逼得人不得不多吃盐来提助精神，加班啊、泡吧啊、打游戏啊，这些都是需要熬夜的，还有不加节制的性事等，都会导致肾虚。吃饭的时候不自觉地就想吃点咸的东西。夏天快到了，你看吧，越是繁华的夜生活丰富的地方，烤串的摊子越多，涮火锅的店子越多，都是供这些过夜生活过饿了、肾虚了的人去吃喝补充能量的。

我自己往往是有一阵子口轻，有一阵子口重，看起来没规律，但是套用《黄帝内经》的理论来想，又都能说得通。口轻的时候，往往是我工作不那么繁重、生活有些小闲情逸致、活得比较安逸的时候，很奇怪，好像味蕾也敏感了，稍微一点味道都能尝得出来，不必放多少盐，菜就觉得鲜。而工作繁重到脚打后脑勺，怎么也料理不开，熬油费火，起五更睡半夜的时候，嘴巴也发苦，吃饭的时候就觉得必须得咸点才有味儿，不然就食而不甘其味。

有两种食物，吃起来不咸，实际上含盐量很高，平时需要注意：一是薯片，一袋薯片中含盐量是一天饮食中的三分之一。如果一天吃三袋薯片，那你其他食物就不能放盐了。二是方便面，吃起来不咸不淡，实际上一包泡面中的含盐量是一天所需含盐量的总和。所以，我们平时要控盐，这两种食物就尽量少吃。

"其病皆为痈疡"，这些高蛋白的海货天天吃，顿顿吃，就是土生土长的海边人他也受不了，凡物过则为灾，身体摄入太多，集中在肠胃里面，憋不住了，就会喷发喷发："故其民皆黑色疏理，其病皆为痈疡。"

痈，"由金黄色葡萄球菌感染引起的多个临近毛囊的深部感染。好发颈部、背部、肩部，临床表现为大片浸润性紫红斑，可见化脓、组织坏死。本病伴有发热、畏寒、头痛、食欲不振等全身症状，严重者可继发毒血症、败血症导致死亡"。《西游记》里一个女妖怪抢了唐僧，要和他成亲，孙悟空先和她打斗一番，被她扎在脑门上，疼得抱着头呻吟，猪八戒笑话他得了"脑门痈"。就是脑门上鼓起来一块脓包，疼。

疡的基本意思就是痈疮的溃烂，说白了，就是伤口感染了。

住在海边的人吃高蛋白食品太多了，身上就会长这种疮包，流脓出血。

以前是海边人吃海货，现在交通运输这么方达，哪儿的人想吃都能吃得上，所以大家都一窝蜂似的吃海鲜。北方城市里的海鲜馆子也比比皆是，食客趋之若鹜。结果得痈疡的人就多了，到处都有。

"其治宜砭石。故砭石者,亦从东方来"。

砭石,即能治病的石头,最早出现在《黄帝内经》中。砭石从东方来,东方这样的病人多,医生治出经验来了,就有了这种砭石疗法。

"西方者,金玉之域,沙石之处,天地之所收引也。其民陵居而多风,水土刚强。其民不衣而褐荐,其民华食而脂肥,故邪不能伤其形体。其病生于内。其治宜毒药。故毒药者,亦从西方来。"

这里的西方指的是上古年代,中原以西的地方。

按照五行归类来说,西方属金,白虎位,主肃杀。想想看,金、石、玉,这些东西所在的地方,往往地形地貌都是沙漠、戈壁,气候干燥缺水,不生草木。

我们国家的地势本来就是西高东低,所以才会"一江春水向东流","滚滚长江东逝水,浪花淘尽英雄",于是西干东湿,西方产金玉,东方生草木。所以才说"西方者,金玉之域,沙石之处"。

说起来,西方有座昆仑山,那可是大大有名的神山,据说是王母娘娘住的地方:"昆仑山脉(昆仑山),又称昆仑虚、中国第一神山、万祖之山、昆仑丘或玉山,是亚洲中部大山系,也是中国西部山系的主干。该山脉西起帕米尔高原东部,横贯新疆、西藏间,伸延至青海境内,全长约2500公里,平均海拔5500—6000米,宽130—200公里,西窄东宽,总面积达50多万平方公里。昆仑山在中华民族的文化史上具有"万山之祖"的显赫地位,古人称昆仑山为中华'龙脉之祖'。古代神话认为昆仑山中居住着一位神仙'西王母',人头豹身,由两只青鸟侍奉,是道教正神,与东王公分掌男女修仙登引之事"。

我国的神话分为四大系统:西方昆仑神话、东方蓬莱神话、南方楚神话和中原神话。在西方昆仑神话中,昆仑山传说有一至九重天,有本事上得了九重天的都是最高级别的神明，比如西王母、九天玄女等——《水浒传》里救过宋江命的，就是这个九天玄女娘娘。

历史学家吕继祥在对昆仑山和泰山的文化特征比较中指出："在《山海经》中，昆仑是一个有着特殊地位的神话中心，很多古代的神话，如夸父逐日、西王母与三青鸟等故事都起源于昆仑山。在昆仑神话系统中，西王母的神话传说对后世有着较大的影响。关于西王母的早期形象，《山海经》谓：'载胜、虎齿、豹尾、穴居'；'有三青鸟为西王母取食'。《穆天子传》讲西王母宴请周穆王于瑶池；《汉武故事》及《汉武内传》中西王母变成了雍容华贵的群仙领袖；《神异经》等还讲西王母找了配偶（东王公）；《西游记》中王母娘娘蟠桃会等都是原居住于昆仑山的半人半兽形象的西王母神话传说的演变。"西王母是昆仑神话中最原始的女神，被海外学者称为"中国第一神"。

《千字文》讲"玉出昆岗"，就是指的西方出产高质量的美玉，比如新疆和田的昆仑山麓出产的玉。

太阳东升西落，太阳落下去的地方，地气是肃杀的、收藏的、敛藏的，即"天地之所收引也，其名陵居而多风，水土刚强"。

东方草木茂盛，砍个搭窝是易事，西方草木少，尤其是没有大树，只有灌木，怎么搭房子？实在不行，那只好在山壁上掏窑洞穴居了。陕西人不都是掏窑洞么，延安窑洞那么有名，电视和电影里常见，大家都知道。不是说他们愿意掏窑洞，而是一方水土养一方人，在那个地方，那样的住法是最实际的。

《平凡的世界》里'窑洞'出现的频率蛮高的。少平一路相跟着和润叶姐进了县革委会的大门，'进了大门后，他两只眼睛紧张地扫视着这个神圣的地方。县革委会一层层窑洞沿着一个个斜坡一行行排上去，

纪连海谈 黄帝内经

最上面蹲着一座大礼堂,给人一种非常壮观的景象。在晚上,要是所有的窑洞都亮起灯火,简直就像一座宏伟的大厦。'至于他自己的家,那就非常悲惨了:全家一眼土窑,他父母老两口和快八十岁的老祖母住着;哥哥少安就在窑旁边戳了个小土窝窝安身。他和妹妹两个念书娃娃星期六回来,只好到河对面金俊海家里借宿。"没力气再打几孔土窑洞啊!本来他家占有一块多好的崖势,米家镇的米阴阳当年在罗盘上看过这地方,说土脉、风水都是双水村最好的!可是少安当个生产队长,没什么空子。如果父子俩因为打窑误了冬工,一年下来又要出粮钱。再说,就是钻下两个土洞子,做门窗的钱又从哪里来?这穷山穷水长不起来树,木料贵得怕死人……"

如果能长起来树,还至于要挖窑洞安身么?这就是因地制宜的活法啊。

有那光景好的人家,比如金俊山吧,前两年在旧窑边上又箍起两孔新窑洞,现在儿子住着,一个大院子,一线五孔大石窑,一年四季一家人有吃有穿有钱花,人活一世,已经够满意了……也有比孙少平家光景更糟烂的,就是他二叔孙玉亭的家:"一孔不知孙家祖宗哪代人箍下的窑洞,由于多年不整修,水从破窑檐石中间流下来,把窑面子上的泥皮全冲光了,烂石头碴子暴露在外面,里面住了许多窝麻雀,一天到晚唧唧喳喳的,倒也自有一番热闹景致。院子原来还有个横石片围墙,自孙玉厚搬走后,就逐渐塌成了一圈烂石头。墙角里用这塌墙石头乱垒起的厕所,似乎连个羞丑也遮不住。"

后来,政策好了,孙少平的哥哥孙少安办砖厂挣了钱,给自己箍起了新窑洞:一线三孔大窑洞,一色的青砖砌口,并且还在窑檐上面戴了"砖帽"。"孙少安是双水村有史以来第一个用砖接窑口的。在农村,砖瓦历来是一种富贵的象征；古时候盖庙宇才用那么一点。就是赫赫有名的已故老地主金光亮他爸，旧社会箍窑接口用的也是石头，而只敢用砖砌了个院门洞——这已经够非凡了。可现在，孙少安却拿青砖给自己整修起灰蓬蓬一院地方，这怎能不叫双水村的人感慨？"

这就是这一方水土，养得就是这样的一方人。

除了陵居和多风之外，西方还"水土刚强"，就是水土硬。所谓的水土硬，西方气候干燥、蒸发量大、温差大，所以水土的碱性大、矿物质含量高。所以西方的人爱吃醋，因为醋的酸性正好能中和碱性，吃醋可以维持人体内的酸碱平衡，有利于身体健康。

汪曾祺先生笔下写过一个叫云致秋的人，唱戏好："我曾问过致秋：'你为什么不自己挑班？'致秋说：'有人撺掇过我。我也想过。不成，我就这半碗。唱二路，我有富裕；挑大梁，我不够。不要小鸡吃绿豆，强努。挑班，来钱多，事儿还多哪。挑班，约人，处好了，火炉子，热烘烘的；处不好，'虱子皮袄'，还得穿它，又咬得慌。还得到处请客、应酬、拜门子，我淘不了这份神。这样多好，我一个唱二旦的，不招风，不惹事。黄金荣、杜月笙、袁良、日本宪兵队，都找寻不到我头上。得，有碗醋卤面吃就行啦！'"云致秋特别爱吃醋卤面，"跟我吹过几次，他一做醋卤，半条胡同都闻见香。直到他死后，我才弄清楚醋卤面是一种什么面。这是山西'吃儿'（致秋原籍山西）。我问过山西人，山西人告诉我：'嗐！茄子打卤，搁上醋！'"还别说，读了这个小说，我还真的做过两次醋卤面，味儿还真不赖。

西北方的水也都碱大，硬，本来西北就是金石之气，金克木，把茶的草木之香给杀了，所以泡的茶也不好喝。烧水的时候，水壶里很快就结一层水垢。我年幼时胃不好，一次去山西旅游，喝了那儿的水，胃痛得差点死掉。班主任说我以后喝水要注意，有的地方水硬，你喝不得，出门记得自己带水。

这里的风也硬，肃杀凛冽，悲哉秋之为气也，无边落木萧萧下。

想想看，这样的水土，这样荒凉苦寒的地方，人们要生存，是不是意志也要很刚强？我特别喜欢听信天游，不是电视综艺节目里那种被改造过的，而是原生土长的，在无边荒凉的黄土地里，贫瘠的山沟沟上，反穿着老羊皮袄，抡着放羊鞭子的人唱的那种：

"——格格英英天上起白雾，没钱才把个人难住。

地绺绺麻绳捆铺盖，什么人留下个走口外？

黑老鸹落在牛脊梁，走哪达都想把妹妹捎上。

套起牛车润上油，撂不下妹妹哭着走。

人想地方马想槽，哥想妹妹想死了。

毛眼眼流泪袄袖袖揩，咱穷人把命交给天安排。

叫声妹妹你不要怕，腊月河冻我就回家……"

"三十里明沙呀四十里水，五十里路上看妹妹。

牵牛牛开花羊跑青，那时候见罢到如今。

大红公鸡毛腿腿，不想妹妹再想谁。

木鸽子喝了消冰水，往日里喜来今日里灰！

花椒树上落雀雀，一对对成了单爪爪。

井子里打水麻绳绳短，你丢下妹妹谁照管？

城墙底下撒豌豆，你扔下妹妹谁收留？

一只孤雁当天叫，我心里的苦情谁知道……"

这儿的人也确实刚强，"其民不衣而褐荐"。这里水硬风凉，人穿不了轻薄柔软的衣裳，只能穿粗毛、粗麻织的衣裳。褐，指的是粗布短衣，《史记·廉颇蔺相如列传》："相如度秦王虽斋，决负约不偿城，乃使其从者衣褐，怀其璧，从径道亡，归璧于赵。"就是蔺相如派他的随从穿上粗布衣裳，打扮成普通百姓的模样，抄小道归璧于赵。西北方的人，大冬天穿老羊皮袄的很多，暖和啊。

"其民华食而脂肥"，就是吃的东西热量高，争取身上长肉膘，用来抵御烈风和寒冷。

"华食"，就是"花食"，就是变着花样地吃，什么东西能吃就都拿来吃。西方多面食，白面、莜面、荞麦，各种各样的面都有，做法也是各种各样：馍馍、包子、花卷、面条、莜面窝窝、荞面饸饹……能吃肉的时候毫不客气地大块吃肉、然后大碗喝酒，特别豪放。

几年前去山西一个农村人家参加一场婚礼，吃人家的婚宴，至今记忆犹新。菜多、好、干净、丰盛。蒸鸭脆烤，蘸酱和薄面皮卷起来吃。一条清蒸平鱼上撒着白白的鱼丸子。一人面前放一个醋碟，凉菜很好，就是凉拌肚丝和凉拌豌豆苗全都没搁盐——我吃一口腹诽一句：大厨是干什么吃的！而且最后一道菜居然是一盆汤，汤上漂着白化花一层肥肉，这谁能喝得下去！

晚上到另一家去过夜，晚饭是刀削面。一大块面，和得又光又硬，在滚沸的锅里用刀一下下削进去，短面叶在开水锅里上下翻飞。捞出来，浇卤：碎肉馅、香菇末、香菜，薄卤勾芡，浇进面碗里，好吃得很！一个瘦瘦的小女孩吃了一大碗，那么小的孩子，那么瘦的一条身子，从来吃东西没超过三筷子，这回耍了个狠，还放言："这是世界上最好吃的面！"

然后我就发现自己露了怯。因为晚上还预备了几个菜，大家团团坐地，一个醋碗，碗里漂着红红的辣椒碎。大家无论吃到什么样的肉啊、菜啊，都要往醋碗里蘸一蘸，我才恍然，天啊，中午的时候，人家那不是没放盐和调料，是让蘸醋吃的！结果我没蘸，生喝了人家两碟子醋——真是山西人爱吃醋，缴枪不缴醋葫芦。

第二天游晋祠，游罢归来，吃饭照旧上了一盆肉汤，主人举勺说大家尝尝。尝到口里，我发现自己又"怯"了一回。瘦肉沉底，汤鲜肉嫩，好吃得很！白瞎了昨天那盆汤，晾冷了也没人敢动——一桌子全都是河北人。

这次主食是羊汤面，羊肉切薄片，用葱、蒜、姜、酱、味精调好待用，揪面片下锅煮，煮好之后，羊肉往锅里一推，片刻即熟。还上了一盘油炸糕，糯米、黄米磨面，冷水和好，上屉去蒸，蒸好之后挖成一团一团，中间裹上甜馅，下油锅里炸，熟后即食。不粘牙，不腻口，绵软甜脆。

对了，还有一味炒关肠，听得人一头雾水。打听半天，原来既不是烤肠、红肠，也不是肉肠、淀粉肠，就是荞面做的，冷水和面，一大块摊平在笼布上，然后上屉去蒸，蒸熟之后，下笼屉，切片，炒熟了吃。官名叫个"官尝"，因为据说有一个什么大官尝过大赞"好吃"。细看原来就是我们河北的"拍糕"，只不过我们是和好面后，先把一块块面团拍成饼状，再贴到屉上去蒸而已。"官尝"，这么个隐晦又有文化味儿的名字，更有一丝丝土人天真的炫耀味，叫人觉得不用尝，一定好吃。

吃喝一番，返程回乡，主人家还给了七十斤老陈醋，惊得我嘴巴半天合不拢来："这么多，什么年月才能吃得完啊？"主人说："半年啊。"我的天。

看看他们吃的饭，就可以看出花样性了，除了没有米，其他什么都吃。吃得多了，身上"脂肥"了，膘肥肉厚的，风湿寒邪侵不了体表，所以体表不出问题，但是吃下肚去的东西积在身上，就内部出问题了，"其病生于内"。治病也不能外治了，要吃药，"其治宜毒药"。

"毒"，不是我们通常意指的毒，是指的药性重的药，药性偏的药。中药里好些药都是有毒的，但是可以用来治病，就是用的以毒攻毒的法子。本来就"是药三分毒"，药都是有毒性的。"故毒药者，亦从西方来"。我们用的药也是从西方传过来的。西方因地制宜，发展出的用药来治疗身体内部疾患的方法，流布开来。

"北方者，天地所闭藏之域也。其地高陵居，风寒冰冽。其民乐野处而乳食，脏寒生满病。其治宜灸焫，故灸焫者，亦从北方来。"

北方，是以中原地区往北的北方，差不多相当于我们现在所说的内蒙古那一块儿区域。北方"天地所闭藏之域也"，"水冰地坼，无扰乎阳"。

"其地高陵居，风寒冰冽，其民乐野处而乳食"，北方游牧民族就是这样的，逐草四方，到处游牧，住蒙古包，吃牛羊肉，喝牛奶羊奶，吃各种奶制品，比如奶皮子、奶酪、奶油。

他们把奶食习惯称为"白食"，比如用来饮用的鲜奶、酸奶、奶酒；食用的奶皮子、奶酪、奶酥、奶油、奶酪丹（奶豆腐）等。除了牛奶，还有羊奶、马奶、鹿奶和骆驼奶等。把肉食习惯地称为红食，有牛肉、绵羊肉、山羊肉、马肉、黄羊肉等。光羊肉吃法就琳琅满目：全羊宴、嫩皮整羊宴、煺毛整羊宴、烤羊、烤羊心、炒羊肚、羊脑烩菜等七十多种，蒙古烤全羊大家都听过，有的朋友还吃过，最常见的是手扒羊肉。还有炒米，还有茶。蒙古人喝奶茶是习惯，每天早上第一件事就煮奶茶，净水烧开，放茶末，慢火煮几分钟，再把鲜奶和盐兑入烧开。

有时还加黄油或奶皮子、炒米等。蒙古人的马奶酒也享有盛名，马奶酒是鲜马奶经发酵制成，不需蒸馏。

这方水土养这方人，这方人也生这方水土上才生的病，"乳食"的结果就是"脏寒生满病"。

北方高寒地区生活的人，吃进去不好消化的东西过多，五脏功能削弱，表现出来就是脏寒。前些年一个小品，说什么"心拔凉拔凉的"，还要用一个暖宝宝捂着心脏，就是心寒了，表现出来的情绪就是抑郁。抑郁不是不高兴，抑郁是活着死了都无所谓，爱咋咋地，对什么都提不起兴趣。自己死了活了无所谓，别人死活也无所谓，所以自残或者伤害别人都觉得无所谓。

北人脏寒，而生满病，满病就是封藏太过，比如前列腺会出问题，排不出尿液。肝如果寒了，它和胆是表里关系，胆也就寒了，胆子小，晚上睡觉不敢关灯，不敢独自睡觉，惊恐失眠。北人喝酒多，因为老喝牛奶，造成肝寒胆寒，酒能暖肝胆，这是因地制宜的一种活法。肺寒，肺泡里浊血排不出来。

治疗方法以就是"灸焫"，就是用艾灸。

艾草，别名：萧茅、冰台、遏草、香艾、蕲艾、艾萧、艾蒿、艾蒿、蓬藁、艾、灸草、医草、黄草、艾绒等。多年生草本或略成半灌木状，植株有浓烈香气。全草入药，有温经、去湿、散寒、止血、消炎、平喘、止咳、安胎、抗过敏等作用。艾叶晒干捣碎得"艾绒"，制艾条供艾灸用。每至端午节之际，人们将艾置于家中以"避邪"，干枯后的株体泡水熏蒸以达消毒止痒，产妇多用艾水洗澡或熏蒸。

艾草性味苦、辛、温，入脾、肝、肾。《本草纲目》记载：艾以叶入药，性温、味苦、无毒、纯阳之性、通十二经、具回阳、理气血、逐湿寒、止血安胎等功效，亦常用于针灸。故又被称为"医草"。《本草》载："艾叶能灸百病"。《本草从新》："艾叶苦辛，生温，熟热，纯阳之性，能回垂绝之阳，通十二经，走三阴，理气血，逐寒湿，暖子宫……以之灸火，能透诸经而除百病"。

其实灸法的运用很早，当起源于人类掌握用火之后。1975年于湖北云梦睡虎地出土的秦墓竹简（法律文书）《封诊式·贼死》中载，"男子丁壮，析（皙）色，长七尺一寸，发长二尺，其腹有久故瘢二所"，此"久"即"灸"之本义，训为灸灼。《左传》成公十年（公元前581年）载，晋景公病，延秦国太医令医缓来诊，医缓说，"疾不可为也。病在肓之上、膏之下，攻之不可，达之不及，药不治焉"。"攻"即是灸法，"达"即是刺法。

汉代许慎《说文解字》曰："灸，灼也，从火。"灸法已在殷代出现，康殷认为在商周初期灸法、熨法已普遍流行。人也不是一开始就用艾来灸的，《黄帝虾蟆经》已载有松、柏、竹、橘、榆、枳、桑、枣等八木不宜作为灸火之说，因为其对人体有所伤害，所以逐渐被淘汰，桑树灸在后世还有用的。艾叶熏灸疗效最著，后来就逐渐多用艾叶来代替其它灸疗。

《诗经·采葛》载："彼采艾兮"，西汉毛亨和毛苌传释："艾所以疗疾"。《孟子·离娄篇》载："今之欲王音，犹七年之病，求三年之艾也"。清代吴仪洛在《本草从新》中说："艾叶苦辛，生温熟热，纯阳之性，能回垂绝之亡阳，通十二经，走三阴，理气血，逐寒湿，暖子宫，止诸血，温中开郁，调经安胎，……以之艾火，能透诸经而除百病。"

灸疗可以温经散寒。朱丹溪说："血见热则行，见寒则凝"。《灵枢·刺节真邪》篇："脉中之血,凝而留止,弗之火调,弗能取之"。《灵枢·禁服》亦云："陷下者,脉血结于中,血寒,故宜灸之"。灸法就是通过热灸对经络穴位的温热性刺激,可以温经散寒,加强机体的气血运行,对于血寒运行不畅,留滞凝涩引起的痹证、腹泻等疾病,效果显著。还可以行气通络,扶阳固脱,升阳举陷,拔毒泄热,而且还可以防病保健。《黄帝内经》就提到"犬所啮之处灸三壮,即以犬伤法灸之",以预防狂犬病。《备急千金要方》有"凡宦游吴蜀,体上常须三两处灸之,勿令疮暂瘥,则瘴疠温疟毒气不能着人"。《针灸大成》提到灸足三里可以预防中风。如果女性内分泌失调,阳能不足,脸上长痘或者肝肾亏虚,脸上长黄褐斑,可用艾灸治疗;如果女性虚胖,艾灸也可有很好的效果。

北方吃乳制品多,脏寒生满病,自然而然就用艾灸去治疗了,所以艾灸就从北方流传开来。

"南方者,天地之所长养,阳之所盛处也。其地下,水土弱,雾露之所聚也。其民嗜酸而食胕,故其民皆致理而赤色,其病挛痹。其治宜微针,故九针者,亦从南方来。"

《黄帝内经》成书的年代,南方还不指我们现在所说的南方,还没延伸到海南、广东、福建一带。当时所指的南方,就是吴越之地。这个地方是天地之长养,阳之所盛处。

万物先生、后长、再收、最后藏,这是四个阶段。所谓春生,夏长,秋收,冬藏,一年四季历历分明的地方,就是走的这个程序。

南方阳气特别盛,万物长势都猛。好比说我的家乡在北方,作物是一年两熟,一茬麦一茬玉米;如果是棉花、辣椒,就只能是一年一熟。南方一年两熟甚至三熟,地力不歇,轮作不停。路边的树啊、花啊、草啊、竹啊，常绿，什么时候去看，都是绿油油的一片，生机盎然。这是上天的恩待。

但是，它也有弱点："其地下，水土弱，雾露之所聚也"。长江中下游的冲积平原，地势低下，湿气当然就重。水土弱的意思，是说这边的水软，所以你看南方人皮肤都好，光滑滑的，就是水软，水好，滋养皮肤。一个亲戚去一趟南方，回来就让我们看她的皮肤，还问："滑不滑？滑不滑？"我母亲摸了一下，捻捻手指，说："滑。比你走的时候滑。""就是，"她说，"南方也不知道怎么了，我去了就觉得皮肤特别湿润细滑。"一方面是水软，一方面是空气湿度大，雾气和露水都重，天然保湿。

我打击她："你别觉得南方哪儿都好，梅雨季节你就受不了。"确实，平时空气湿度就够大的，到了梅雨季节，夸张点的说法，被子上都长蘑菇，衣服晾不干，身上一层汗，粘答答的，"雾露之所聚也"。

中医说"风寒暑湿燥火"都指的什么呢？

"首先说风，风为百病之长，善行而数变。风邪最易伤人，风寒、风热、风温、风湿。外风指外感风邪，伤风等，内风指内部疾病引起的眩晕、肢麻、抽筋、昏迷、半身不遂等神经系统症状。寒分为外寒和内寒。外寒主要指外界寒冷的气候，受寒邪后可出现怕冷、发热、无汗、头痛、腹痛、关节痛等。内寒常发生于体质较弱者，有面色㿠白、腹痛、腹泻、小便清长等症状。暑则是是热的另一名词，主要表现为壮热口渴，心烦自汗，甚至不省人事，多发于暑夏。由于暑多挟湿，所以另一表现为"暑湿"，如胸闷、恶心欲吐等。湿也分内湿和外湿。外湿指环境潮湿致病，如足肿、关节痛、腰背酸痛等；内湿主要表现为胃口不好、头重头胀、妇女带下等。燥也包括外燥和内燥两种，外燥指干燥的气候，可以引起鼻干、咽痛、目涩、肤燥、鼻衄等；内燥指由于消耗性疾病或者用药不当（过伤津液）导致的津液不足，表现为口干舌燥，尿少便干，皮肤指甲干枯等。火，热之极为火，也分内火和外火。外火（实火）多属风、寒、暑、燥等邪侵入体后转化而成，多有壮热、面红耳赤、渴喜冷饮、心烦、舌苔黄燥、脉数而有力等；内火（虚火）因内部疾病和情志引起，如临床上表现为潮热盗汗，舌干红无苔，脉细数。"

那么南方的"雾露之所聚"，很明显就是"湿"了。本来南方多水，人家枕河，院里水井不像北方的井，要打老深，过去要用辘轳缠绕着粗绳往上打水，南方现在人家庭院里的水井，是一根短索，系一个桶，下去就能打上来，水面离地面很近很近。

"其民嗜酸而食腐"。酸腐都是把食物发酵以后吃，容易化湿。

去绍兴会朋友，领教了绍兴饭的"霉"，最有代表性的就是霉苋菜梗。

传说越王勾践夫妇入吴为奴，越国贫病，百姓吃不起饭，吃野菜。有个老头采一把老的野苋菜梗，煮又煮不熟，扔了又觉得可惜——能吃的东西太少了。没办法，先藏在瓦罐里，以后再说。结果几天后，罐里竟然发出了阵阵的香气，老头掐掐捏捏这又粗又老的苋菜梗，发现其腐而软，于是放在笼屉上蒸了蒸，没想到比嫩叶还好吃。别的人家纷纷效仿，就有了现在的这道霉苋菜梗。

当然现在做起来就讲究多了：先把菜杆子切段，放进一个大木盆，加水，浸没菜杆，大约一天一夜，水面会有一层白色的泡沫，这时候把菜梗捞起，用清水把白沫洗净，沥干水分，装坛发酵。发酵好后，外皮滑滑溜溜的，捞一碗浇上一点菜油，放锅里蒸熟，出锅菜梗碧绿，咬一口"咕"一声,里面都腐成汁了。霉苋菜梗的卤不可弃,一直存着,隔年最好。这种隔年的老卤用来泡霉苋菜梗会更好吃。据说传统的臭豆腐也是放在这种天然的霉苋菜梗卤中浸出来的。这种卤汁简直无物不可以卤,豆腐干啦、各种瓜果蔬菜啦,想霉什么霉什么。

读一篇文章,写得很传神:

"故乡家家有一只霉苋菜梗甏。这只甏一般放灶间角落里或者凉厨下,总之,绝不会放在引人注目之处,甏的外面四周一定是灰尘积垢,'活疯跌塌'(绍兴土语,肮脏意思)。因为这种霉甏一般都是小口,上面盖的不是半截木板,便是半块砖头,甏的形状是肚大口小,例如大小空酒坛,都可以派上这个用场。……要霉好苋菜梗,先要做好霉卤,把成熟的苋菜茎秆斩成段,洗净装入甏,灌入水,放盐,这些没有正确比率,用手沾水一尝,入口觉得蛮咸了即可。封上坛口,约半年后起封,其甏内苋菜梗已经霉腐成壳成渣。经过滤,弃渣留下此有臭香味的液体,即霉苋菜梗原汁也,它与酒厂'原浆酒'同义。有了这甏霉卤,即可以加工霉货,投入新鲜苋菜梗,菜老头(菜根),两天内蒸熟吃,闻到这臭香哄哄之气,即为食欲大开。把新鲜嫩南瓜、蒲子(上海人叫夜开花)投入不用半天就可以,蒸熟后是特别碧绿,入口酥、糯、鲜。芋艿头(芋艿中心母茎块)斩成块投入几天,捞上蒸熟,白里透红,香气四溢,食口软糯。竹笋上市季节里,把咬不动的'笋老头'(根部)丢入甏中,几天后也变得霉酥酥、鲜透透,是送饭的推手。带壳毛豆、鲜花生、南瓜藤、甘蔗梢头、芋艿梗丢进霉甏都成了'好下饭',要是浇上几滴熬熟'香油'(菜子油),端上桌来真的是香气四溢,坏处是饭要多吃哉。如买块豆腐,放一酒盅霉卤用筷子搅拌,使豆腐和霉卤搅匀,蒸熟后半碗变成了一碗,这就是霉卤发酵的功效,故乡叫'柳豆腐'。豆腐干放入甏里一霉，油煎臭豆腐干，更是绍兴菜肴一绝。……听说宁波人也有三臭，'臭冬瓜、臭苋菜梗、臭菜根头'，而绍兴农村更加品种多样，凡是好丢进这个甏霉的都会去霉一下，使一些普通蔬菜、弃之不舍的菜根、老梗变得其味可口……进一步解读，这霉卤就是霉菌的世界，放进甏里的蔬菜食品，经霉菌作用改变了它们，有了霉制品特有的味道。现在去绍兴各大酒店用餐，还是非常流行这道特色菜，点上一只霉苋菜梗蒸豆腐、蒸芋艿，作为最后一道关门下饭。"

此地地气湿，吃这种霉的东西是可以除湿的。

我还在徽州吃过一次臭鳜鱼，说实话，味道奇特，而且奇咸。一个朋友的文章里这样写："臭桂鱼原本是徽州代表菜之一，徽州臭鳜鱼统称桶鲜鱼，俗称腌鲜鱼。腌鲜是徽州土话臭的意思。臭鳜鱼闻起来臭，吃起来香，既保持了鳜鱼的本味原汁，肉质醇厚入味，骨刺与鱼肉分离，肉成块状。制法独特，食则异香。臭鳜鱼的发明最先源于路菜，徽州赶考举子携路菜进京，其中有红烧鳜鱼。第三天吃的时候，鳜鱼散发出淡淡臭味，举子吃后，竟然觉得别有一番风味，甚是好吃。于是大快朵颐，高呼美味，一次吃光。最后，他保存了鳜鱼臭吃的风味，让鳜鱼自然发臭成味，再去烹饪制作。"

而且南方人吃酸饭的时候不少，甚至把白米饭也糟酸了再吃的。

"故其民皆致理而赤色"，致理，就是皮肤纹理紧密，汗毛细。"赤色"，是因为南方属火，火色为赤，所以那里的人皮肤偏红。

"其病挛痹，其治宜微针"。挛是痉挛，痹是堵住、不通。有的人要变天的时候关节疼，这就是痹。风、寒、湿都易造成痹症。要治疗挛痹，就需要扎针，用针刺疗法。微针，就是特别细的针，像麦芒一样尖细。

"故九针者，亦从南方来"。为什么叫九针呢？相传伏羲制九针，这九针大小、粗细、形制都不一样，适用于不同的病症。

"中央者，其地平以湿，天地所以生万物也众。其民食杂而不劳，故其病多痿厥寒热。其治宜导引按蹻，故导引按蹻者，亦从中央出也。"

中央，指的是中原地区，河南、安徽这一带。这一带的地势平缓，土地湿润，非常适合人类居住。这一带是黄泛区，泛滥一次，就形成一大片肥沃的土地，种什么长什么，所以"天地所以生万物也众，其民食杂而不劳"。

因为劳动强度小，所以"其病多痿厥寒热"。痿就是过度松弛。过度运动会抽筋，过度放松会痿厥，用进废退的道理，凡事要适中，不能过度。厥，指的是气血倒流。寒热，指的是寒邪和热邪。

"凡具有寒冷、凝滞收引等特性的外邪称为寒邪。寒邪为阴邪，易伤阳气。寒邪侵袭易使人体气血津液运行迟缓，凝滞阻塞而不通。寒邪侵犯人体可使机体的气机收敛，腠理闭塞，经络筋脉收缩而挛急"。寒邪入侵肌表，发热恶寒，无汗；寒邪侵犯经络，筋脉收缩挛急，气血不通，关节挛急疼痛，屈伸不利。"凡具有炎热向上等特性的外邪称为（火）热邪。火热为阳邪，燔灼向上，易耗气伤津。火性炎上，易侵袭人体上部。火热易伤风动血"。

"其治宜导引按蹻"。导引，导气令和，引体令柔的意思。就是人俯仰屈伸以锻炼形体。东汉名医华佗发明的五禽戏，就是根据导引、吐纳之术，研究了虎、鹿、熊、猿、鸟的活动特点，并结合人体脏腑、经络和气血的功能所编成的一套动静兼备、刚柔并济、内外兼修的仿生气功。

据史料记载，我国远古时代，中原大地江河泛滥，湿气弥漫，华侨"乃制为舞"，"以利导之"，这是远古中华气功导引的一种萌芽。西晋陈寿的《三国志·华佗传》云："吾有一术，名五禽之戏，一曰虎，二曰鹿，三曰熊，四曰猿，五曰鸟。亦以除疾，并利（蹄）足，以当导引。"

"按蹻"，按，指的是用手按，蹻，指的是拿脚踩。关键是你要知道按哪儿、踩哪儿，这是很重要的。美国一家工厂中的机器坏了，许多工人都修不好，最后请了德国的著名科学家，他到处察看，两天两夜后，他画了一条线，让拆掉16匝线圈，故障排除后，索要10000美元，别人说他的价格出高了，他说："画一条线1美元，知道在哪里画9999美元。就是这个道理。"这个方法也就从中原地区流布开来了。

"故圣人杂合以治，各得其所宜，故治所以异而病皆愈者，得病之情，知治之大体也"。

圣人医治病人，采取各种各样的方法，有的人吃药，有的人用砭石，有的人扎针，有的人干脆混合治疗，各种方法都有，虽然治疗方法不尽相同，但是病都好了。这就是圣人的厉害之处，他"得病之情"，然后"知治之大体"。

移精变气论

原文

黄帝问曰：余闻古之治病，惟其移精变气①，可祝由②而已。今世治病，毒药治其内，针石治其外，或愈或不愈，何也？

岐伯对曰：往古人居禽兽之间，动作以避寒，阴居以避暑。内无眷慕之累，外无伸宦③之形。此恬淡之世，邪不能深入也。故毒药不能治其内，针石不能治其外，故可移精变气，祝由而已。当今之世不然，忧患缘其内，苦形伤其外，又失四时之从，逆寒暑之宜，贼风数至，虚邪朝夕，内至五藏骨髓，外伤空窍肌肤，所以小病必甚，大病必死，故祝由不能已也。

注释

①惟其移精变气：通过思想意识调控来改善精气的活动状态。

②祝由：古代"毒药未兴，针石未起"时，求神祛疾的一种方法，用来改变人的精神状态，类似今日的精神疗法。后世中医有祝由科，借画符等形式改变影响病人的心理和气场，对某些疾病有良好的效果。后来也有神汉巫婆，附会祝由之名，做迷信的事情。

③伸宦：求取做官为宦。

纪连海谈 黄帝内经

纪老师说 ●●●

这里提到了远古的心理疗法：祝由术。

远古时代，人们吃草根树皮、野兽的肉，住山洞或树上，围树叶，披兽皮，把一切都拟人化，以至神化，看见打雷闪电就觉得是老天爷发怒，看见洪水又觉得是老天爷发怒，看见太阳叫"老爷儿"，看见月亮叫"老母"（这是真的，我小时候就是这样叫）。看见月食觉得是天狗食月。这么多上古神话怎么流传下来的？就是因为那时候没有科学知识，不能理性地看待世界，于是就运用丰富的想象力，把一切都人格化、神话的结果。

在这种大环境下，"神"的概念就产生了，凡是不可思议之事，就都觉得是神干的。遇到了疾病灾难就哀求神的饶恕和庇佑。于是，以祷祝为业，替人看病消灾的祝由术就出现了。

"祝由"的原意就是祷祝，向谁祷祝？当然是向鬼神了。看病要求鬼神，打仗要求鬼神，闹水灾旱灾要求鬼神，一切种种都要求鬼神。这是古代人和自然界之间的一种精神沟通，是最早的一种群体心灵安慰和心理疏导，你别说，还真管用。我们知道心理作用有多强大，你相信什么，什么就会发生。

由此，就诞生了可以沟通人界和所谓神界、鬼界的一种职业，被称为"祝由师"。他们把自己扮演成可以和鬼神沟通的桥梁，病患对他产生绝对信任，这样当然有利于疾病康复。而且远古时代生存条件恶劣，人的寿命只有短短的15—30年左右，所患疾病无外外感伤风、消化不良或者外伤感染和皮肤病等，这些浅表层面的疾病，人凭借自身的抵抗力，再加上祝由师的祷祝和所谓的"巫术"，人信心大增，抵抗力也大大增强，红血球、白血球，特别是淋巴细胞大量增加，马力全开，就可以杀死侵入人体的各种细菌、病毒。病好之后，人们对鬼神更加敬畏，对祝由术更加深信不疑。

而且，远古时代，实施祝由术，病人身边要生火，说是要驱鬼邪之物，若以现代观点来看，人们感冒发烧或者上吐下泻，发发汗就轻快许多，所以，这是打着驱鬼邪的旗号，使病人发汗治病。

据古书中记载，有一个叫中庶子人说，他见过一位叫"苗父"的祝由高手，他的治病方法是把营草编成席子，又用草把扎成狗的模样。有病人来了，他就让病人坐在营草席子上，他拿起一只草狗，面对北方，嘴里念十个字。结果是无论被人扶来还是抬来的病人，马上就能康复。你看，他根本不需要像别的祝由师那样嘴里念叨一大堆东西，还要画符、烧香等，他就用一只草狗、十个字、一张席，就治了大大小小的病。那十个字起的就是提升病人信心的作用，真正起到药效的其实是席和狗。病人坚信他的那十个字能够上通鬼神，所以坚信自己的病能治好，于是草席和草狗的药效就最大限度地发挥了作用。这就是远古时代的心理疗法，了不起吧？

在尧帝时代，有一个著名医生叫"巫咸"，他就是用"祝由"的方法治病。据《山海经》记载，著名巫医有十几个：巫咸、巫即、巫盼、巫彭、巫姑、巫真、巫礼、巫抵、巫谢、巫罗，号称"十巫"。巫，现在提起来好像装神弄鬼的意思，其实在当时巫就是医生的意思，"十巫"就是"十大名医"的意思。《海内西经》记载六巫：巫彭、巫抵、巫阳、巫履、巫凡、巫相。所以说"巫医同源"，学医，不能否定巫，现代医学也不能否定古代的祝由术。

祝由科自元代即列入太医院十三科。西方人不喜欢13这个数字，我们传统的基础计数单位，最大也就到12，所以十三就是代表一些看起来比较玄幻的东西。祝由师治疗方式以符咒为主,有时会用一些简单的草药作为辅助。一切唯心造,单凭这个念力,有时候就真的是可以治病的。

说是有一个叫石大的人,拜一个祝由师为师,行走江湖。一天,祝由师有急事,恰巧一个富户有病,需要他去治疗,他就派石大去。石大也跟着师傅学了不少本事,但是从来没有独立行过医,第一次行医,偏偏就是一个富户,他又喜又怕:喜的是有机会独立行医了,怕的是万一治不好怎么办。就这样忐忑不安地去给人治病,结果师傅教的不管用,怎么都治不好,师傅回来后把他大骂一顿,赶出师门。

石大就这样回了老家,还以治些小毛小病为生。这天,有一个人的老婆得了急症,眼看就不行了,病急乱投医,求他去治。他到了病人家里,看见病人快死了,家里乱作一团,病人的孩子一个劲儿地哭喊,他心里只有一个念头:"救人!"结果你看他吧,身体来回乱晃,要倒不倒,手指在病人身上乱点一通。结果过了一个时辰,病人脸色红润,居然能够立起来了!而且病人的身上,凡是石大的手指点过的地方,都留下了针眼,像是针刺上去的。从那以后,石大就"悟"了,画什么符都灵,念什么咒都灵,以指作针也灵,"疯针"之名不胫而走。可见人的念力之强。

金元时期有一个著名医家张子和,一位病人诉说她在吃饭时误吞下一条虫子,别人怎么解释都没用,她总觉得肚子里有虫子。张子和开出一帖催吐药方,声称病人服药后虫子必从口中吐出,然后暗中他告诉病人的贴身丫鬟,趁病人呕吐的时候,放进一根红丝线到呕吐物中,哄她虫已吐出。丫鬟照着做了,病人见吐出的东西里果然有一条虫子,从此再不疑心,心胸也舒畅多了。这也算是一种简单的祝由术,其实就是心理学的范畴。

现在的一些农村还有祝由术,远的不说,我的一个伯母就会一些。比如说哪个人突然眼睛一夜之间红肿流泪,去找她,她翻开眼皮仔细端详端详眼睛上的红筋,就说:"你这是'碰'着了你家出门左拐道边的大槐树,眼睛里红血丝枝枝杈杈的,跟那棵槐树多像。"然后不知道叨念些什么,就说:"回去吧,睡一觉就好了。"第二天,咦,那个人真的就眼睛不红不肿,也不流泪,神清气爽了。我问她,她说:"这个就得说破,说破了,就没事了。"还有时候,哪家小孩受了惊怕,会找她"取惊",说是孩子"吓着了",她就拿一个小碗儿,盛一满碗小米儿,然后用一块红布把小碗严严地包裹起来,把碗钵那里的布疙瘩纽攥在手里,嘴里一边轻声叨念,一边红布蒙着的碗面朝下,在孩子脑袋上方轻轻地转几圈。转的过程,小孩子哭闹不止,父母静默得不敢说话。叨念完毕,把红布解开,碗里的小米就下去了一个斜斜的深坑。伯母就说:"回去吧,孩子睡一觉就好了。"果然,孩子睡一觉也真就不哭不闹了。这些看似玩闹似的东西,其实就是简单的祝由术,给人一种心理安慰,疾病就好得快。婴儿这个事情,据我看,其实是给旁观的小孩家长吃一粒定心丸,父母不再急惶惶的,气场就会沉静下来,这种气场影响到孩子,孩子也就沉静下来了。

我一个朋友讲他小时候的事情,小时候他爸爸得重病,吃不下东西,也不排便,肚子胀得大大的,打针吃药的,花了几千块钱也治不好。他妈妈急得要死,病急乱投医,听说一个村子里有一个老太太会"看"(大体上就是用巫术治病的意思),就和他爸爸赶去了。一进门,"看"病的人很多,老太太对他妈妈说:"今天晚了,不看了,你们回去吧。明天你自己来就行,带上他的一件衣裳。"他们只好又回去。第二天，他妈妈把他爸爸的一件衣服拿去，老太太把衣服摊开，拿一把小米往衣服上洒，一边洒一边问病情，然后说："没事，就是憋着一口气下不去。"让他妈妈回去买了两味挺便宜的中成药给他爸爸吃，才花了几块钱。结果这药一吃上，他爸爸就说饿，想吃东西；吃完又去厕所，病居然就这样好了。后来他爸爸坦白，因为他妈妈不让自己玩牌，自己憋着一口气，结果就病了这么一阵子。这洒小米也是祝由术了，病人已经急得不行了，自然是非常信仰的态度，结果因为信任的力量，吃点药就能好。

还有过去农村民间招魂的，小孩子受了惊吓，发高烧，睡不醒，昏昏沉沉，于是家里人就拿一件衣服敲着铜盆满村子绕着叫："狗蛋快回来——狗蛋快回来——"，然后孩子就能清醒过来。这大约也是祝由术。如果说灵媒会念咒语或者会使招魂术，所以能治失魂，这还能够理解，一个普通的村民都能干这事，神不神？说到底，还是像一本书里解释的："还是病患身体内部出了问题，治疗者虔诚急切的行为和与此同时所释放的脑波被病患感受到，把深层的病因解除了，外在的症状自然也就会消失了。这大概就是《内经》里所谓的'治神'之术吧。"

再讲一个我在网上看到的帖子，作者以第一人称"我"来讲故事：

"我是个早产儿，在母亲的身体里只呆了7个月便早早地出来领略这个世界的寒冷。出生的时候，我不足4斤，用母亲的话说，就像个小猫。一出生我便大哭不止。所有的医生护士都感到奇怪，这个小小的娃娃，怎么会有这么大的嗓门，怎么会有这么大的力气。大部分的早产儿，除了刚出生的时候会哭几声外，都会没有力气，安静地睡下。我是个例外。直到送到保温箱，我也一直在哭。以后的日子里是那些护理我的人的噩梦，因为我除了睡觉，每天就在大哭中度过，而且声音洪亮，中气十足，一点也不像个早产的孩子。大夫以为我有什么毛病，便仔细地检查，可是却没发现什么。当母亲带我出院的时候，我依然在哭。大夫对我母亲说，这个孩子我们是没有什么办法了，你最好带去中医检查下，中医对这些会有研究的。

正在父母一筹莫展的时候，有个邻居站了出来，对我父亲说，他家今天刚到了位远房亲戚是来丹东访友的，那位亲戚颇有些手段，既然这个孩子的哭病什么地方都治不了，能不能让他的亲戚来看下。

父母请这人过来，这人号了脉，问了我的八字，然后说这孩子的病能治，但是需要准备几样东西：好酒二斤，鲤鱼两条，大铁锅一口，上好朱砂一两。底下的宾朋有笑的：'这先生真是奇怪，要这东西倒像是做菜。'结果别的都现成，只有这朱砂找不到，这个人就从身上拿出一个木头盒子来，放到一旁的桌子上，问我父亲要了几条毛巾，一盒火柴。又吩咐我父亲去厨房生火烧一锅开水，叫我母亲把我放到桌子上，然后下厨房去处理那条鲤鱼。他告诉我母亲鲤鱼要开膛，里面一点下水也不许有，洗干净，一点血丝也不许见。洗净之后入开水锅煮，直到汤成白色，一个人不断地搅拌，一个人不断地填柴。我父母都到了厨房，屋子里只剩下亲朋和号啕大哭的我，那人脸色严肃地对大家说到'一会我治病，有点古怪，你们许看不许出声，若是出声，这孩子治不好，坏了我的名头，我拿你们出气！'

那人嘱咐完大家，把我从包着的小被里拿了出来，放到了桌子上，打开那两瓶烈酒，将酒均匀地撒在我身上，然后拿一条毛巾轻轻地包住我的脸。大家正在奇怪这人要做什么，他却将剩下的一瓶酒喝了一口。这一口能有小半瓶。正在大家诧异的时候，那人四周看了看，大家被他看得发毛，知道是不让说话的意思。他点点头，迅速地点着了火柴，竟将在桌子上的我给点着了!

众人大惊,这不是要烧死孩子?纷纷上前想要制止,但见那人双手不断地在我身上拍打,他自己的手上也起了火,却没见有事。同时,他又在嗓子里不知道哼着什么不知名的曲调,低沉悠扬,却无人听懂,那人更不断地把嘴中的酒喷到火小的地方,那火便又重新烧起来。更奇怪的是,在大火下面的我竟然不哭了,而是咯咯地笑了起来,好像很舒服的样子。

过了好一会,火渐渐小了下来,那人将其余的毛巾盖在我身上,把火盖灭。打开那紫檀的盒子,居然拿出来了个龙眼大的丹药!那药色泽暗红,不知道什么材料制作。不过既然他说要朱砂,里面想是有这一味药,才显得药丸是红色。那人将丹药用酒化开,只见酒变血红,他将那红色的药酒在我掌心、脚心反复揉搓。

当我的父母按他的吩咐煮好鱼汤回来之后,我的手脚已经被那药酒染成红色,光着屁股躺在那里咯咯地笑着。父亲见到这个样子十分高兴,忙问'我那鱼汤煮好了,还要怎么用?'那人笑道:'这小人儿的病十成已经好了八成,你等那汤凉一凉,用那汤给这个孩子洗个澡吧。'鱼汤洗澡?各位亲朋又是一番议论,不过见那人治病的方式,奇奇怪怪,这鱼汤洗澡也未算惊人。当我从鱼汤里洗完澡出来后,已经是临近午后。

此时我已不哭不闹,宛如寻常孩童一样。大家又忙着把我的头发剃掉,却不料这一剃头我又哇哇大哭,众人又是一阵慌乱,那人却哈哈一笑道:'这次没事,一会儿就好,谁家的孩子第一次剃头不哭。'大家想想也是,到底是被我这夜哭郎闹怕了,也没敢开席吃饭,却没想到这次我只哭了一小会儿,便转为平静了。

父母大喜过望，请那人坐了首席，闹烘烘中就开席了。吃饭的时候，有人就问那人，他这治病的手段是属于哪一门哪一科，如此治病是何道理。那人笑而不答，酒过三巡，面红耳赤之时，驳不了众人的面子，才告诉大家说，"我这是祝由十三科。我这个东西也是轩辕皇帝传下来的，自古医巫不分，这祝由科更近于巫，治男女大小各类疾病，凡是医药针灸所不及者就用到我们了。唐朝时候还正式列在典籍中，明史也有介绍。满清入关之后，被列为禁科，太医院中也有一席之地。不过这禁科，自然是不能长用，建国后，又有些江湖游医借此欺骗大众，这治疗方法又奇奇怪怪，所用药物又非常人理解，自然是被当封建迷信给禁了。"然后，作者总结："此人用的是火疗和药浴，祝由术包括了一些药物、中医外治、气功、心理学、催眠术等各学科的一些内容，并不是简单的画符念咒就可以的。"

我还看到一个故事："我父母那一代比较艰苦，吃的东西也少，而且一般都不允许搞封建迷信之类，不然要当成牛鬼蛇神抓去学习，还要挨斗。但我那个祖婆婆就不怕，她屋里只供毛主席像，我去过一次，是白色的石膏做的。据说每天那里去吃饭的人都坐流水席，我父母还有我老师，他们路过或者放学回去都可以去吃饭。每天有多少人呢？我妈说像小时候农村看电影那么多人，那么热闹。而且也是兴旺了几十年，直到她去世。到后来七八十岁了，一直都睡在一个很窄的高板凳上面的，晚上不睡床。而且她吃柏树果。人们去她那里主要是求医治病，遇到什么邪的事情也可以找她，神通广大。从最开始到后来慢慢人越来越多，她主要是画水。画了以后拿回家喝，但后面人太多了，一碗碗地画，时间来不及。后来她就把自己房子旁边的两口井画了，以后去的人都可以直接打里面的水回去，喝了就好了。我爷爷告诉我，因为我们是亲戚，所以猪狗生病都去那井里打水来治疗。经常还会叫爷爷拿很多鸡回来吃，都是信徒来还愿的时候带来的。吃不完，太多了。"

供毛主席像，因为毛主席在人们心中的地位非常崇高，所以对他十分敬仰，然后利用人们的这种心理治病，这大约是一种新式的祝由术了。

但是到了大城市就不灵了。就是岐伯所说的，大城市里的人，欲望多，活得累，生于忧患，又不懂养生，又不主动跟着天地的节奏去活，于是正不压邪，各种病都来了，轻病重，重病死，祝由就没用了。

现在科学、医学都很发达，祝由看起来就显得迷信落后，但是，现代医学是由古代的祝由术一点一点、涓滴积余地发展而来的，否定了源头，也就否定了现在，所以，对于远古时代的祝由术还是要心存尊重的。

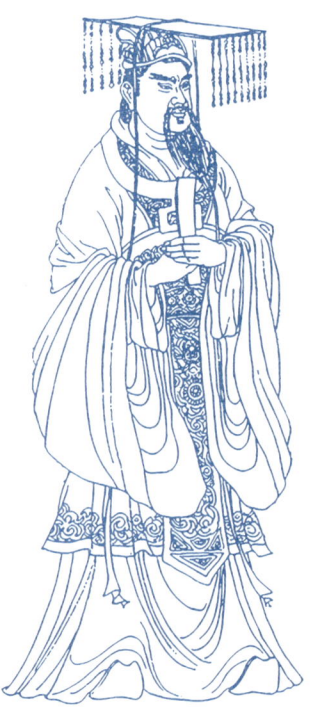

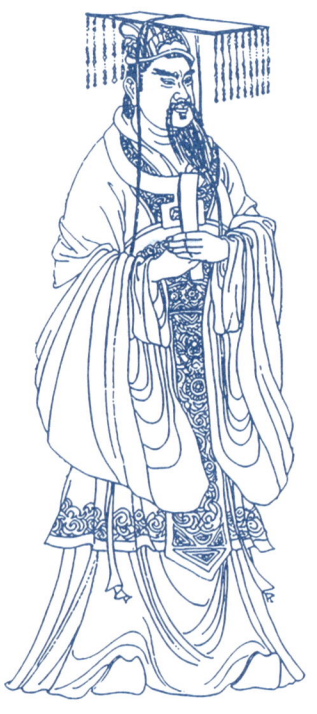

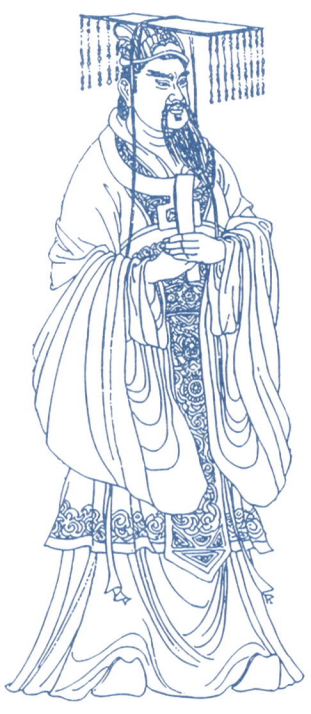